W0176642

DAS RICHTIGE

MUSKEL

TRAINING

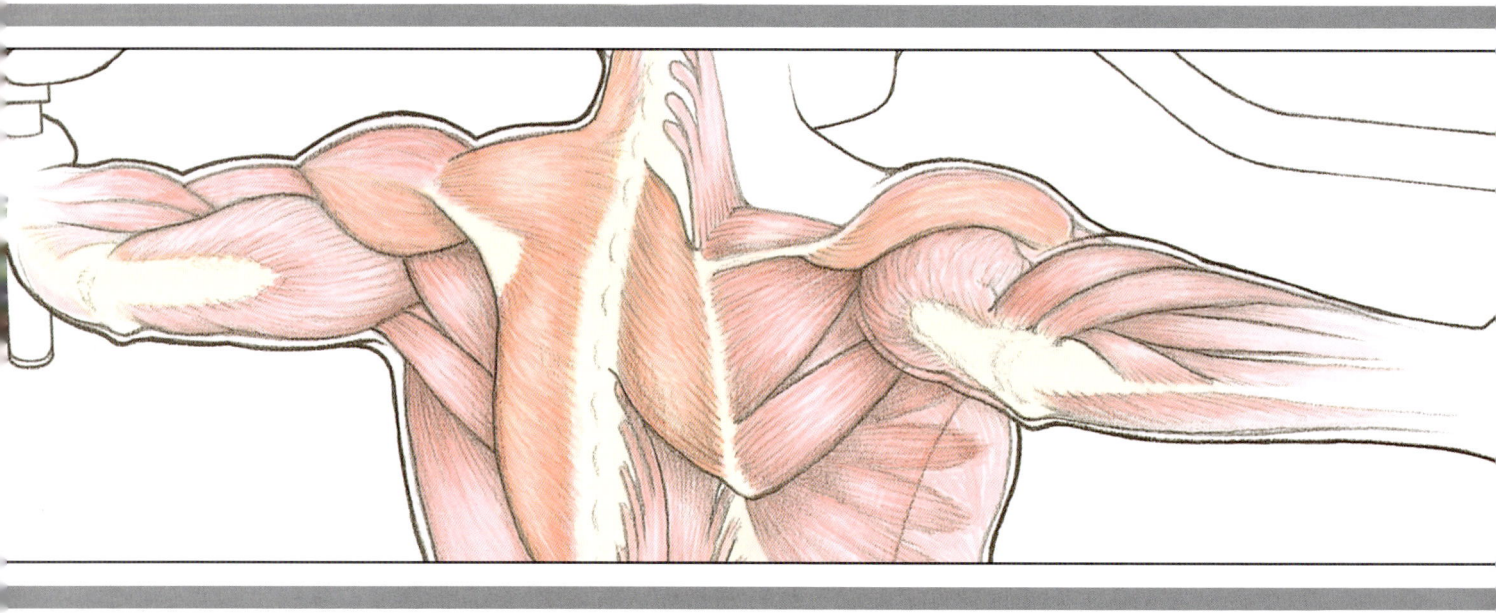

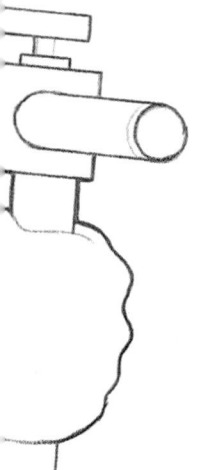

DAS RICHTIGE

MUSKEL
TRAINING

MARK VELLA

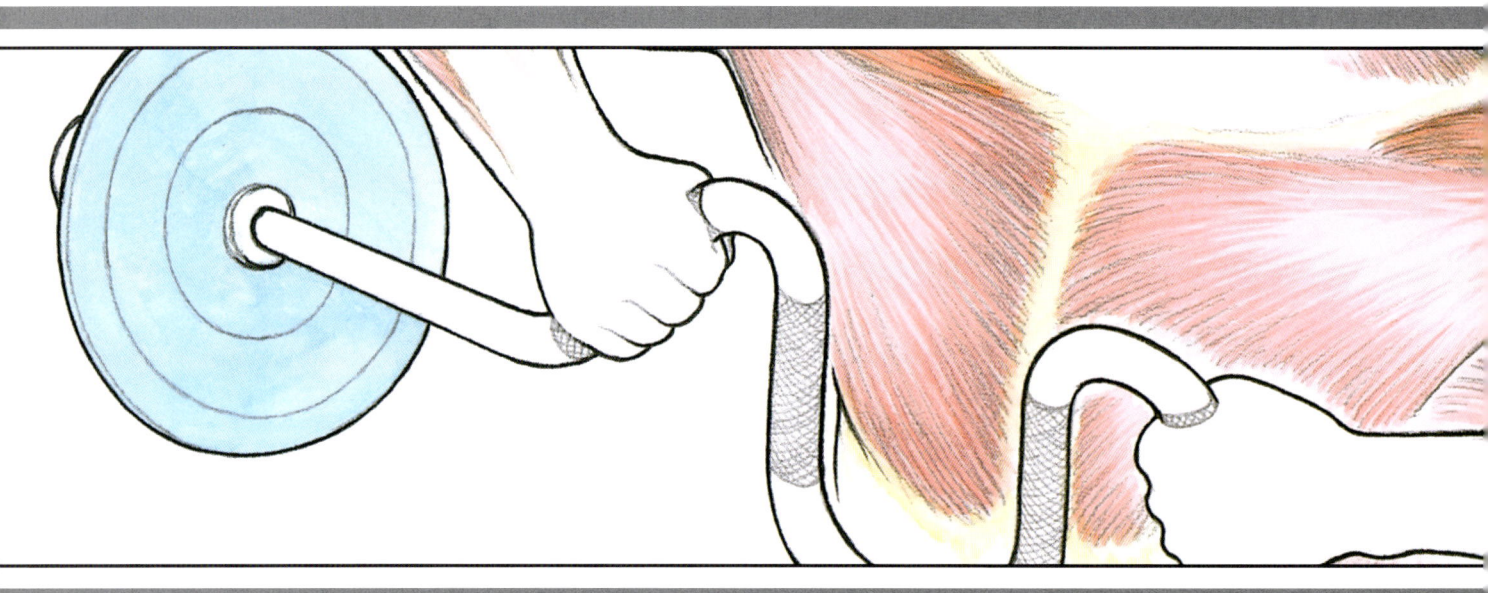

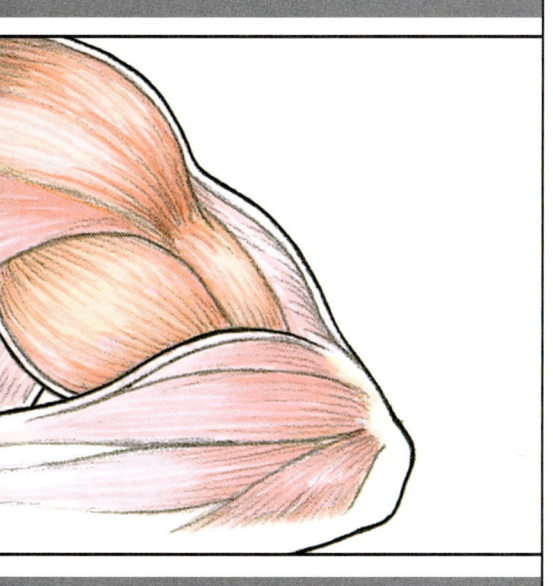

Titel der Originalausgabe:
Anatomy for Strength and Fitness Training
Zuerst veröffentlicht 2006 in Großbritannien
von New Holland Publishers Ltd

© 2008 by Verlagsgruppe Weltbild GmbH,
Steinerne Furt, 86167 Augsburg
© 2007 der deutschen Übersetzung by riva Verlag, München.
riva ist ein Imprint der FinanzBuch Verlag GmbH
© 2006 der Originalausgabe by New Holland Publishers Ltd

Übersetzung: Edward Krause
Textredaktion: Dr. Renate Oettinger
Gesamtbearbeitung: Stephanie Villiger
Umschlaggestaltung: Atelier Seidel, Teising
Umschlagmotiv: Mauritius Images/dieKLEINERT
Gesamtherstellung: Tien Wah Press (Pte) Ltd, Singapur
Printed in Singapore

ISBN 978-3-8289-5237-9

Alle Rechte vorbehalten.

Einkaufen im Internet: *www.weltbild.de*

Anmerkung des Verlags:
Nachdruck, auch einzelner Teile, ist verboten. Das Urheberrecht und sämtliche
weitere Rechte sind dem Verlag vorbehalten. Übersetzung, Speicherung,
Vervielfältigung und Verbreitung einschließlich Übernahme auf elektronische
Datenträger wie CD-ROM, Bildplatte usw. sowie Einspeicherung in elektronische Medien wie Bildschirmtext, Internet usw. sind ohne vorherige Genehmi-
gung des Verlags unzulässig und strafbar.

Die Informationen und Ansichten, die in diesem Buch wiedergegeben werden,
haben nur Hinweis-Charakter und können von allgemeinem Interesse für die
Leserinnen und Leser sein. Dieses Buch ist kein Ersatz für professionelle Empfeh-
lungen zur Ernährung, zur Gesundheit, zu Diäten oder körperlicher Fitness. Es
ist ratsam, vor Aufnahme jeder Art von Diät oder Fitnessprogramm zunächst seinen Arzt zu befragen.

INHALT

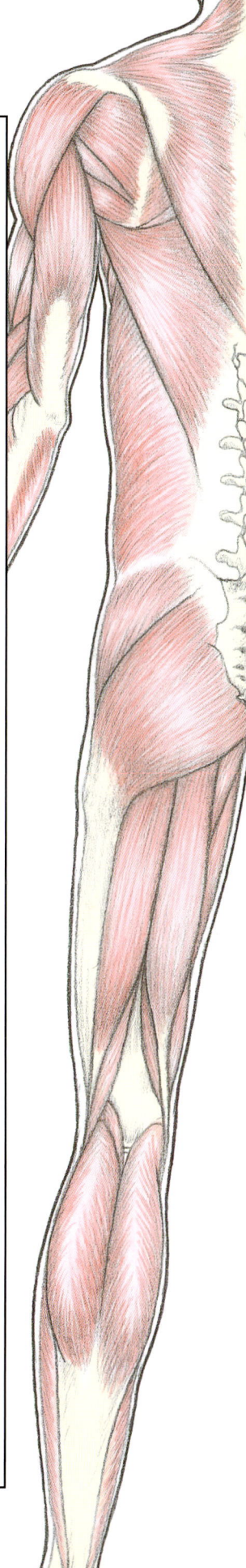

WAS DIESES BUCH DEM LESER BIETET

Anatomie für Kraft- und Fitnesstraining bietet eine visuelle und schriftliche Analyse gängiger Übungen und zeigt, wie diese fachgerecht auszuführen sind. Das Buch ist in zwei wesentliche Teile gegliedert. Der erste Teil enthält eine grundlegende Einführung in anatomische Definitionen und Termini. Er dient vor allem dazu, die Sprache zu entschlüsseln, die im zweiten Teil verwendet wird, sodass es einfacher wird, den Ausführungen in diesem Teil zu folgen.

Der zweite Teil umfasst sieben Kapitel. Die ersten vier konzentrieren sich auf Übungen für den Brustbereich: für Beine und Hüften, für Rücken und Schultern und für die Arme.

Die Kapitel fünf bis sieben konzentrieren sich auf Übungen, die auf unterschiedliche Zielsetzungen ausgerichtet sind. Kapitel fünf legt den Schwerpunkt auf die Stabilisierung der Körperhaltung; das sechste Kapitel ist auf statische Stretching-Übungen ausgerichtet; das siebte Kapitel analysiert Ganzkörper-Kraftübungen.

Jedes Kapitel beginnt mit einer grundlegenden Einführung über den Körperbereich oder die Übungstypen, die anschließend jeweils behandelt werden sollen. Die Übungen sind nicht aufeinander aufgebaut; deshalb kann man je nach Bedarf die Übungen frei wählen und die Reihenfolge der Anwendungen beliebig festlegen.

In jedem Kapitel werden zunächst allgemeine Definitionen und Hintergrundinformationen zu den einzelnen Übungen gegeben, die darin behandelt werden. Es folgen Anleitungen in Bild und Text und eine Analyse der Muskelpartien, die jeweils in mobilisierender und stabilisierender Funktion aktiviert werden. In der Regel werden die Start- und Endposition abgebildet und gegebenenfalls durch weitere Trainingstipps ergänzt.

Der erwachsene menschliche Körper umfasst 600 Muskeln und 206 Knochen; dieses Buch behandelt rund 70 Muskeln, die bei den einzelnen Übungen zur Mobilisierung und Stabilisierung aktiviert werden. Viele kleinere Muskeln – z.B. die tieferliegenden kleineren Muskeln der Wirbelsäule und die meisten Muskeln der Hände und Füße – werden nicht ausdrücklich behandelt. Wenn man sie alle berücksichtigen wollte, würde die Analyse jeder einzelnen Übung mehrere Seiten füllen!

Haftungsausschluss: Viele der Übungen bergen ein gewisses Maß an Verletzungsgefahr, wenn sie ohne fachkundige Anleitung und Supervision ausgeführt werden. Wir empfehlen, dass Sie einen gründlichen Fitness-Check machen lassen, bevor Sie irgend eine der empfohlenen Übungen ausführen; wenn Sie noch unerfahren sind, sollten Sie sich in jedem Fall von einem qualifizierten Trainer anleiten lassen. Dieses Buch ersetzt nicht den ärztlichen Rat, und die Verfasser und die Verleger lehnen jede Haftung für Verluste, Verletzungen oder andere Schäden ab, die bei der Anwendung dieses Buches und der Informationen, die darin gegeben werden, entstehen mögen.

Struktur der Übungsbeschreibungen: Schematisches Diagramm

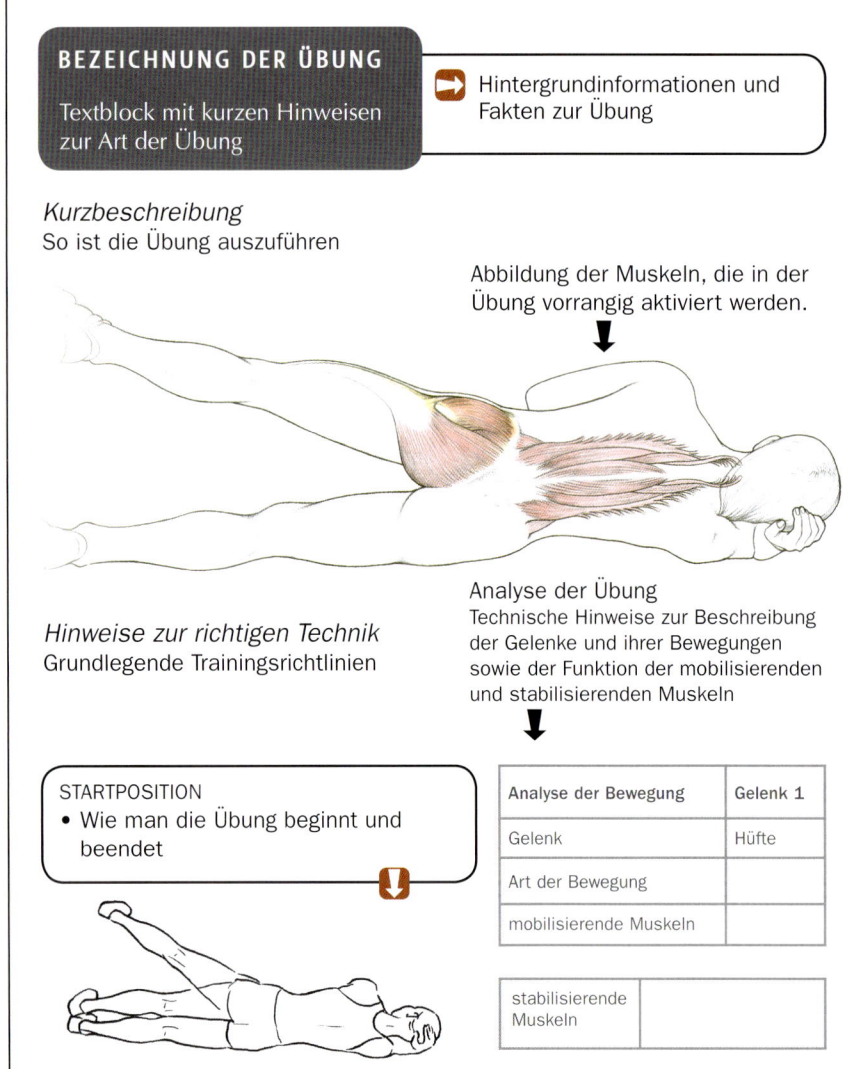

BEZEICHNUNG DER ÜBUNG
Textblock mit kurzen Hinweisen zur Art der Übung

Hintergrundinformationen und Fakten zur Übung

Kurzbeschreibung
So ist die Übung auszuführen

Abbildung der Muskeln, die in der Übung vorrangig aktiviert werden.

Hinweise zur richtigen Technik
Grundlegende Trainingsrichtlinien

Analyse der Übung
Technische Hinweise zur Beschreibung der Gelenke und ihrer Bewegungen sowie der Funktion der mobilisierenden und stabilisierenden Muskeln

STARTPOSITION
• Wie man die Übung beginnt und beendet

Analyse der Bewegung	Gelenk 1
Gelenk	Hüfte
Art der Bewegung	
mobilisierende Muskeln	

stabilisierende Muskeln	

Die Anatomie hat ihre eigene Sprache. Zwar handelt es sich um eine Fachsprache, aber sie ist doch ziemlich logisch aufgebaut: Wenn man die ursprünglichen griechischen und lateinischen Wurzeln kennt, kann man die Benennung der Muskeln, Knochen und anderen Körperteile gut nachvollziehen.

Kursteilnehmer und qualifizierte Übungsleiter profitieren gleichermaßen von der Kenntnis der korrekten Terminologie – denn diese hilft, das Training technisch korrekt und präzise zu gestalten, mit anderen Teilnehmern zu kooperieren und die Übungsgeräte sachgerecht anzuwenden.

Wie die meisten medizinischen Fachausdrücke sind auch die anatomischen Termini aus einzelnen Wortteilen gebildet, die als terminologische Grundelemente gelten; aus diesen wird dann der vollständige Terminus gebildet. Diese Grundelemente umfassen Wortwurzeln, Vorsilben und Nachsilben. Wenn man die einzelnen Wortteile kennt, kann man die Bedeutung eines Wortes leicht entschlüsseln. Die meisten anatomischen Termini umfassen nur zwei Teile: entweder eine Vorsilbe und eine Wurzel oder eine Wurzel mit einer Nachsilbe.

Wenn man z.B. die Worte „subscapular" und „suprascapular" vergleicht, bildet „Scapula" (Schulterblatt) die Wurzel. „Supra-" bedeutet „über"; deshalb muss „suprascapular" etwas bezeichnen, was oberhalb des Schulterblatts zu finden ist. „Sub-" bedeutet hingegen „unter"; deshalb muss es etwas bezeichnen, was sich darunter befindet.

Gängige Vorsilben, Nachsilben und Wortwurzeln anatomischer Termini

Wurzel	Bedeutung	Beispiel	Definition
abdomin	zum Abdomen gehörend	Abdominal-Muskulatur	Hauptmuskelgruppe im abdominalen Bereich
acro	hervorragend; Fortsatz	Acromion	Schulterfortsatz des Schulterblattknochens
articul	zum Gelenk gehörend	articulare Oberfläche	Gelenkoberfläche
brachi	Arm; zum Arm gehörend	Brachialis	Armmuskel
cerv	Hals; zum Hals gehörend	cervicale Wirbelsäule	Halsbereich der Wirbelsäule
crani	Schädel	Cranium	Schädelknochen
glute	Gesäßbacke	Gluteus Maximus	großer Gesäßmuskel
lig	binden	Ligament	Verbindung zwischen zwei Knochen
pect; pector	Brust	Pectoralis Major	Großer Brustmuskel

Wortteile, die als Vorsilben dienen

Vorsilbe	Bedeutung	Beispiel	Definition
ab-	weg von; ab	Abduktion	Bewegung weg von der Mittellinie
ad-	Erhöhung; Verharren; zu … hin	Adduktion	Bewegung zur Mittellinie hin
ante-; antero-	vor	anterioral	vorderseitig
bi-	zweifach; doppelt	Bizeps Brachii	zweiköpfiger Armmuskel
circum-	kreisförmig	Circumduktion	Armrotation
cleido-	zum Schlüsselbein gehörend	Sternocleidomastoid	Kopfwender-Muskel, am Schlüsselbein befestigt

con-	mit; zusammen	konzentrische Kontraktion	Muskeln ziehen sich zusammen
costo-	Rippe	Costalcartilagen	Rippenknorpel
cune-	Keil	cunalförmig	Keilförmig (z.B. Fußknochen)
de-	herab von; weg von; ent-	Depression	Abwärtsbewegung (z.B. der Schulterblätter)
dors-	zurück-	Dorsiflexion	Bewegung des Fußrückens zum Schienbein
ec-	weg von; aus	exzentrische Kontraktion	Kontraktion, bei der die Muskelenden auseinandergedrückt werden
epi-	auf	Epikondyl	Gelenkknorren (auf einem Knochen sitzend; über einem Knochen befindlich)
fasci-	Band	Tensor Fasciae Latae	Schenkelbindenspanner
flect-; flex-	Beugung	Flexion	Schließung eines Gelenkwinkels
infra-	unter	Infraspinatus Muskel	Muskel unter dem Kamm des Schulterblatts
meta-	nach; hinter	Metatarsalknochen	Fußknochen (hinter den Tarsalknochen befindlich)
post-	nach; hinter	posterioral	rückseitig
pron-	nach vorn geneigt	Prone Position	mit dem Gesicht nach unten liegend
proximo-	am nächsten	proximal	Richtungsangabe: am nächsten bei der Wurzel eines Gliedes
quadr-	Vier-	Quadrizeps	Vierköpfiger Muskel am Oberschenkel
re-	zurück-; wieder-	Retraktion	Schulterblätter werden zur Mittellinie hin bewegt
serrat-	sägeartig	Serratus Anterior	Muskel mit sägeartigem Rand
sub-	unter; niedriger	Subscapularis	Muskel unter dem Schulterblatt
super-; supra-	oben; über; exzessiv	Supraspinatus	Muskel über dem Kamm des Schulterblatts
		superioral	in Richtung des Kopfes
thoraco-	an der Brust; am Thorax	thorachische Wirbelsäule	Wirbelsäule im Oberkörperbereich
trans-	(quer) über	transversaler Abdominus	Muskel, der in horizontaler Lage quer über das Abdomen geht
tri-	drei-	Trizeps Brachii	dreiköpfiger Armmuskel
tuber-	schwellend	Tubercel	kleiner runder Vorsprung am Knochen

Wortteile, die als Nachsilben dienen

Nachsilbe	Bedeutung	Beispiel	Definition
-al; -ac	zu etwas gehörend; etwas betreffend	Iliac-Kamm	Beckenkamm
-cep	-köpfig	Biceps Brachii	zweiköpfiger Armmuskel
-ic; -isch	zu etwas gehörend	thorachische Wirbelsäule	Abschnitt der Wirbelsäule im Thoraxbereich
-oid	-artig; -förmig	Rhomboid / Rautenmuskel	rautenförmiger Rückenmuskel
-phragm	trennend; scheidend	Diaphragma	Muskel, der Thorax und Abdomen trennt (Scheidewand; Zwerchfell)

Der menschliche Körper kann als eine Einheit aus rund zwölf unterschiedlichen Systemen angesehen werden, die in ständiger Wechselwirkung stehen, um eine Fülle komplexer Funktionen zu steuern. Diese Systeme bilden jeweils ein organisiertes Gefüge von Organen mit unterschiedlichen besonderen Fähigkeiten, deren Gewebestrukturen dem Zweck und der Funktion entsprechend gleichartig beschaffen sind.

Dieses Buch illustriert und analysiert diejenigen Systeme, die für die Steuerung von Körperbewegung und Körperhaltung zuständig sind – insbesondere Muskulatur und Knochenbau. (Die geläufige Bezeichnung „muskuloskeletales System" bezieht sich auf die Einheit, die diese beiden Systeme gemeinsam bilden.)

Die übrigen Systeme sind das Herzkreislaufsystem, das Lymphgefäßsystem, das Nervensystem, das endokrine System, die Haut, das Atemsystem, das Verdauungssystem, der Harntrakt, das Immunsystem und die weiblichen und männlichen Fortpflanzungssysteme.

Die Muskulatur

Die Muskulatur ermöglicht Körperbewegung und stabile Körperhaltung; außerdem sorgt sie für die Erzeugung von Hitze und Energie. Sie besteht aus drei Arten von Muskelgewebe: kardiale Muskulatur, weiche Muskulatur und Skelettmuskulatur.

Kardiales Muskelgewebe bildet die Herzwände, wohingegen weiches Muskelgewebe die Wände innerer Organe bildet, z.B. die des Magens oder der Blutgefäße. Beide werden unbewusst über das vegetative Nervensystem und über die Hormonaktivität gesteuert.

Der größte Teil der Muskeln, die wir gemeinhin kennen, zählt zur Skelettmuskulatur. Die Skelettmuskulatur umfasst auch die Sehnen, die den Muskel mit dem Knochen verbinden, und außerdem das Bindegewebe, welches das Muskelgewebe umgibt und stützt.

Ein Mann von 70 kg Körpergewicht hat rund 25 bis 35 kg Skelettmuskulatur.

Muskelfixierung

Muskeln sind durch Sehnen an den Knochen fixiert. Man unterscheidet zweierlei Fixpunkte, die man als „Ursprung" und als „Insertion" (Einfügung) bezeichnet.

Der Ursprung ist der „proximale" Fixpunkt: Er ist der Wurzel eines Gliedes oder der Mittellinie (oder dem Zentrum) des Körpers am nächsten gelegen. Das ist in der Regel der unbeweglichste Teil, der bei der Muskelbewegung als Anker dient.

Die Insertion ist der „distale" Fixpunkt: Er ist am weitesten von der Wurzel eines Gliedes oder von der Mittellinie (oder dem Zentrum) des Körpers entfernt. Die Insertion ist in der Regel der beweglichste Teil und kann zum Ursprung hin bewegt werden.

Die Kenntnis der Ursprungs- und Insertionspunke eines Muskels, der Gelenkteile, die der Muskel verbindet, und der Bewegung, die der Muskel bei der Kontraktion an diesen Gelenken auslöst, bildet den Schlüssel zur Analyse der Trainingsübungen.

Alle Knochen haben typische Stellen, die sich als passende Fixpunkte für die Muskulatur anbieten. In den Muskulaturtabellen, die im zweiten Teil des Buches am Anfang jedes Kapitels stehen, nehmen diese Fixpunkte eine hervorragende Stellung ein; deshalb wird auf S. 14 eine Beschreibung typischer Knochenmerkmale gegeben.

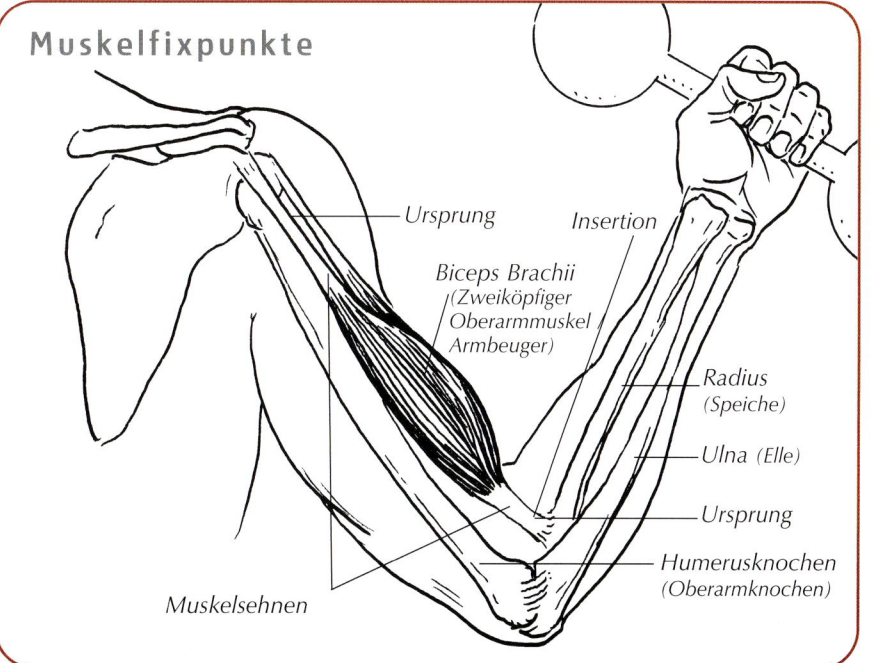

Muskelfixpunkte

Ursprung

Insertion

Biceps Brachii
(Zweiköpfiger
Oberarmmuskel
Armbeuger)

Radius
(Speiche)

Ulna (Elle)

Ursprung

Humerusknochen
(Oberarmknochen)

Muskelsehnen

Die Muskulatur
Vorderansicht

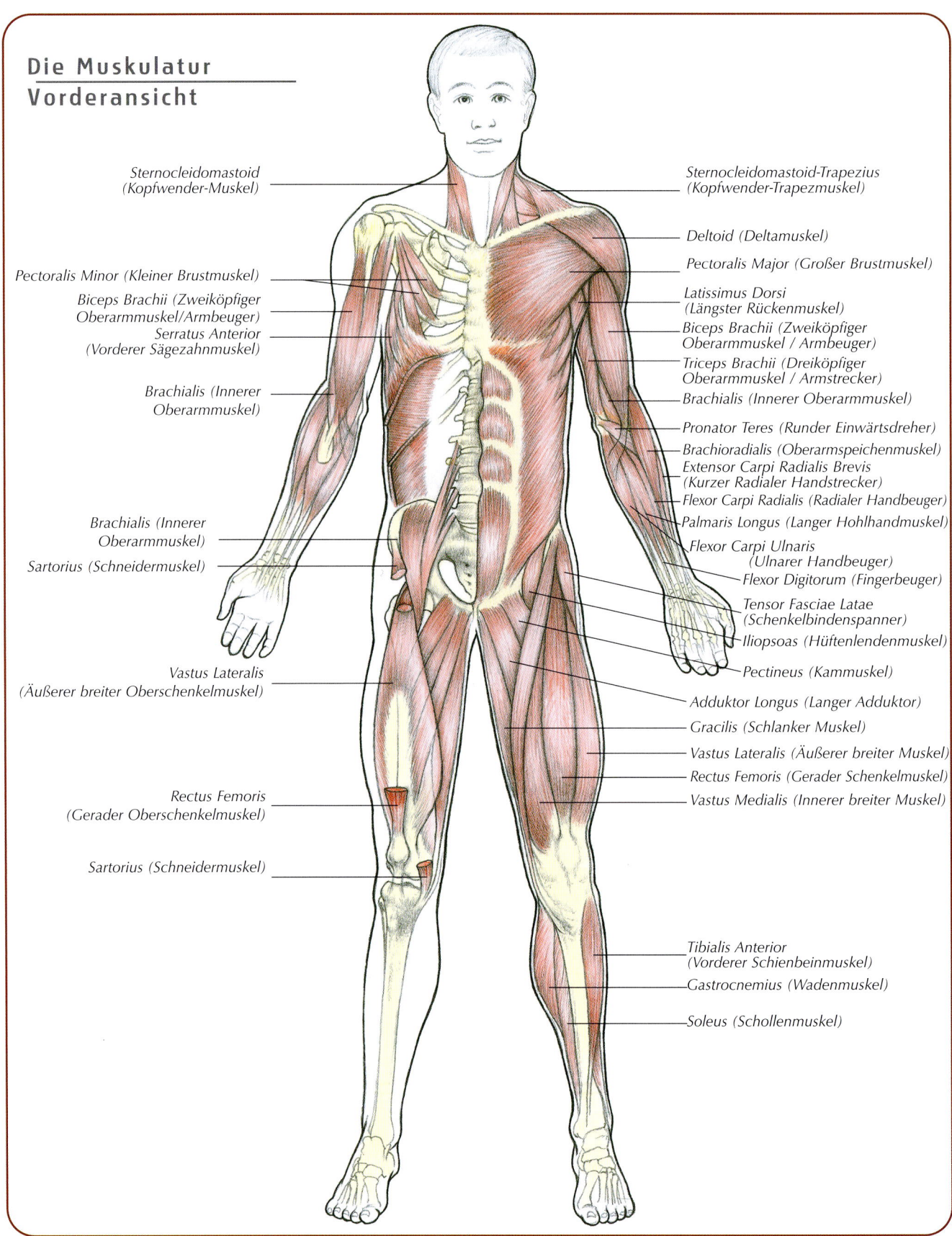

Sternocleidomastoid (Kopfwender-Muskel)

Sternocleidomastoid-Trapezius (Kopfwender-Trapezmuskel)

Deltoid (Deltamuskel)

Pectoralis Major (Großer Brustmuskel)

Pectoralis Minor (Kleiner Brustmuskel)

Latissimus Dorsi (Längster Rückenmuskel)

Biceps Brachii (Zweiköpfiger Oberarmmuskel/Armbeuger)

Biceps Brachii (Zweiköpfiger Oberarmmuskel / Armbeuger)

Serratus Anterior (Vorderer Sägezahnmuskel)

Triceps Brachii (Dreiköpfiger Oberarmmuskel / Armstrecker)

Brachialis (Innerer Oberarmmuskel)

Brachialis (Innerer Oberarmmuskel)

Pronator Teres (Runder Einwärtsdreher)

Brachioradialis (Oberarmspeichenmuskel)

Extensor Carpi Radialis Brevis (Kurzer Radialer Handstrecker)

Flexor Carpi Radialis (Radialer Handbeuger)

Brachialis (Innerer Oberarmmuskel)

Palmaris Longus (Langer Hohlhandmuskel)

Sartorius (Schneidermuskel)

Flexor Carpi Ulnaris (Ulnarer Handbeuger)

Flexor Digitorum (Fingerbeuger)

Tensor Fasciae Latae (Schenkelbindenspanner)

Iliopsoas (Hüftenlendenmuskel)

Pectineus (Kammuskel)

Vastus Lateralis (Äußerer breiter Oberschenkelmuskel)

Adduktor Longus (Langer Adduktor)

Gracilis (Schlanker Muskel)

Vastus Lateralis (Äußerer breiter Muskel)

Rectus Femoris (Gerader Schenkelmuskel)

Rectus Femoris (Gerader Oberschenkelmuskel)

Vastus Medialis (Innerer breiter Muskel)

Sartorius (Schneidermuskel)

Tibialis Anterior (Vorderer Schienbeinmuskel)

Gastrocnemius (Wadenmuskel)

Soleus (Schollenmuskel)

Die Muskulatur
rückwärtige Ansicht

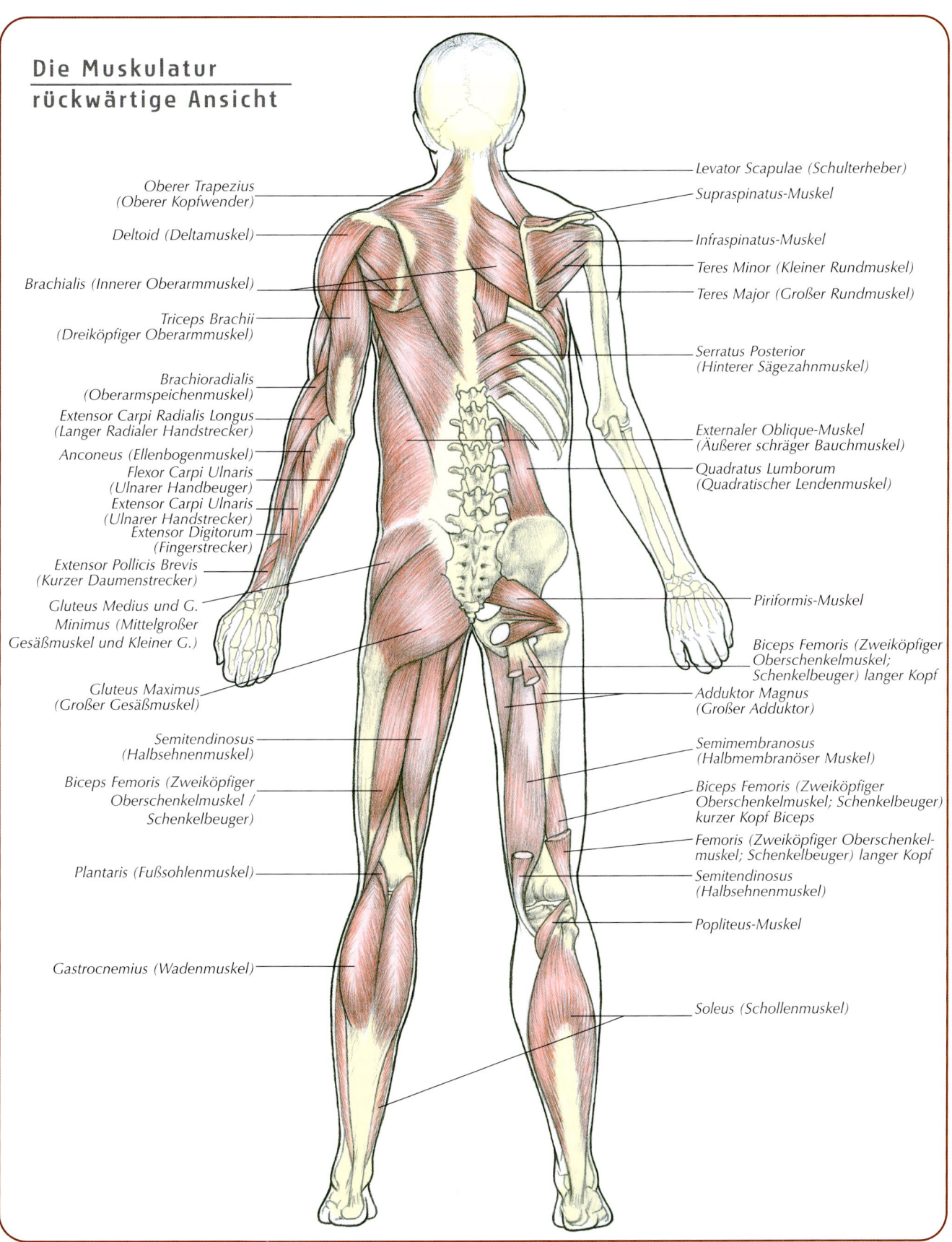

Oberer Trapezius
(Oberer Kopfwender)

Deltoid (Deltamuskel)

Brachialis (Innerer Oberarmmuskel)

Triceps Brachii
(Dreiköpfiger Oberarmmuskel)

Brachioradialis
(Oberarmspeichenmuskel)

Extensor Carpi Radialis Longus
(Langer Radialer Handstrecker)

Anconeus (Ellenbogenmuskel)

Flexor Carpi Ulnaris
(Ulnarer Handbeuger)

Extensor Carpi Ulnaris
(Ulnarer Handstrecker)

Extensor Digitorum
(Fingerstrecker)

Extensor Pollicis Brevis
(Kurzer Daumenstrecker)

Gluteus Medius und G.
Minimus (Mittelgroßer
Gesäßmuskel und Kleiner G.)

Gluteus Maximus
(Großer Gesäßmuskel)

Semitendinosus
(Halbsehnenmuskel)

Biceps Femoris (Zweiköpfiger
Oberschenkelmuskel /
Schenkelbeuger)

Plantaris (Fußsohlenmuskel)

Gastrocnemius (Wadenmuskel)

Levator Scapulae (Schulterheber)

Supraspinatus-Muskel

Infraspinatus-Muskel

Teres Minor (Kleiner Rundmuskel)

Teres Major (Großer Rundmuskel)

Serratus Posterior
(Hinterer Sägezahnmuskel)

Externaler Oblique-Muskel
(Äußerer schräger Bauchmuskel)

Quadratus Lumborum
(Quadratischer Lendenmuskel)

Piriformis-Muskel

Biceps Femoris (Zweiköpfiger
Oberschenkelmuskel;
Schenkelbeuger) langer Kopf

Adduktor Magnus
(Großer Adduktor)

Semimembranosus
(Halbmembranöser Muskel)

Biceps Femoris (Zweiköpfiger
Oberschenkelmuskel; Schenkelbeuger)
kurzer Kopf Biceps

Femoris (Zweiköpfiger Oberschenkelmuskel; Schenkelbeuger) langer Kopf

Semitendinosus
(Halbsehnenmuskel)

Popliteus-Muskel

Soleus (Schollenmuskel)

Typische Merkmale eines Knochens

Merkmal	Beschreibung	Beispiele
Kondyl (Condylus)	großer, gerundeter Fortsatz eines Gelenks, in der Regel mit einem anderen Knochen verbunden (Gelenkknorren)	• mediales und laterales Kondyl des Femur • laterales Kondyl der Tibia
Epikondyl	Fortsatz auf einem Kondyl	mediales oder laterales Epicondyl des Humerus
Facette	kleine flache Gelenkoberflächen	Facettengelenke der Wirbelknochen
Kopf	typische gerundete Vorsprünge am proximalen Ende eines Knochens, in der Regel ein Gelenkteil	Kopf des Humerus
Kamm	schmaler, gratartiger Vorsprung	Beckenkamm
Linie (Linea)	weniger auffälliger Grat entlang eines Knochens	Linea Aspera des Femur
Fortsatz	jeder auffällige Vorsprung	• Coracoid (Rabenbein) und Acromion (Schulterfortsatz der Scapula) • Olecranon-Fortsatz der Ulna am Ellbogengelenk
Spinal; Spinalfortsatz	schmaler, abstehender Fortsatz	• Spinalfortsätze der Wirbelsäule • Spinum der Scapula
Naht (Sutura)	Naht, die zwei Knochen ganz oder teilweise verbindet	Nähte zwischen den Schädelplatten
Trochanter (Rollhügel)	sehr großer Vorsprung	großer Trochanter des Femur
Tubercel (Knötchen)	kleiner gerundeter Vorsprung	große Tubercel des Humerus
Tuberosität	großer, gerundeter oder rauer Vorsprung	ischiale Tuberositäten des Beckens (Sitzknochen)
Foramen	runde Öffnung eines Knochens	vertebrales Foramen (entlang der Wirbelsäule; enthält das Rückenmark)
Fossa	tief, mäßig oder flach gewölbte Mulde auf einem Knochen	supraspinales und infraspinales Fossa des Schulterblatts

Das Wort „Skelett" stammt aus dem Griechischen und bedeutet „ausgetrocknet". Babys kommen mit rund 350 Knochen auf die Welt, von denen viele in der Wachstumsphase zusammenwachsen und einzelne Knochen bilden; der erwachsene Mensch hat noch 206 verschiedene Knochen.

Der Knochenbau

Der Knochenbau besteht aus Knochen, Ligamenten (die jeweils zwei Knochen miteinander verbinden) und Gelenken. Gelenke bezeichnet man auch als „Artikulationen"; in manchen Fällen werden sie auch als ein eigenständiges System klassifiziert („Artikulares System").

Der Knochenbau dient nicht nur der Bewegung; zu seinen primären Funktionen zählen ferner die Unterstützung der Muskeln, der Schutz der weichen Gewebe und der inneren Organe, die Speicherung überschüssiger Mineralien und die Bildung roter Blutzellen im Knochenmark der langen Knochen.

Integrierte Systeme

Die Systeme des Körpers sind vollständig und unauflösbar voneinander abhängig. Um zum Beispiel eine Bewegung möglich zu machen, muss das Atmungssystem Sauerstoff zuführen und das Verdauungssystem die Nahrung in essenzielle Grundstoffe zerlegen; diese werden dann durch das Herzkreislaufsystem über die Blutbahnen an die arbeitenden Muskeln transportiert, um die Energieumwandlungen möglich zu machen, die dann wieder in Arbeit umgesetzt werden.

Das Lymphgefäßsystem und das Kreislaufsystem helfen, die Abfallstoffe dieser Energieumwandlungen zu entsorgen, die später durch das Verdauungssystem und den Harntrakt umgewandelt und/oder ausgeschieden werden. Das Nervensystem interagiert mit den Muskeln, um die Anspannung und Entspannung des Muskelgewebes zu veranlassen. Das artikulare System der Gelenke macht die Bewegung der Körperhebel möglich.

Der Femurknochen (Oberschenkelknochen) macht rund ein Viertel der Körpergröße eines Menschen aus. Er ist außerdem der größte, schwerste und stärkste Knochen im Körper. Der kürzeste Knochen, der Gehörknochen, ist dagegen nur etwa 2,5 mm lang. Das Skelett eines Erwachsenen wiegt rund 9 kg.

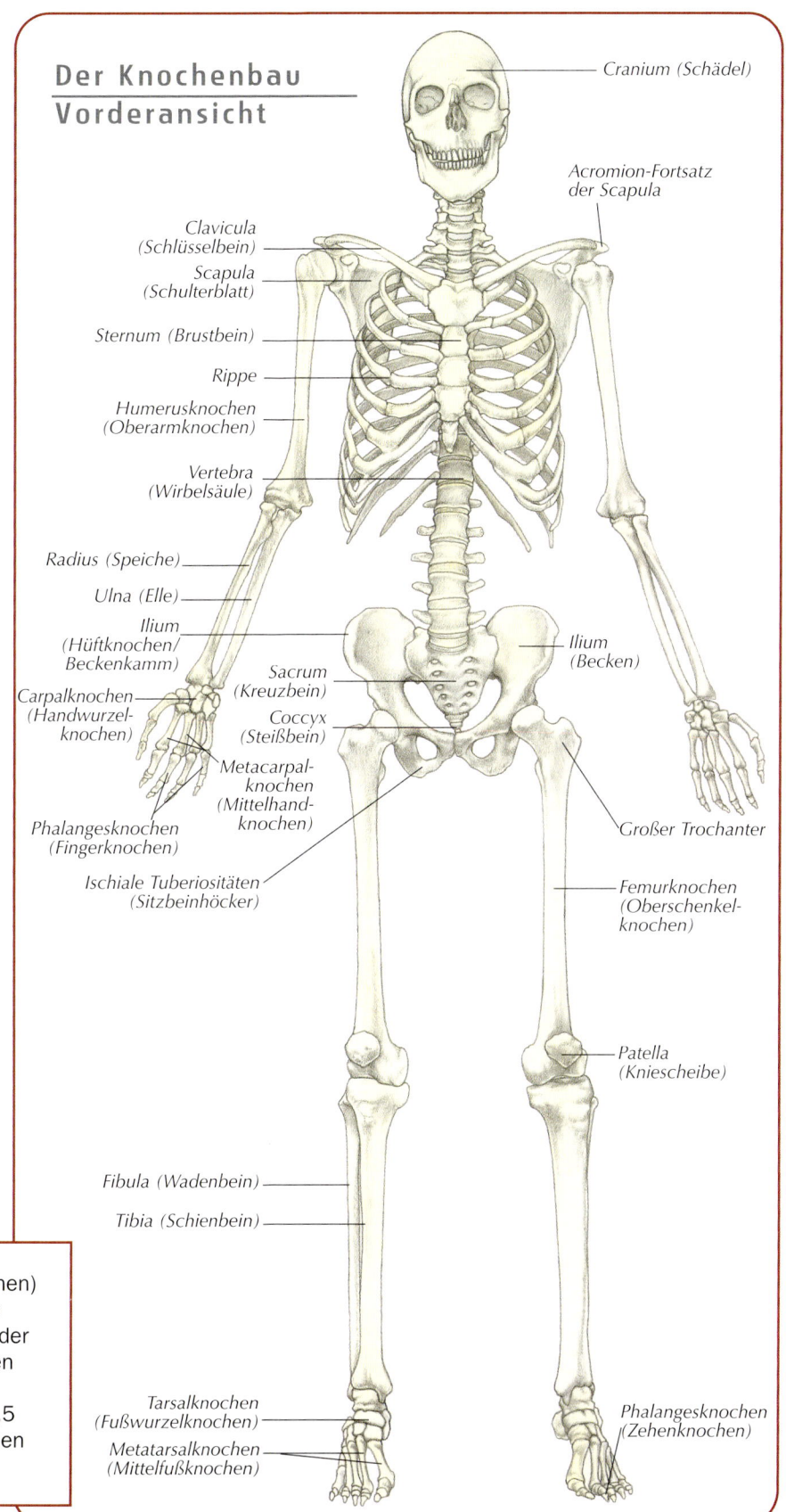

Der Knochenbau
Vorderansicht

- Cranium (Schädel)
- Acromion-Fortsatz der Scapula
- Clavicula (Schlüsselbein)
- Scapula (Schulterblatt)
- Sternum (Brustbein)
- Rippe
- Humerusknochen (Oberarmknochen)
- Vertebra (Wirbelsäule)
- Radius (Speiche)
- Ulna (Elle)
- Ilium (Hüftknochen/Beckenkamm)
- Sacrum (Kreuzbein)
- Carpalknochen (Handwurzelknochen)
- Coccyx (Steißbein)
- Metacarpalknochen (Mittelhandknochen)
- Phalangesknochen (Fingerknochen)
- Ischiale Tuberiositäten (Sitzbeinhöcker)
- Ilium (Becken)
- Großer Trochanter
- Femurknochen (Oberschenkelknochen)
- Patella (Kniescheibe)
- Fibula (Wadenbein)
- Tibia (Schienbein)
- Tarsalknochen (Fußwurzelknochen)
- Metatarsalknochen (Mittelfußknochen)
- Phalangesknochen (Zehenknochen)

Wenn man sich mit Anatomie und mit der Analyse der Körperbewegung befasst, bezieht man sich auf standardisierte Definitionen von Ansichten und Ebenen des menschlichen Körpers, die man als die „anatomische Positionsangabe" bezeichnet. Alle Bewegungen und die Anordnung der anatomischen Strukturen werden benannt, als wenn die betreffende Person in der „anatomischen Position" stehen würde (siehe Abbildung unten).

Körperregionen

Dieses Buch führt in die fachlichen Kennzeichnungen der unterschiedlichen Teile der Körperoberfläche ein. In der Sprache der Anatomie werden geläufige Bezeichnungen wie „Kopf" oder „kopf-" durch anatomische Termini wie „Cranium" oder „cranial" ersetzt, die aus dem Lateinischen stammen.

Die einzelnen Körperregionen werden weiter unterteilt in unterschiedliche Unterregionen. Beispielsweise unterscheidet man in der cranialen Region die frontale, die occapitale, die parietale und die temporale Subregion.

Anatomische Richtungsebenen

Der Körper kann in drei fiktive Bezugsebenen eingeteilt werden, die alle im rechten Winkel zueinander stehen.

Die sagittale Ebene durchschneidet den Körper von vorne nach hinten und gliedert ihn in eine rechte und eine linke Hälfte. Die Mittellinie des Körpers heißt Median. Wenn die sagittale Ebene durch die Mittellinie läuft, bezeichnet man sie als die „mediale sagittale Ebene".

Die coronale (frontale) Ebene durchschneidet den Körper von oben nach unten und gliedert ihn in eine vordere und eine hintere Hälfte.

Die transversale (horizontale) Ebene durchschneidet den Körper waagerecht in der Mitte und unterteilt ihn in eine obere und eine untere Hälfte.

Ein anatomischer Querschnitt durch die inneren Strukturen des Körpers kann parallel zu jeder dieser Ebenen gezogen werden; diese Ebenen bezeichnet man auch als „Ebenen der Bewegung", weil jede Gelenkbewegung in Beziehung auf eine dieser drei Ebenen bestimmt werden kann. Wenn man diese Ebenen der anatomischen Betrachtung unterscheiden kann, kann man jederzeit nachvollziehen, in welcher Richtung ein Querschnitt jeweils gezogen wird und welche Körperansichten man betrachtet.

Anatomische Position

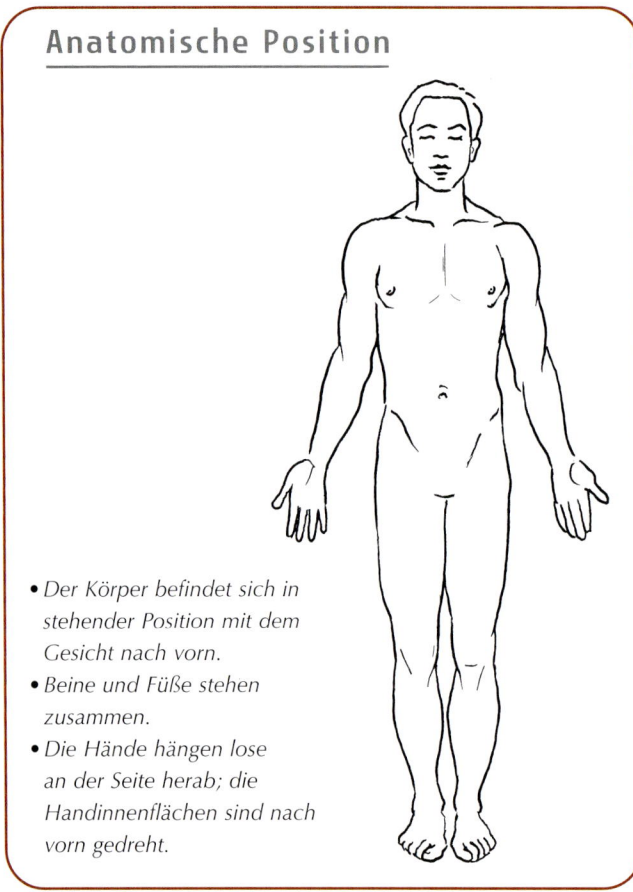

- *Der Körper befindet sich in stehender Position mit dem Gesicht nach vorn.*
- *Beine und Füße stehen zusammen.*
- *Die Hände hängen lose an der Seite herab; die Handinnenflächen sind nach vorn gedreht.*

Anatomische Ebenen

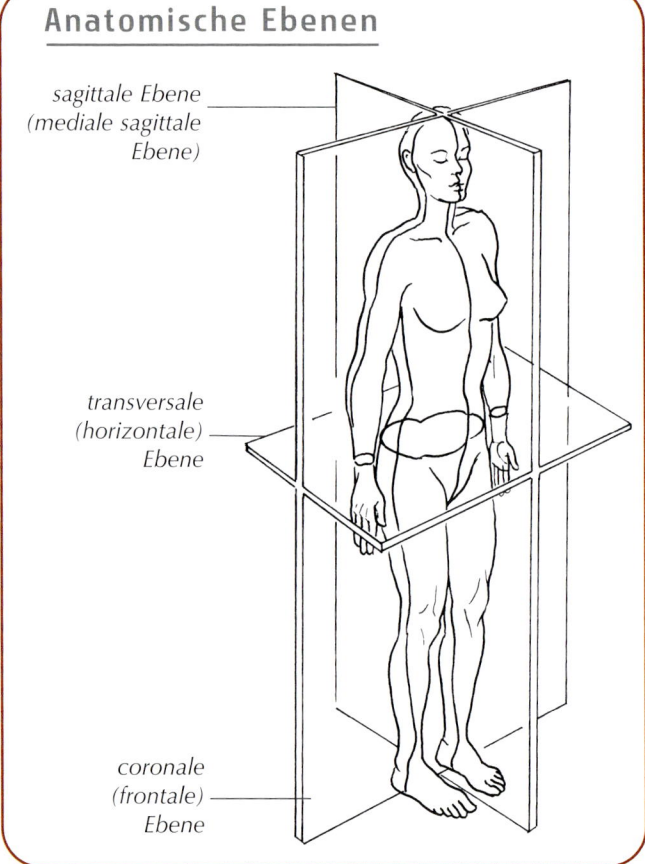

sagittale Ebene (mediale sagittale Ebene)

transversale (horizontale) Ebene

coronale (frontale) Ebene

ANATOMISCHE TERMINI

Man gebraucht einen standardisierten Bestand an anatomischen Fachausdrücken, um die Position oder die Ausrichtung eines Körperteils und seine Beziehung zu anderen Körperteilen oder zu Körperregionen zu bestimmen.

Der menschliche Körper hat eine komplexe dreidimensionale Struktur; wenn man die fachgerechten anatomischen Termini für Positions- und Richtungsangaben beherrscht, fällt es leichter, die unterschiedlichen Körperteile miteinander zu vergleichen und die räumliche Relation zu bestimmen, in der die betreffenden Teile jeweils zueinander stehen.

Diese Fachausdrücke sind allgemeingültig, unabhängig von der Körperhaltung einer Person; sie werden stets so gebraucht, als ob eine Person in der „anatomischen Position" stehen würde (siehe Abbildung gegenüber). Die Termini der Richtungsangabe sind nicht zu verwechseln mit denen der Gelenkbewegung (siehe S. 18-20).

Anatomische Termini der Position und Ausrichtung

Position	Definition	Anwendungsbeispiel
anterioral	vorderseitig; zur Vorderseite gehörend	Die abdominalen Muskelpartien befinden sich auf der anterioralen Seite des Körpers.
posterioral	rückwärtig; zur Rückseite gehörend	Die Kniekehlenmuskulatur befindet sich auf der posterioralen Seite des Beins.
superioral	über einem anderen Teil; in Richtung des Kopfes	Die Schulter befindet sich im Verhältnis zur Hüfte in superioraler Position.
inferioral	unter einem anderen Teil	Die Hüfte ist gegenüber der Schulter in inferioraler Position.
lateral	weg von der Mittellinie; außen; in Richtung der Außenseite	Die Außenseite des Kniegelenks ist sein lateraler Aspekt.
medial	zur Mittellinie hin; in der Mitte oder im Zentrum befindlich	Das Innere des Kniegelenks ist sein medialer Aspekt.
proximal	am nächsten zum Rumpf oder zur Wurzel eines Glieds gelegen; kann auch den Ursprung eines Muskels bezeichnen	Das Hüftgelenk steht im Verhältnis zum Kniegelenk in proximaler Position.
distal	von der Mittellinie oder dem Zentrum entfernt gelegen; kann auch einen Teil bezeichnen, der vom Ursprung des Muskels entfernt liegt	Die Zehen sind im Verhältnis zu anderen Teilen des Beins in distaler Position.
superficial	weiter an der Oberfläche des Körpers als ein anderes Element	Der Rectus Femoris ist im Verhältnis zu den übrigen Quadrizepsmuskeln in superficialer Position
tiefliegend (deep)	tiefer im Inneren des Körpers als ein anderes Element	Das Herz sitzt tiefer im Körper als die Rippen, die es schützen.
pronal (proniert)	mit dem Gesicht nach unten liegend	Prone Lying Back Extensions (S. 70) werden in einer pronalen Position ausgeführt
supinal (supiniert)	auf dem Rücken liegend; das Gesicht nach oben	Der Abdominal Crunch (S. 109) wird in einer supinalen Position ausgeführt

Die Kenntnis der Gelenkbewegungen und das Verständnis dafür (was wird bewegt und wie wird es bewegt) ist entscheidend für die Analyse einer komplexen Übung. Dieses Buch nennt die Bezeichnungen der wesentlichen Gelenke, um das Verständnis für die Analyse von Trainingsübungen zu verbessern.

Arten von Gelenken

Manche Knochenverbindungen sind ganz oder teilweise fixiert, sodass sie nur wenige oder gar keine Bewegungen zulassen. Beispielsweise sind die Schädelknochen durch sogenannte „Nähte" fest miteinander verbunden; aber wo die Wirbelsäule sich mit dem Becken verbindet, ist das Kreuzbeingelenk nur teilweise fixiert und gestattet eine geringfügige Bewegung. (Das Kreuzbeingelenk heißt auch „Sacroilium-Gelenk": „Sacro" bedeutet „heilig", und das „Ilium" ist der Beckenkamm / die Beckenschaufel.)

Eine dritte Art von Gelenken, die man als „synoviale" Gelenke bezeichnet, ist frei beweglich; sie bewegen sich auf unterschiedliche Weise, die jeweils durch ihre bestimmte Form, Größe und Bauweise bestimmt wird.

Synoviale Gelenke sind die verbreitetsten Gelenke im Körper. Sie bestehen aus einer Gelenkkapsel, die eine Gelenkkugel umschließt; dazwischen befindet sich eine Membran, aus der, angeregt durch die Bewegung, eine Gleitflüssigkeit ausgeschieden wird. Zu den typischen synovialen Gelenken

zählen Schulter-, Knie-, Hüft-, Knöchel-, Hand-, Fuß- und Wirbelgelenke.

Gelenkbewegung

Wenn man eine Übung ausführt, z.B. Gewichtheben oder Laufen, wird die Bewegung der synovialen Gelenke durch das Zusammenspiel von Nervenreizen und Muskelkontraktionen veranlasst.

Wenn man z.B. einen Bizeps Curl ausführt (siehe S. 96), wird das Gewicht angehoben, weil der Winkel des Ellbogenknochens sich schließt; das geschieht, weil die Bizepsmuskeln, die die oberen Armknochen mit Speiche und Elle verbinden, sich durch die Kontraktion verkürzen und dadurch den Unterarm heben.

Die Klassifikation der Gelenkbewegungen

Die meisten Gelenkbewegungen haben geläufige Namen, die für die meisten der wichtigen Gelenke gelten; aber es gibt auch besondere Bewegungen, die nur bei ganz bestimmten Gelenken vorkommen.

Die gängigen Gelenkbewegungen vollziehen sich auf gleichen anatomischen Richtungsebenen. Beispielsweise vollzieht sich die Beugung von Schulter-, Hüft- und Kniegelenk stets auf der sagittalen Richtungsebene (Siehe S. 16). Dadurch werden die Angaben logisch nachvollziehbar, was beim Studium und bei der Analyse der Gelenkbewegungen hilfreich ist.

In der folgenden Tabelle (siehe unten) werden zunächst gängige Bewegungsarten aufgelistet, gefolgt von spezifischen Bewegungen, die jeweils nur an bestimmten Gelenken stattfinden.

Streng genommen ist es unangemessen, wenn man nur eine Bewegung und ein Körperglied oder Körperteil benennt. Wenn man z.B. von einer „Extension des Beins" redet, bleibt unklar, ob dies am Knie, an der Hüfte oder am Knöchel geschieht. Deshalb sollte man sich angewöhnen, stets zugleich auch das betreffende Gelenk zu nennen, z.B.: Schulterflexion; Knieextension; Wirbelsäulenrotation; Depression des Schulterblatts; usw. (Die einzige Ausnahme bilden wahrscheinlich die Bewegungen des Rumpfes, bei denen alle Gelenke des Rückgrats gemeinsam den gesamten Körperteil bewegen.)

Bewegungen treten in der Regel paarweise auf. Zu jeder Bewegung muss es eine Gegenbewegung geben, die wieder in die Startposition führt. Typische Paare sind Flexion und Extension, Abduktion und Adduktion, internale und externale Rotation (Rotation nach innen und nach außen), Protraktion und Retraktion (siehe S. 20). Diese Wortpaare werden Ihnen in den Übungsanalysen im zweiten Teil sofort auffallen.

Beachten Sie stets, dass alle Bewegungen so gekennzeichnet werden, als wenn die Person in der anatomischen Position stehen würde (siehe S. 16). Ellenbogenflexion bedeutet z.B. stets dasselbe, egal ob man steht, liegt (z.B. in supinaler Lage) oder sitzt.

Die wichtigsten Gelenkbewegungen

Allgemeine Bewegungen	Richtungsebene	Beschreibung	Beispiel
Abduktion	coronal	Bewegung weg von der Mittellinie	Hüftabduktion (S. 54)
Adduktion	coronal	Bewegung zur Mittellinie hin	Hüftadduktion (S. 53)
Flexion	sagittal	verkleinert den Winkel zwischen zwei Elementen	Unterarm bewegt sich zum Oberarm; Standing Barbell Curl (S. 94)
Extension	sagittal	vergrößert den Winkel zwischen zwei Elementen	Unterarm entfernt sich vom Oberarm (wie oben, nur umgekehrt; S. 94)

mediale Rotation (internale R.; R. nach innen)	transversal	Drehung um die vertikale Achse eines Knochens zur Mitte hin	Butterfly zwischen gegenüberliegenden Blöcken (S. 36)
laterale Rotation (externale R.; R. nach außen)	transversal	Drehung um die vertikale Achse eines Knochens von der Mitte weg	Drehung der Taille
Circumduction	alle Ebenen	vollständige Rotation der Schulter- und Hüftgelenke	Rotation der Arme
Spezielle Bewegungen			
1. Fußgelenkbewegung			
Plantarflexion	sagittal	Fußbewegung nach unten	Wadenheben am Gerät (S. 58)
Dorsiflexion (dorsale Flexion)	sagittal	Fußbewegung zum Schienbein	wie oben, nur umgekehrt (S. 58)
2. Unterarmbewegungen (am radioulnaren Gelenk)			
Pronation	transversal	mediale Rotation der Hand ab dem Ellbogen	Seated Dumbbell Curl; abwärts (S. 95)
Supination	transversal	laterale Rotation der Hand ab dem Ellbogen	Drehbewegungen mit der Hand
3. Bewegungen des Schulterblatts			
Depression	coronal	Bewegung der Schulterblätter nach unten (inferioral)	Stabilisierung des Schultergürtels beim Hüftbeugen am Gerät (S. 111)
Elevation	coronal	Bewegung der Schulterblätter nach oben (superioral)	Schulterheben mit Hanteln aufwärts (S. 82)
Abduktion (Protraktion)	transversal	Bewegung der Schulterblätter weg von der Wirbelsäule	Rudern am tiefen Block (S. 68)
Adduktion (Retraktion)	transversal	Bewegung der Schulterblätter zur Wirbelsäule hin	Wie oben (S. 68)
Abwärtsrotation (medial)	coronal	Schulterblätter rotieren abwärts	Lat-Ziehen zur Brust (S. 62)
Aufwärtsrotation (lateral)	coronal	Schulterblätter rotieren aufwärts; der inferiorale Rand des Schulterblatts bewegt sich lateral und nach oben	Wie oben, nur umgekehrt (S. 62)
4. Schulterbewegungen			
horizontale Abduktion / Extension (transversale Abduktion)	transversal	Bewegung des Oberarms vor der Brust weg von der Mitte	Dumbbell Flat Bench Flyes (S. 34)
Horizontale Adduktion / Flexion (transversale Adduktion)	transversal	Bewegung des Oberarms vor der Brust zur Mitte	Wie oben (S. 34)
5. Bewegung der Wirbelsäule und des Rumpfes			
Lateralflexion	coronal	Bewegung des Rumpfs von der Mittelinie weg auf coronaler Ebene	Dumbbell Side Bends (S. 107)
Reduktion (Adduktion / zurück)	coronal	Bewegung des Rumpfs zur Mittellinie auf coronaler Ebene	Wie oben, nur umgekehrt (S. 107)
6. Bewegungen der Handgelenke			
Flexion (der Handfläche)	sagittal	Handbewegung zur Vorderseite des Unterarms	Barbell Wrist Curls (S. 98)
Extension (dorsale Flexion / Dorsiflexion)	sagittal	Handbewegung zur Rückseite des Unterarms	Reverse Barbell Wrist Curls (S. 99)

Gelenkbewegungen

Das Kniegelenk ist das größte, das Hüftgelenk das stärkste und die Schulter wahrscheinlich das flexibelste Gelenk des Körpers.

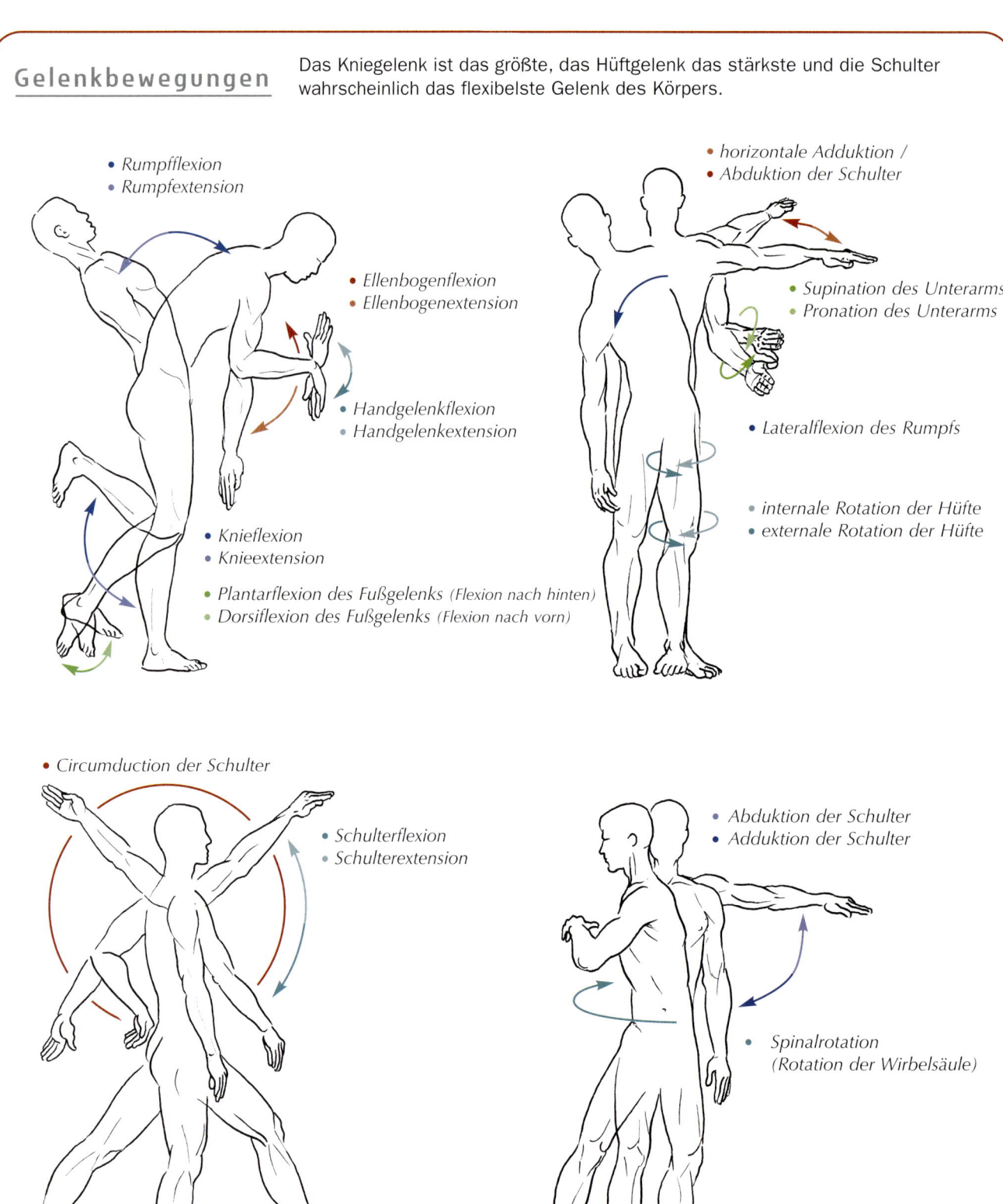

- Rumpfflexion
- Rumpfextension

- Ellenbogenflexion
- Ellenbogenextension

- Handgelenkflexion
- Handgelenkextension

- Knieflexion
- Knieextension

- Plantarflexion des Fußgelenks (Flexion nach hinten)
- Dorsiflexion des Fußgelenks (Flexion nach vorn)

- horizontale Adduktion /
- Abduktion der Schulter

- Supination des Unterarms
- Pronation des Unterarms

- Lateralflexion des Rumpfs

- internale Rotation der Hüfte
- externale Rotation der Hüfte

- Circumduction der Schulter

- Schulterflexion
- Schulterextension

- Flexion der Hüfte
- Extension der Hüfte

- Abduktion der Schulter
- Adduktion der Schulter

- Spinalrotation
  (Rotation der Wirbelsäule)

- Inversion des Fußgelenks
- Eversion des Fußgelenks

Viele der Übungen und Geräte, die in diesem Buch abgebildet sind, stammen aus der Bodybuildingkultur, die auf Kraft- und Gewichtszunahme zielt; aber die meisten Menschen suchen eher ein ausgewogenes Krafttraining, das auf Funktionalität im Alltag ausgerichtet ist – daher der Terminus „funktionales Training".

Funktionales Training

Das SAID-Prinzip (Specific Adaption to Imposed Demands) fordert, dass der Körper sich als Reaktion auf bestimmte regelmäßige Belastungen in vorhersehbarer Weise verändern wird; dieses Prinzip ist eine grundlegende Voraussetzung für Kraft- und Konditionstraining.

Wenn ich z.B. täglich Fahrrad fahre, werde ich ein guter Radfahrer werden, nicht aber ein guter Läufer. Das zeigt, dass man den Körper in bestimmten Haltungen oder in bestimmten funktionalen Positionen trainieren muss und außerdem in einer Weise, die den Anforderungen des Alltags entspricht.

Übungen in stehender Position stärken z.B. die Stabilisatoren der Wirbelsäule, des Rumpfes und der Beine, was deren Fitness für den Alltag verbessert.

Das bedeutet keineswegs, dass das Training in einem Fitnesszentrum langweilig und rigide sein muss; vielmehr kommt es darauf an, dass man bestimmte allgemeine funktionale Prinzipien im Rahmen der individuellen Trainingsroutine verwirklicht. Ebenso wenig ersetzt das funktionale Training in einem Fitnesszentrum die Notwendigkeit, auch im Alltag auf gesunde und sichere Körperhaltung und Bewegung zu achten.

Eine Art, die Funktionalität einer Übung zu verbessern, besteht darin, dass man sie unter Belastung ausführt, d.h. im Stehen. Trotzdem kann es besser sein, in sitzender Haltung zu beginnen, z.B. wenn man ein Einsteiger ist oder wenn die Übung auf einen bestimmten Muskel zielen soll. Eine weitere Art, eine Übung funktional zu gestalten, besteht darin, sie mit anderen zu verbinden – im Unterschied zum isolierten Training eines Muskels. Das bedeutet, dass man mehr als eine wichtige Muskelgruppe zugleich trainiert. Es bedeutet außerdem, dass man stabilisierende und mobilisierende Muskeln (siehe S. 23) zugleich im Rahmen einer einzigen Übung aktiviert.

Closed-Chain- und Open-Chain-Übungen

Ein weiterer Begriff, auf den man sich beim funktionalen Training oft bezieht, besteht in der Unterscheidung von Übungen, die man als „Open Chain" oder als „Closed Chain" bezeichnet. Diese Termini gehen vermutlich auf eine Arbeit des Orthopäden Dr. Arthur Steindler zurück (*Kinesiology of the Human Body*), worin es heißt, dass bei Open-Chain-Gelenkbewegungen der proximale Muskel- oder Körperteil fixiert bleibe, wohingegen der distale Teil bewegt werde (z.B. beim Greifen nach einem Objekt oder beim Treten eines Balls). Bei einer Closed-Chain-Gelenkbewegung sei hingegen der distale Teil des Muskels oder des Körpers unbeweglich oder stabil, wohingegen der proximale Teil bewegt werde (z.B. beim Aufstehen von einem Stuhl oder bei einem Klimmzug).

Beckenpositionen

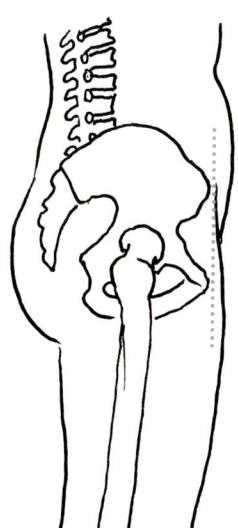

neutrale Beckenhaltung

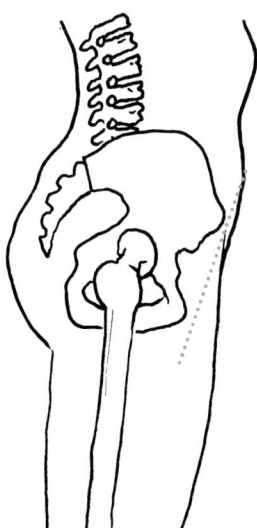

anterioral (nach vorn) gekipptes Becken

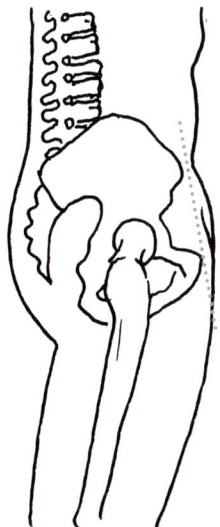

posterioral (nach hinten) gekipptes Becken

In Fitness-Kreisen werden Closed-Kinetic Chain-Übungen in der Regel als Bewegungen definiert, bei denen entweder eine Hand oder ein Fuß (oder beide) am Boden bleiben, sodass der Körper eine geschlossene Kette zum Boden bildet (wie z.B. bei Kniebeugen). Nach Steindlers Definition würde ein Bizeps Curl mit Langhantel als Open-Chain-Bewegung gelten, obwohl man sie in der Regel als eine Closed-Chain-Bewegung einstuft.

Dieses Buch folgt bei der Klassifikation der Übungen den Definitionen, die Steindler gibt (siehe den Textblock mit Hinweisen zur Übung unter der Bezeichnung der jeweiligen Übung).

Wenn man von diesen Meinungsverschiedenheiten absieht, werden Übungspositionen, die eine geschlossene Kette mit dem Boden bilden, in der Regel als funktionaler angesehen – als stabiler und oft auch als passender für Leute, die nicht ganz so fit sind. Closed-Chain-Übungen haben ein breites Anwendungsspektrum im allgemeinen Fitness-Training und bei der Rehabilitation nach Verletzungen.

Körperhaltung und Gleichgewicht

Die Gravitationswirkung – die Schwerkraftwirkung, die die Erde auf den Körper ausübt – wirkt auf einer geraden Linie durch den Körper in Richtung des Erdmittelpunkts.

In stehender Position ist die Haltung im Gleichgewicht, wenn die Orientierungspunkte des Körpers – wie Fußgelenke, Knie, Hüften und Schultern – mit der Wirkung der Schwerkraft auf einer Linie liegen. So ist der Körper in alle Richtungen im Gleichgewicht und kann mit minimalem Aufwand gegen die Schwerkraft aufrecht stehen. Die Beugungen der Wirbelsäule sind ausbalanciert. Vom lateralen Aspekt her gesehen sind Ohr, Schulter, Hüfte, Knie und Fußgelenk alle im Lot.

Bei neutraler Haltung steht das Becken in neutraler Position; das Schambein und der obere vordere Beckenkamm (Hüftknochen) bilden eine senkrechte Linie (siehe S. 21). Wenn das Becken ein Eimer voll Wasser wäre, würde in dieser Position keinerlei Wasser nach irgendeiner Seite hin verschüttet wer-

den. Bei einer Kippung des Beckens nach vorn (anterioral) würde das Wasser nach vorn auslaufen; bei einer Kippung nach hinten (posterioral) würde das Wasser nach hinten auslaufen.

Wenn wir beim Training die Körperhaltung verändern, z.B. bei Kniebeugen oder Liegestützen, verlagern sich unter der Einwirkung der Schwerkraft die Schwerpunkte des Körpers; wir müssen uns deshalb stärker anstrengen, um das Gleichgewicht und die Körperhaltung stabil zu halten. (Eine aufrechte Haltung der Wirbelsäule gilt stets dann als gegeben, wenn die Haltung so angeordnet ist, als wenn die Person in der anatomischen Position stehen würde – auch, wenn sie liegt, sitzt oder schräg steht.) Wenn es heißt, dass man bei einer Übung – z.B. beim Kniebeugen – eine „neutrale Wirbelsäulenhaltung" beibehalten soll, dann ist gemeint, dass Ohren, Schultern, Hüften und Becken auf einer geraden Linie liegen sollen (nur steht diese Linie dann nicht unbedingt senkrecht zur Erde).

Eine schlechte Beherrschung der Körperhaltung beeinträchtigt die Qualität der Bewegung und die Sicherheit und Wirksamkeit jeglicher Übung, da die Arbeit der Muskulatur sehr wahrscheinlich die Haltungsfehler zusätzlich ausgleichen muss. Das bedeutet, dass die beanspruchten Gelenke, die Gelenkbewegungen, der Bewegungsradius und die Beanspruchung der verschiedenen stabilisierenden und mobilisierenden Muskeln von dem Ideal abweichen, das in den Übungsanalysen empfohlen wird.

Das wäre z.B. gegeben, wenn man den „Standing Barbell Curl" (Armbeugen mit supinierten Unterarmen mit Langhantel, siehe S. 94) in falscher Haltung ausführen würde; in diesem Fall würde man „tricksen", indem man den Schwung, der im unteren Rückenbereich erzeugt wird, zusätzlich nutzen würde, um die Hantel zu heben (zu erkennen an einer schwingenden Bewegung nach hinten und vorn). Da in diesem Fall die Möglichkeit der Haltungsstabilisierung nicht dem gewählten Gewicht entspricht, wird der Winkel der Gelenkbewegung am Ellenbogengelenk nicht voll ausgeschöpft und als Folge dessen auch die Bewegung des Bizepsmuskels reduziert.

Da der untere Rückenbereich dann nicht stabil gehalten wird, wird außerdem die Haltung der abdominalen Muskeln, die als Stabilisatoren dienen, verändert; so werden sie nicht wirkungsvoll trainiert, was das Risiko einer Verletzung des unteren Rückens erhöht.

Stabilisatoren und Mobilisatoren

Eine gängige Klassifikation der Muskeln unterscheidet zwischen der stabilisierenden und der mobilisierenden Funktion.

Ein Mobilisator ist ein Muskel, der vorrangig für Bewegung sorgt, wie z.B. die Bizepsmuskeln beim Vollzug eines Barbell Curl.

Stabilisatoren sind Muskeln, deren vorrangige Funktion darin besteht, den übrigen Körper aufrecht und stabil zu halten, sodass die eigentliche Bewegung durch die mobilisierenden Muskeln ausgeführt werden kann.

Bei einem Standing Barbell Curl (siehe S. 94) wird z.B. das Schultergelenk durch die Rotationsmanschette und die aufrechte Wirbelsäulenhaltung durch die abdominale Muskelgruppe stabilisiert, wohingegen die Bizepsmuskeln die isotonische Kontraktion ausführen. Manche Muskeln sind durch ihre Position, Gestalt, Anordnung und Bauweise eher dazu bestimmt, als Stabilisatoren (und weniger als Mobilisatoren) zu dienen.

Die abdominale Muskelpartie umfasst eine Gruppe von zahlreichen Stabilisatoren, die in diesem Buch vorrangig behandelt werden. Andere Muskeln mit stabilisierender Funktion sind z.B. die Gluteusgruppe (Gesäßmuskulatur), die Muskulatur der Kniekehle (Knie- und Achillessehne), Tensor Fascia Latae, Rectus Femoris, Iliopsoas, die Adduktorgruppe, Tibialis Posterior in Beinen und Hüften, Erector Spinae, Serratus Anterior, unterer und mittlerer Trapezius, Rhomboid-Muskeln und die Rotationsmanschette an Rücken und Schultern.

Eine neutrale Haltung wird durch stabilisierende Muskeln gehalten, die jeweils paarweise gegeneinander wirken; diese stabilisieren uns auf jeder Richtungsebene (nach vorn und nach hinten, seitwärts usw.).

Das funktionale Fitness-Taining, das auf die Anforderungen des Alltags ausgerichtet ist, zielt darauf ab, die Muskeln so zu trainieren, wie sie von Natur aus funktionieren sollen, d.h. dass Stabilisatoren zur Stabilisierung und Mobilisatoren zur Mobilisierung dienen sollen.

Wenn man aber an einem Gerät trainiert, das den Körper zusätzlich stützt (vor allem in sitzender, pronierter, supinierter oder lehnender Haltung), setzt man nicht unbedingt die Stabilisatorsysteme des Körpers ein. Stabilität hat immer Vorrang vor der Bewegungskraft; deshalb sollte man auch beim Training an Geräten stets auf eine stabile und aufrechte Haltung achten.

Trainingsziele für unterschiedliche Übungsprogramme

	Frequenz (pro Woche)	Dauer (in Minuten)	Stärke (auf einer Skala von 1-10)	Wiederholungen (Reps)	Anzahl der Sätze (Sets)	Ruhepausen
Anfänger	2	20–45	5–7	8–12	1–2	30–60 Sek
Reduktion des Körpergewichts	2–4	15–30*	4–6	15–30	1–2	15–30 Sek
Herzkreislauf-Training	2–4	15–30*	5–7	12–25	1–3	15–60 Sek
Muskelausdauer-Training	3–5	20–45	3–8	12–30	2–3	30–120 Sek
Muskelspannkraft-Training	3–5	20–45	6–7,5	12–15	2–3	30–120 Sek
Muskelaufbau-Training**	3–6	40–75	7–8,5	6–12	4–6	30–90 Sek
Kraft-Training**	3–6	40–75	8–10	1–8	4–5	2–8 Minuten
Superkraft-Training**	3–6	20–45	3–9	1–6	4–5	2–8 Minuten

*   Das gilt nicht für das normale Herzkreislauftraining (z.B. Laufen oder Radfahren), wenn dieses ebenfalls zum Programm gehört.

**   Programme für Fortgeschrittene, die zunächst unter fachkundiger Anleitung durchgeführt werden sollten. Ausgewählte Übungsprogramme finden Sie auf S. 130.

DIE DURCHFÜHRUNG VON ÜBUNGSANALYSEN

Bewegungsanalysen (d.h. Analysen von Übungen) zeigen, welche Gelenke und Muskeln bei einer bestimmten Bewegung jeweils zum Einsatz kommen und wie sie sich bewegen. Wenn man den Bewegungsablauf verändert oder die Übung nicht korrekt ausführt, werden die Muskeln und die Art ihrer Beanspruchung beeinträchtigt. Die Analyse von Übungen hilft Ihnen zu erkennen, ob im Rahmen einer Übung tatsächlich diejenigen Muskeln aktiviert werden, die Sie trainieren wollen und ob Sie die Übung korrekt ausführen. Deshalb ist Übungsanalyse für die Planung und Beurteilung von Trainingsprogrammen ganz entscheidend.

Es bestehen zahlreiche Möglichkeiten der Übungsanalyse. Eine einfache, aber wirkungsvolle Methode, die in diesem Buch angewendet wird, folgt einer bestimmten Reihe von Fragestellungen (siehe unten). Die Übungsanalyse kann auch zur Analyse statischer Positionen eingesetzt werden, wie z.B. Yoga-Positionen oder Stretching-Übungen, wobei die Haltung eines Gelenks in einem bestimmten Winkel dazu führt, dass bestimmte Muskeln gedehnt und andere zur Stabilisierung der Position eingesetzt werden.

Bei der Übungsanalyse sind die drei wichtigsten Fragen:
• Welche Gelenke werden bewegt?
• Wie werden sie bewegt (Flexion, Extension usw.)?
• Welche Muskeln bewirken diese besonderen Bewegungen?

Andere Fragen, die bei der Gliederung einer Übung helfen, sind z.B.:
• Welche Muskeln stabilisieren die Position bei der Übung?
• Wie kann ich diese Übung weiterentwickeln, einfacher gestalten oder variieren?

Allgemeine Richtlinien für das Krafttraining

- Nehmen Sie sich die Zeit für gründliche Aufwärmübungen, vor allem für die Muskeln, die Sie in einer bestimmten Trainingssitzung beanspruchen wollen.
- Trainieren Sie beständig und machen Sie kleine, beständige Fortschritte. Muskeln und Gelenke brauchen drei Monate, um sich an neue Arten von Belastungen anzupassen.
- Passen Sie die Häufigkeit Ihrer Trainingstermine an Ihr Erfahrungs- und Leistungsniveau an (2-3 Tage pro Woche für Einsteiger, mehr für Fortgeschrittene).
- Setzen Sie Übungen für umfassende Muskelgruppen vor das gezielte Training einzelner Muskeln und das Training größerer Muskelgruppen vor das Training kleinerer.

- Gute Form (gute Technik) ist entscheidend; deshalb sollte Stabilität vor Kraftausübung gehen.
- Erkennen Sie den Unterschied zwischen „guten Schmerzen" (als Anzeichen harter Trainingsleistung) und „schlechten Schmerzen" (als Anzeichen von Verletzungen). Die letzteren geben Warnsignale, die man niemals ignorieren darf.
- Nutzen Sie stets den vollen Bewegungsspielraum.
- Atmen Sie beständig und vermeiden Sie es, den Atem anzuhalten.
- Variieren Sie Ihr Training sowohl hinsichtlich der Art der Übung als auch hinsichtlich der Dauer und Intensität der Trainingssitzungen.

Muskeln, die bei Brustübungen beansprucht werden

Name	beanspruchte Gelenke	Ursprung	Insertion	Art der Bewegung
Pectoralis Major	Schulter	• clavicular (oberer Teil)–mediale Hälfte der anteriorealen Oberfläche des Schlüsselbeins • sternal (mittlerer Teil) und abdominal (unterer Teil) • anteriorale Oberfläche der Rippenknorpel der ersten sechs Rippen und des angrenzenden Teils des Brustbeins	flache Sehne der intertubercularen Furche des Humerusknochens	Schulter: • Adduktion • horizontale Adduktion • internale Rotation • Flexion
Pectoralis Minor	Scapula bis Rippen	anteriorale Oberfläche der dritten, vierten und fünften Rippe	Coracoid (Rabenschnabel)-Fortsatz des Schlüsselbeins	Scapula: • Abduktion (Protraktion) • Rotation abwärts • Depression
Anterioraler Deltoid	Schulter	anteriorales laterales Drittel des Schlüsselbeins	laterale Seite des Humerusknochens	Schulter: • Flexion • horizontale Flexion • mediale Rotation
Triceps Brachii	Schulter und Ellenbogen	Scapula und oberer posterioraler Humerus	Olecranon-Fortsatz der Ulna (Ellenbogenhöcker)	Extension des Ellenbogens
Serratus Anterior	Schulter	die oberen neun Rippen auf der Seite der Brust	anteriorer Aspekt des gesamten mittleren Rands der Scapula	Scapula: • Abduktion (Protraktion) • Rotation aufwärts
Coracobrachialis	Schulter	Coracoid (Rabenschnabel)-Fortsatz des Schlüsselbeins	mittlerer medialer Rand des Humerus-Schaftes	Schulter: • horizontale Adduktion
Anconeus	Ellenbogen	posteriorales laterales Klondyl des Humerus	posteriorale Oberfläche des Olecranon (Ellenbogenhöcker)	Extension des Ellenbogens (durch den Trizeps)

Note: The Triceps brachii is detailed under Arms (see p85).

Brustmuskulatur

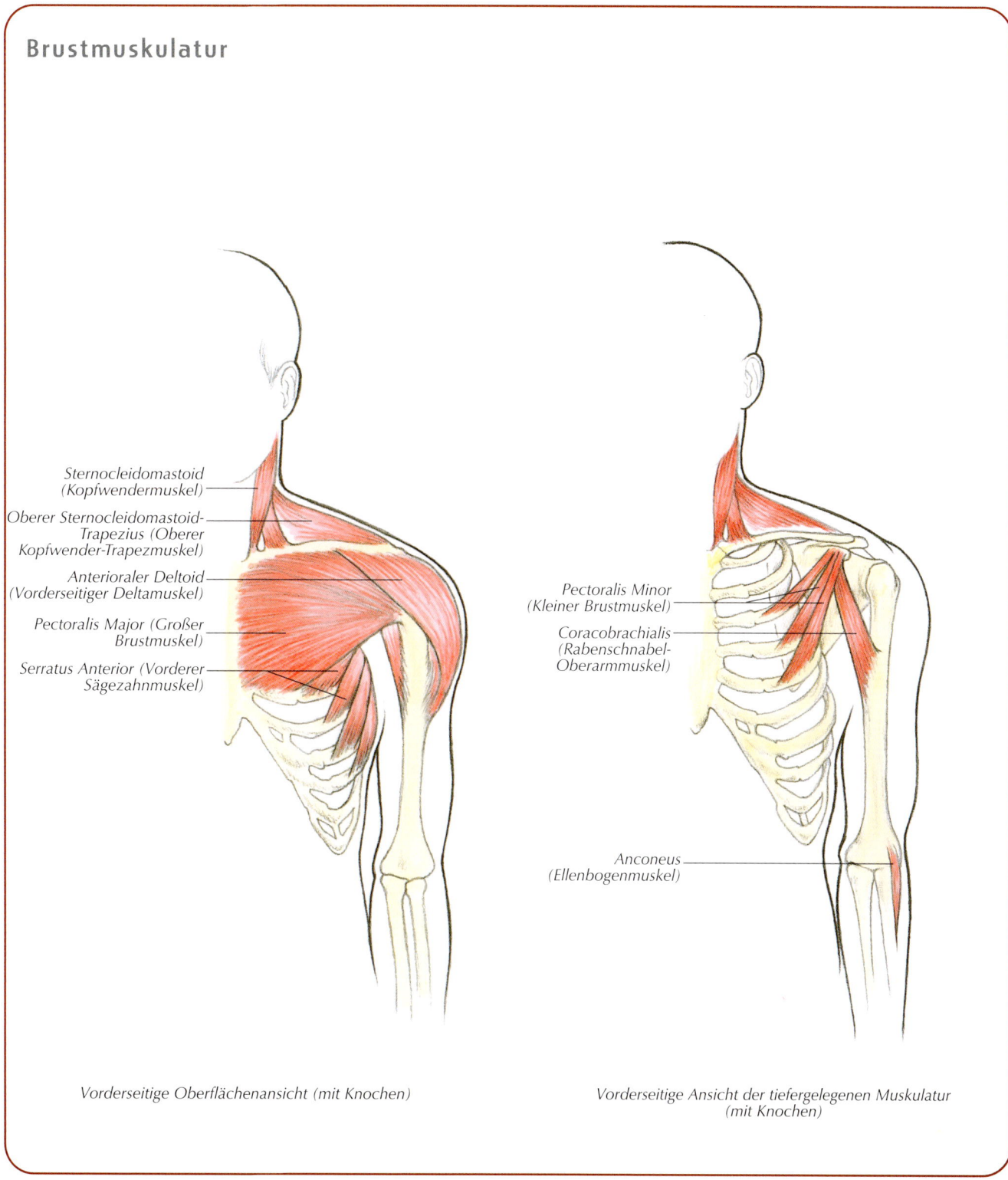

Sternocleidomastoid
(Kopfwendermuskel)

Oberer Sternocleidomastoid-
Trapezius (Oberer
Kopfwender-Trapezmuskel)

Anterioraler Deltoid
(Vorderseitiger Deltamuskel)

Pectoralis Major (Großer
Brustmuskel)

Serratus Anterior (Vorderer
Sägezahnmuskel)

Pectoralis Minor
(Kleiner Brustmuskel)

Coracobrachialis
(Rabenschnabel-
Oberarmmuskel)

Anconeus
(Ellenbogenmuskel)

Vorderseitige Oberflächenansicht (mit Knochen)

*Vorderseitige Ansicht der tiefergelegenen Muskulatur
(mit Knochen)*

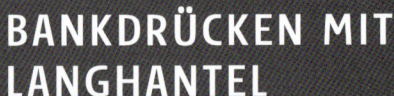

BANKDRÜCKEN MIT LANGHANTEL

Standard-Übung • Multi-Gelenk-Training • Stemmen • Open Chain • Langhantel • Erfahrene / Fortgeschrittene

 Beim Wettkampf „Strongest Man in the World" hat Anthony Clark aus den Philippinen beim Bench Press massive 363 kg gestemmt. Da er selbst nur 159 kg wiegt, entspricht das beinahe dem 2½fachen seines Körpergewichts!

Kurzbeschreibung

Heben Sie die Hantel vom Ständer. Beugen Sie die Ellenbogen und senken Sie die Hantel vor der oberen Brust. Stemmen Sie wieder aufwärts, bis die Arme gestreckt sind. Wiederholen Sie die Bewegung.

Extensor Carpi Ulnaris
(Ulnarer Handstrecker)

Extensor Carpi Radialis Brevis
(Kurzer Radialer Handstrecker)

Extensor Radialis Brevis Longus
(Langer Radialer Handstrecker)

Anconeus
(Ellenbogenmuskel)

Brachioradialis
(Oberarmspeichenmuskel)

Triceps Brachii (Dreiköpfiger
Oberarmmuskel / Armstrecker)

Posterioraler Deltoid-Muskel
(Rückwärtiger Deltamuskel)

Pectoralis Major
(Großer Brustmuskel)

Serratus Anterior
(Vorderer Sägezahnmuskel)

Latissimus Dorsi
(Längster Rückenmuskel)

Palmaris Longus
(Langer Hohlhandmuskel)

Flexor Carpi Radialis
(Radialer Handbeuger)

Flexor Carpi Ulnaris
(Ulnarer Handbeuger)

Vorderer Deltamuskel

Brachialis (Innerer
Oberarmmuskel)

Biceps Brachii
(Zweiköpfiger
Oberarmmuskel /
Armbeuger)

Triceps Brachii
(Dreiköpfiger
Oberarmmuskel)

Abdominale Gruppe:

Rectus Abdominis
(Gerader Bauchmuskel)

Externaler Oblique-Muskel
(Äußerer Schräger Bauchmuskel)

Hinweise zur richtigen Technik

• Die Verbesserung der Technik hat Vorrang vor der Erhöhung der Gewichte.
• Vermeiden Sie schwungvolle Bewegungen; achten Sie auf langsame, kontrollierte Bewegungen.
• Atmen Sie beim Stemmen aus.

Aspekt der Analyse	Gelenk 1	Gelenk 2	Gelenk 3
Gelenk	Ellenbogen	Schulter	Scapula / Thorax
Art der Bewegung	aufwärts: Extension abwärts: Flexion	aufwärts: horizontale Adduktion; Flexion abwärts: horizontale Abduktion; Extension	aufwärts: teilweise Rotation aufwärts; Abduktion abwärts: teilweise Rotation abwärts; Adduktion
mobilisierende Muskeln	Triceps Brachii; Anconeus	Pectoralis Major (Schwerpunkt auf dem sternalen und clavicularen Aspekt); Coracobrachialis; anterioraler Deltoid	Serratus Anterior

stabilisierende Muskeln	Schulterblätter: Serratus Anterior; Pectoralis Minor; unterer Trapezius. Schultergelenk: Muskulatur der Rotationsmenschette; Biceps Brachii Mittlerer Rumpf: Abdominale und gluteale Gruppe; Rhomboidmuskeln; unterer Trapezius; Latissimus Dorsi

STARTPOSITION
- Supinale Lage.
- Mittelweiter Griff (etwas weiter als Schulterbreite).
- Gerade Wirbelsäule (wenn nötig, stellen Sie die Füße auf die Bank, um ein Hohlkreuz zu vermeiden).

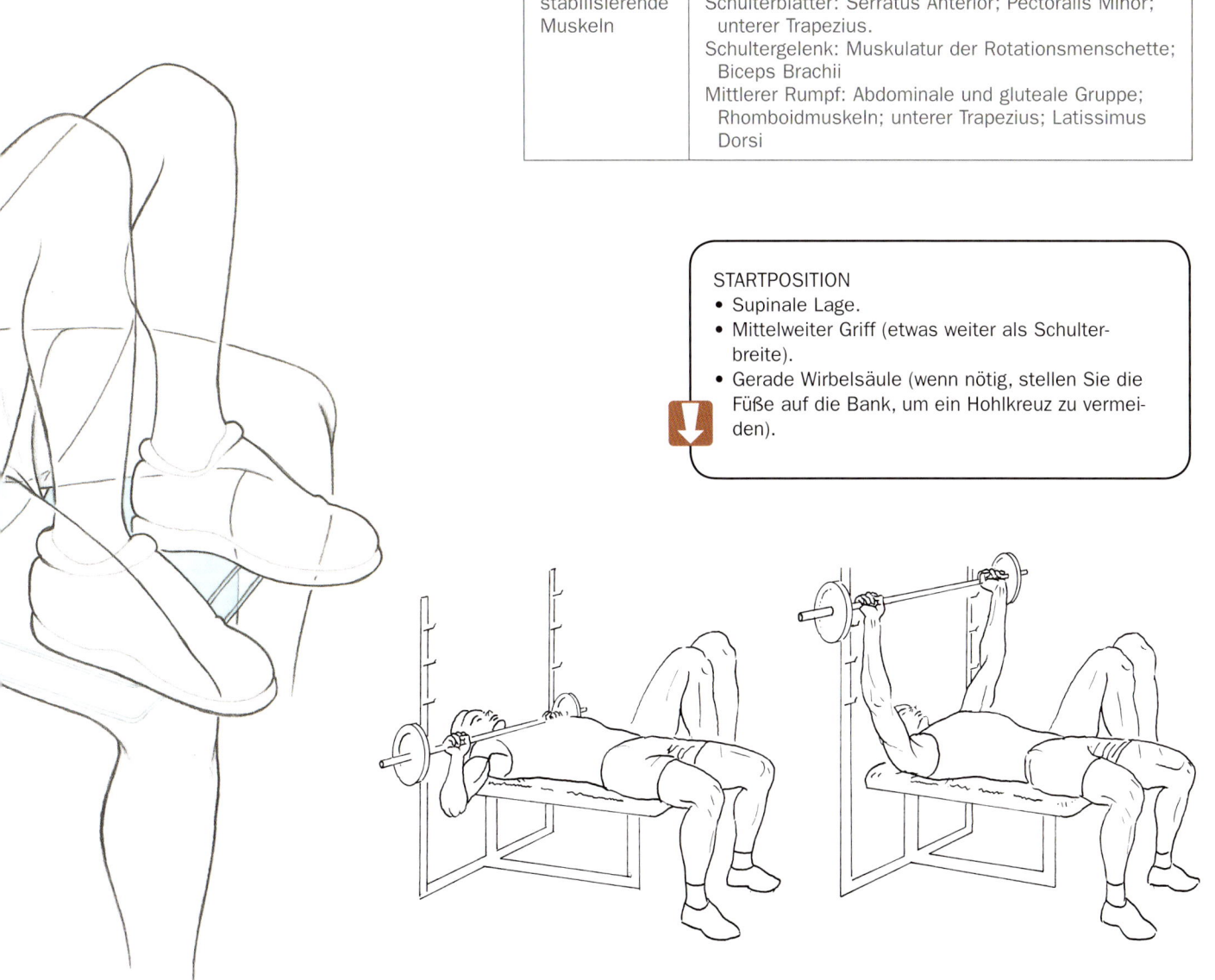

LIEGESTÜTZEN

Standard-Übung • Multi-Gelenk-Training •
Drücken • Closed Chain • Bodyweight •
Funktional • Einsteiger/Fortgeschrittene

 Paddy Doyle aus Großbritannien hält derzeit den Guinness Weltrekord für die meisten Liegestützen in einem Jahr (1988-'89) – phänomenale 1500230!

Kurzbeschreibung
Senken Sie den Körper zum Boden, indem Sie die Ellenbogen beugen; halten Sie dabei den Körper gerade. Kehren Sie in die Ausgangslage zurück, indem Sie die Arme durchdrücken, bis die Ellenbogengelenke gestreckt sind. Wiederholen Sie die Bewegung.

Hinweise zur richtigen Technik
• Achten Sie auf langsame, kontrollierte Bewegungen.
• Halten Sie die Wirbelsäule gerade.

• Vermeiden Sie es, durch schwungvolle Bewegungen die Kraftwirkung zu unterstützen.

Aspekt der Analyse	Gelenk 1	Gelenk 2	Gelenk 3
Gelenk	Ellenbogen	Schulter	Scapula / Thorax
Art der Bewegung	aufwärts: Extension abwärts: Flexion	aufwärts: horizontale Adduktion; Flexion abwärts: horizontale Abduktion; Extension	aufwärts: teilweise Rotation aufwärts; Abduktion abwärts: teilweise Rotation abwärts; Adduktion
mobilisierende Muskeln	Trizeps Brachii; Anconeus	Pectoralis Major (Schwerpunkt auf sternalem und clavicularem Aspekt); Coracobrachialis; anterioraler Deltiod	Serratus Anterior

stabilisierende Muskeln	Stärkere Betonung des stabilisierenden Aspekts als beim Bench Press (SS. 26-27). Schulterblätter: Serratus Anterior; Pectoralis Minor; Rhomboid-Muskeln; unterer Trapezius. Schultergelenk: Muskulatur der Rotationsmanschette; Bizeps Brachii. Rumpfstabilisierung: Abdominale, Gluteale und Quadrizeps-Gruppe; Quadratus Lumborum; Latissimus Dorsi

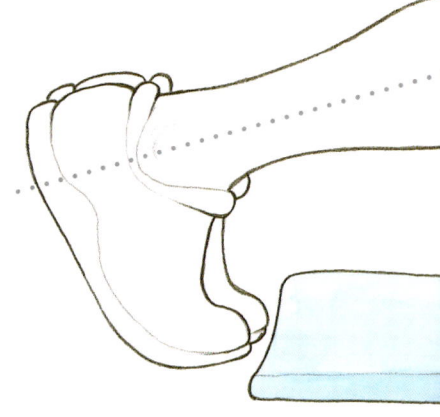

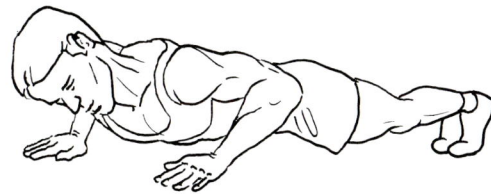

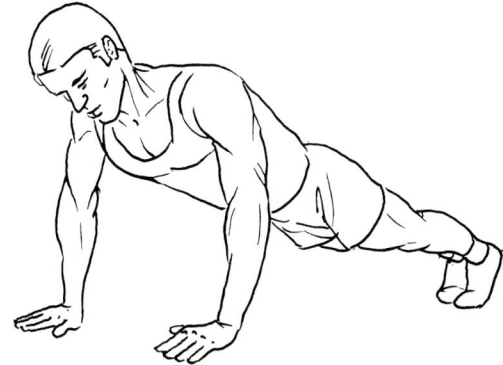

STARTPOSITION
- Pronale Lage.
- Heben Sie den Körper, gestützt auf Hände und Zehen.
- Drücken Sie die Arme durch; die Hände sind vor der oberen Brust positioniert; etwas weiter auseinander als Schulterbreite.
- Achten Sie auf gerade Haltung.

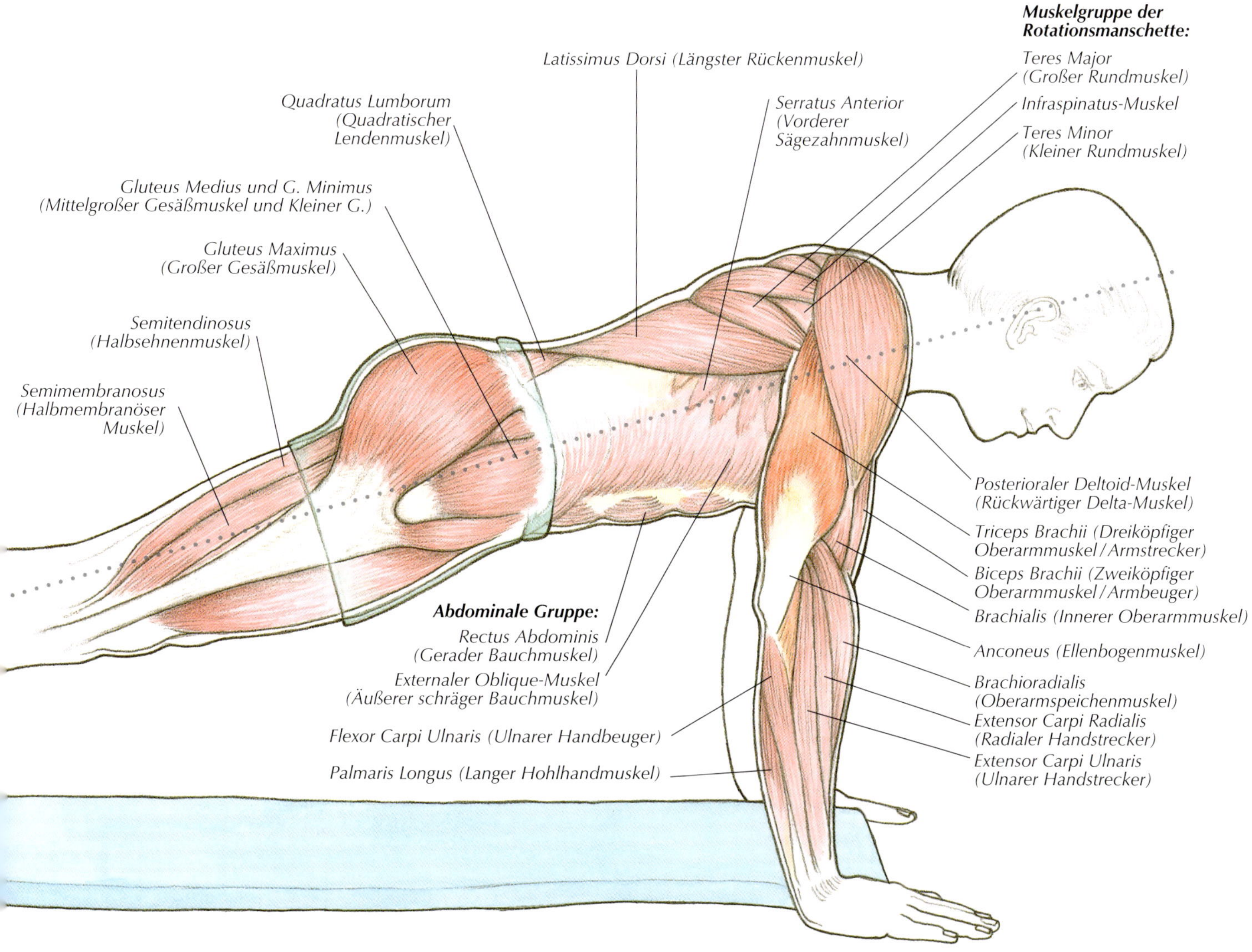

Latissimus Dorsi (Längster Rückenmuskel)

Muskelgruppe der Rotationsmanschette:

Teres Major (Großer Rundmuskel)

Infraspinatus-Muskel

Teres Minor (Kleiner Rundmuskel)

Quadratus Lumborum (Quadratischer Lendenmuskel)

Serratus Anterior (Vorderer Sägezahnmuskel)

Gluteus Medius und G. Minimus (Mittelgroßer Gesäßmuskel und Kleiner G.)

Gluteus Maximus (Großer Gesäßmuskel)

Semitendinosus (Halbsehnenmuskel)

Semimembranosus (Halbmembranöser Muskel)

Posterioraler Deltoid-Muskel (Rückwärtiger Delta-Muskel)

Triceps Brachii (Dreiköpfiger Oberarmmuskel / Armstrecker)

Biceps Brachii (Zweiköpfiger Oberarmmuskel / Armbeuger)

Brachialis (Innerer Oberarmmuskel)

Abdominale Gruppe:

Rectus Abdominis (Gerader Bauchmuskel)

Anconeus (Ellenbogenmuskel)

Externaler Oblique-Muskel (Äußerer schräger Bauchmuskel)

Brachioradialis (Oberarmspeichenmuskel)

Extensor Carpi Radialis (Radialer Handstrecker)

Flexor Carpi Ulnaris (Ulnarer Handbeuger)

Extensor Carpi Ulnaris (Ulnarer Handstrecker)

Palmaris Longus (Langer Hohlhandmuskel)

BANKDRÜCKEN MIT LANGHANTEL IN SCHRÄGLAGE AUFWÄRTS

Standard-Übung • Multi-Gelenk-Training • Stemmen • Open Chain • Langhantel • Erfahrene/Fortgeschrittene

 Bei dieser Übung wird die Belastung durch die aufwärts geneigte Schräglage zum oberen Brustbereich gelenkt. Die meisten Incline-Bänke in Fitnesszentren sind allerdings mit einem Winkel von rund 45-60° zu stark geneigt. Die ideale Neigung entspricht eher 15-35° gegenüber der Horizontalen.

Hinweise zur richtigen Technik

- Die Verbesserung der Technik hat Vorrang vor der Erhöhung der Gewichte.
- Vermeiden Sie schwungvolle Bewegungen; achten Sie auf langsame, kontrollierte Bewegungen.
- Vermeiden Sie es, die Schultern anzuziehen. Halten Sie die Brust geweitet und die Schulterblätter gesenkt.
- Atmen Sie beim Stemmen aus.
- Halten Sie die Beine gespreizt, um die Stabilität zu verbessern.

Kurzbeschreibung

Heben Sie die Hantel vom Ständer. Beugen Sie die Ellenbogen und senken Sie die Hantel zur oberen Brust. Kehren Sie in die Startposition zurück, indem Sie die Arme durchdrücken. Wiederholen Sie die Bewegung.

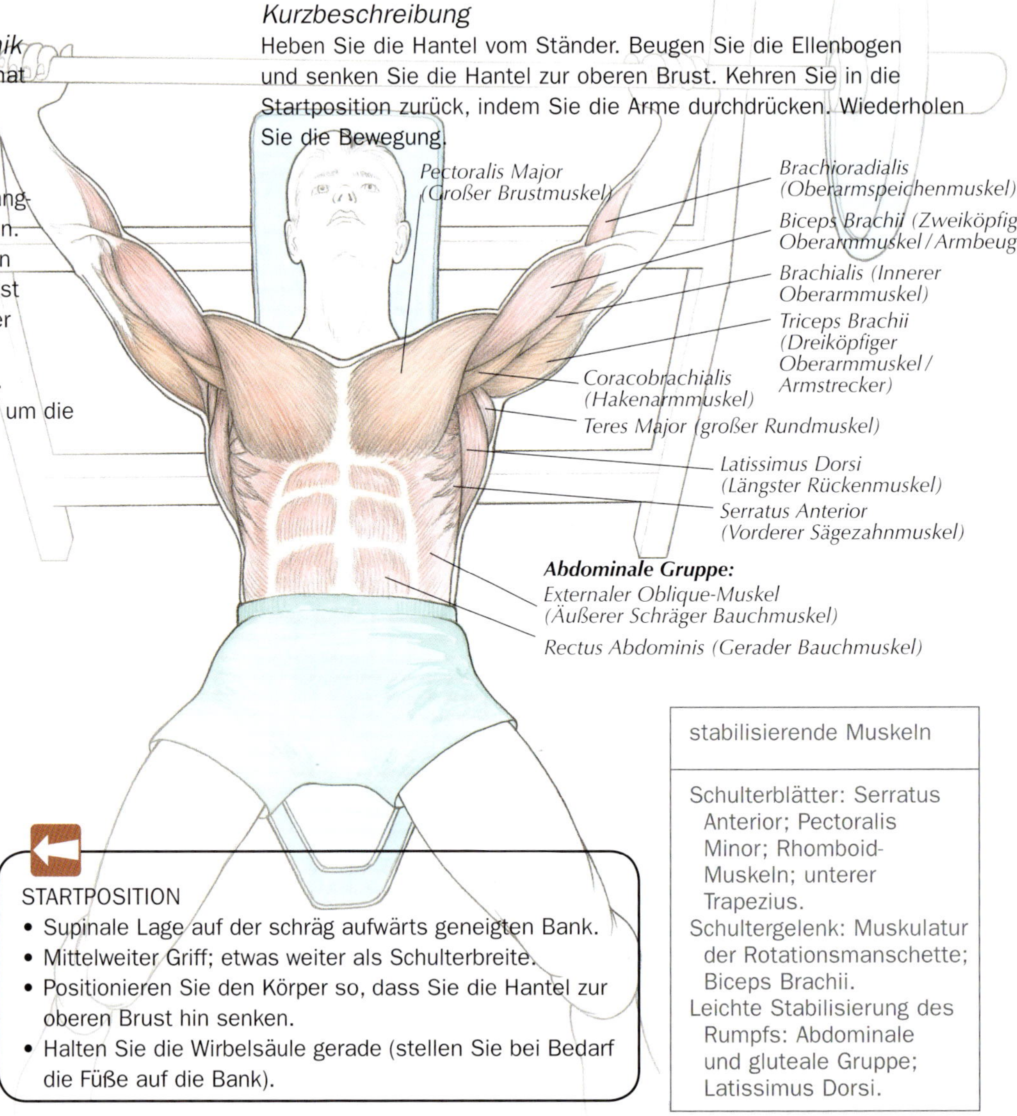

Pectoralis Major (Großer Brustmuskel)

Brachioradialis (Oberarmspeichenmuskel)

Biceps Brachii (Zweiköpfiger Oberarmmuskel/Armbeuger)

Brachialis (Innerer Oberarmmuskel)

Triceps Brachii (Dreiköpfiger Oberarmmuskel/Armstrecker)

Coracobrachialis (Hakenarmmuskel)

Teres Major (großer Rundmuskel)

Latissimus Dorsi (Längster Rückenmuskel)

Serratus Anterior (Vorderer Sägezahnmuskel)

Abdominale Gruppe:
Externaler Oblique-Muskel (Äußerer Schräger Bauchmuskel)

Rectus Abdominis (Gerader Bauchmuskel)

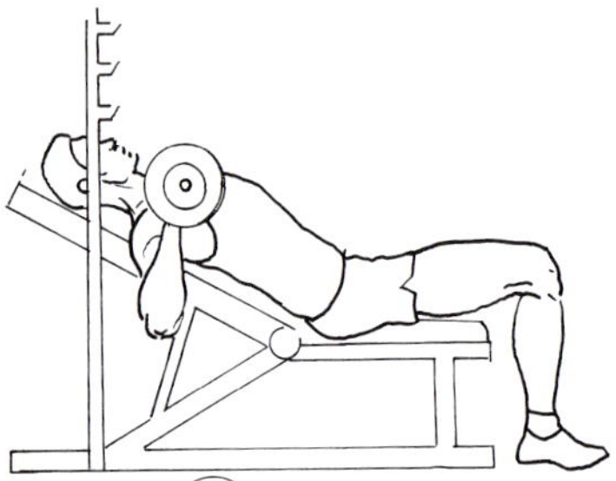

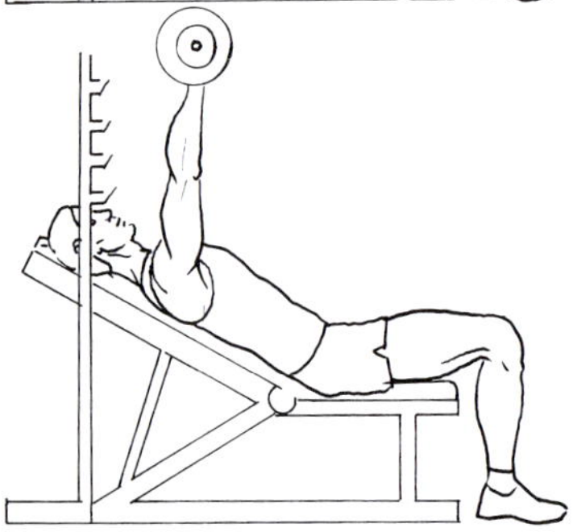

STARTPOSITION

- Supinale Lage auf der schräg aufwärts geneigten Bank.
- Mittelweiter Griff; etwas weiter als Schulterbreite.
- Positionieren Sie den Körper so, dass Sie die Hantel zur oberen Brust hin senken.
- Halten Sie die Wirbelsäule gerade (stellen Sie bei Bedarf die Füße auf die Bank).

stabilisierende Muskeln

Schulterblätter: Serratus Anterior; Pectoralis Minor; Rhomboid-Muskeln; unterer Trapezius.
Schultergelenk: Muskulatur der Rotationsmanschette; Biceps Brachii.
Leichte Stabilisierung des Rumpfs: Abdominale und gluteale Gruppe; Latissimus Dorsi.

Aspekt der Analyse	Gelenk 1	Gelenk 2	Gelenk 3
Gelenk	Ellenbogen	Schulter	Scapula/Thorax
Art der Bewegung	aufwärts: Extension abwärts: Flexion	aufwärts: horizontale Adduktion und Flexion abwärts: horizontale Abduktion und Flexion	aufwärts: Rotation aufwärts; Abduktion Abwärts: Rotation abwärts; Adduktion
mobilisierende Muskeln	Trizeps Brachii Anconeus	Pectoralis Major (Schwerpunkt auf clavicularem Aspekt); Coracobrachialis; anteriorarer Deltoid	Serratus Anterior

BANKDRÜCKEN MIT LANGHANTEL IN SCHRÄGLAGE ABWÄRTS

Standard-Übung • Multi-Gelenk-Training • Stemmen • Open Chain • Langhantel • Fortgeschrittene

 Diese Übung erfordert eine speziell angefertigte Bank. An den Blutstau im Kopf wird man sich zunächst gewöhnen müssen. Um Schwindelgefühle zu minimieren, atmen Sie stetig und vermeiden Sie es, den Atem anzuhalten. Erheben Sie sich langsam nach Beendigung der Übung.

Kurzbeschreibung

Heben Sie die Hantel vom Ständer und halten Sie diese vor der oberen Brust. Senken Sie die Hantel vor der oberen Brust, indem Sie die Ellenbogen beugen. Kehren Sie in die Startposition zurück, indem Sie die Hantel stemmen, bis die Arme durchgedrückt sind. Wiederholen Sie die Bewegung.

STARTPOSITION

- Supinale Lage bei einer Schräglage (abwärts) von rund 20-40°.
- Stabile Körperhaltung; gesicherte Füße.
- Mittelweiter Griff oder weit ausgreifender Griff für mehr Stabilität.
- Positionieren Sie den Körper so, dass Sie die Hantel zur unteren Brust hin senken.

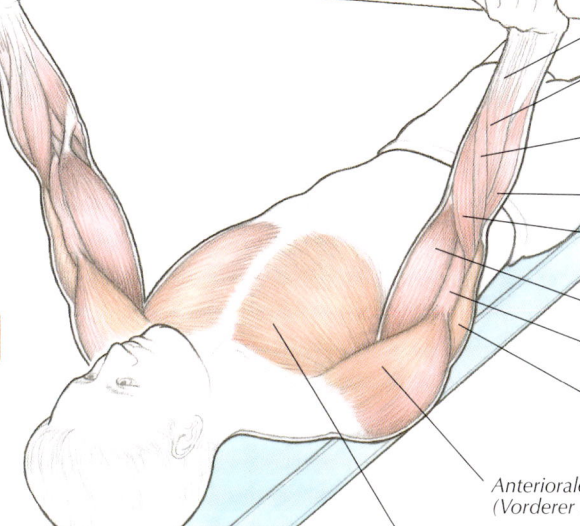

Extensor Digitorum (Fingerstrecker)

Extensor Carpi Radialis Brevis (Kurzer Radialer Handstrecker)

Extensor Carpi Radialis Longus (Langer Radialer Handstrecker)

Extensor Carpi Ulnaris (Ulnarer Handstrecker)

Brachioradialis (Oberarmspeichenmuskel)

Biceps Brachii (Zweiköpfiger Oberarmmuskel/Armbeuger)

Brachialis (Innerer Oberarmmuskel)

Triceps Brachii (Dreiköpfiger Oberarmmuskel/Armstrecker)

Anterioraler Deltoid-Muskel (Vorderer Delta-Muskel)

Pectoralis Major (Großer Brustmuskel)

Hinweise zur richtigen Technik

- Die Verbesserung der Technik hat Vorrang vor der Erhöhung der Gewichte.
- Vermeiden Sie schwungvolle Bewegungen; achten Sie auf langsame, kontrollierte Bewegungen.
- Atmen Sie beim Stemmen aus.
- Halten Sie die Ellenbogen auf der Höhe der oberen Brust nach außen gewendet.

stabilisierende Muskulatur

Schulterblätter: Serratus Anterior; Rhomboid-Muskeln; Trapezius.
Schultergelenk: Muskulatur der Rotationsmanschette; Bizeps Brachii (kurzer Kopf).
Leichte Stabilisierung des Rumpfs: Abdominale und gluteale Gruppe; Latissimus Dorsi.

Aspekt der Analyse	Gelenk 1	Gelenk 2
Gelenk	Ellenbogen	Schulter
Art der Bewegung	aufwärts: Extension abwärts: Flexion	aufwärts: eine Kombination aus horizontaler Adduktion und leichter Flexion abwärts: eine Kombination aus horizontaler Abduktion und leichter Extension
mobilisierende Muskeln	Trizeps Brachii; Anconeus	Pectoralis Major (Schwerpunkt auf dem unteren abdominalen Aspekt); Coracobrachialis; anterioraler Deltoid

BANKDRÜCKEN MIT KURZHANTELN

Standard-Übung • Multi-Gelenk-Training •
Stemmen • Open Chain • Kurzhanteln •
Einsteiger/Fortgeschrittene

 Hier ist das Bewegungsspektrum weiter gespannt als beim Barbell Bench Press (siehe S. 26); dadurch können die Muskeln einen weiteren Bewegungsradius ausschöpfen. Die Stabilisierung wird stärker beansprucht, weil die Gewichte einzeln beherrscht werden müssen.

Kurzbeschreibung

Beugen Sie die Ellenbogen und senken Sie die Hanteln auf der Höhe der oberen Brust. Kehren Sie in die Ausgangslage zurück, indem Sie die Hanteln stemmen, bis die Arme durchgedrückt sind. Wiederholen Sie die Bewegung.

Hinweise zur richtigen Technik

- Die Verbesserung der Technik hat Vorrang vor der Erhöhung der Gewichte.
- Vermeiden Sie schwungvolle Bewegungen; achten Sie auf langsame, kontrollierte Bewegungen.
- Legen Sie beim Stemmen die Hanteln nicht ganz gegeneinander; halten Sie sie mit rund 15 cm Abstand.
- Atmen Sie beim Stemmen aus.

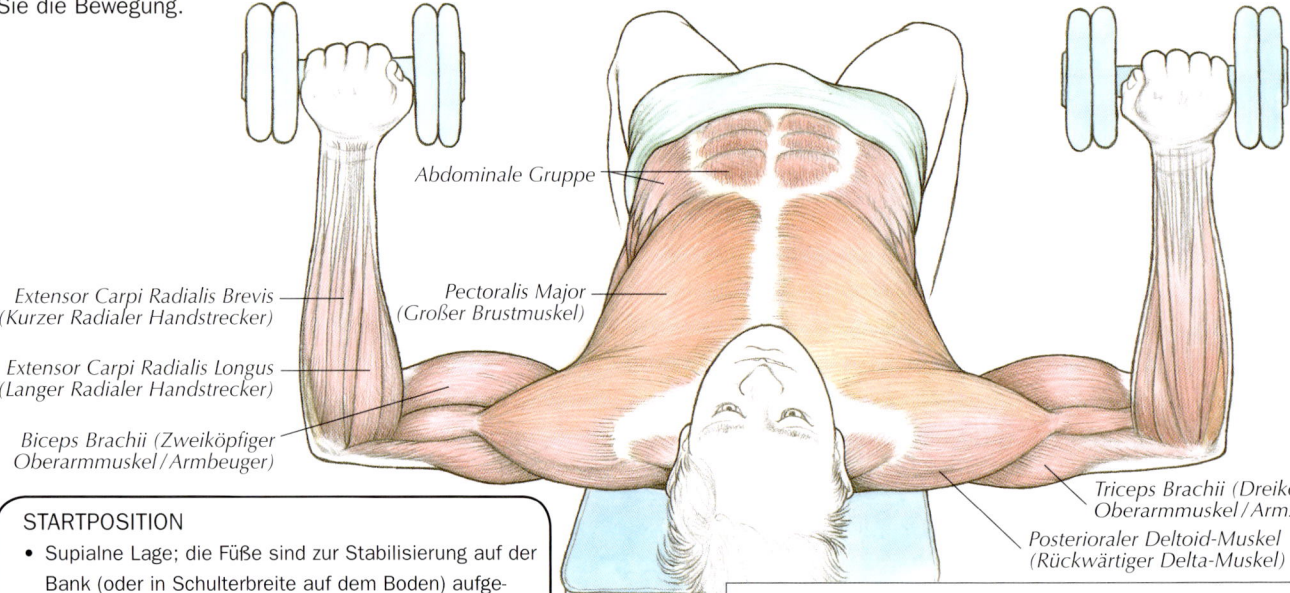

Abdominale Gruppe

Extensor Carpi Radialis Brevis
(Kurzer Radialer Handstrecker)

Pectoralis Major
(Großer Brustmuskel)

Extensor Carpi Radialis Longus
(Langer Radialer Handstrecker)

Biceps Brachii (Zweiköpfiger
Oberarmmuskel/Armbeuger)

Triceps Brachii (Dreiköpfiger
Oberarmmuskel/Armstrecker)

Posterioraler Deltoid-Muskel
(Rückwärtiger Delta-Muskel)

STARTPOSITION

- Supiale Lage; die Füße sind zur Stabilisierung auf der Bank (oder in Schulterbreite auf dem Boden) aufgestützt. Halten Sie den Rücken gerade.
- Heben Sie die Hanteln mit Schwung auf Kniehöhe.
- Halten Sie die Hanteln auf der Höhe der oberen Brust, sodass sie in vertikaler Richtung durch die Ellenbogen gestützt werden.

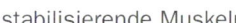 stabilisierende Muskeln

Schulterblätter: Serratus Anterior; Pectoralis Minor; Rhomboid-Muskeln; unterer Trapezius.
Schultergelenk: Muskulatur der Rotationsmanschette; Bizeps Brachii.
Leichte Stabilisierung des Rumpfs: Abdominale und gluteale Gruppe; Latissimus Dorsi.

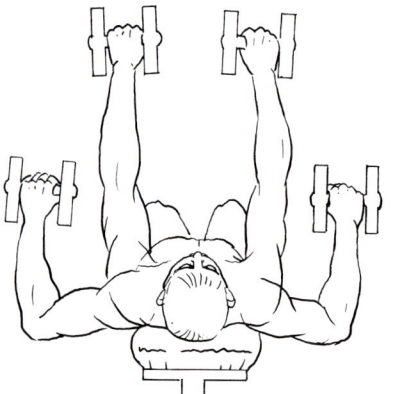

Aspekte der Analyse	Gelenk 1	Gelenk 2	Gelenk 3
Gelenk	Ellenbogen	Schulter	Scapula/Thorax
Art der Bewegung	aufwärts: Extension abwärts: Flexion	aufwärts: horizontale Adduktion; Flexion abwärts: horizontale Abduktion; Extension	aufwärts: partiale Rotation aufwärts; Abduktion abwärts: teilweise Rotation abwärts; Adduktion
mobilisierende Muskeln	Trizeps Brachii	Pectoralis Major (Schwerpunkt auf dem sternalen und clavicularen Aspekt); Coracobrachialis; Anterioraler Deltoid	Serratus Anterior

„BUTTERFLY" GERÄT

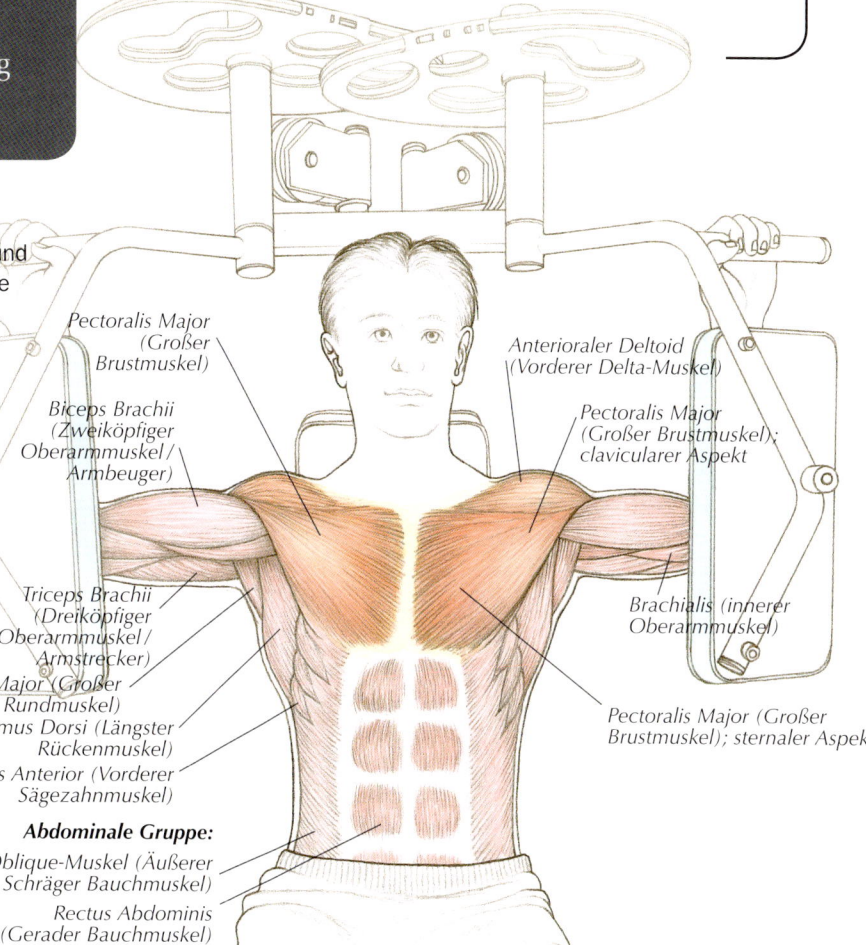

Diese Maschine ist unter einer Vielzahl von Namen bekannt, z.B. „Butterfly"-Maschine oder „Chest Fly"-Maschine

Zusatz-Übung • Einzel-Gelenk-Training • Pressen • Open Chain • Am Gerät • Einsteiger / Fortgeschrittene

Kurzbeschreibung
Drücken Sie die Kissen vor der Brust zusammen und lassen Sie sie langsam wieder zurück auf die Seite federn. Wiederholen Sie die Bewegung.

Hinweise zur richtigen Technik
- Die Verbesserung der Technik hat Vorrang vor der Erhöhung der Gewichte.
- Sitzen Sie aufrecht mit gerader Wirbelsäule auf den Sitzhöckern.
- Vermeiden Sie schwungvolle Bewegungen; achten Sie auf langsame, kontrollierte Bewegungen.
- Vermeiden Sie es, während der Übung die Schultern anzuziehen oder zu beugen. Halten Sie die Brust geweitet und die Schulterblätter flach.
- Atmen Sie beim Pressen ein.
- Stellen Sie zur besseren Stabilisierung die Füße auseinander.

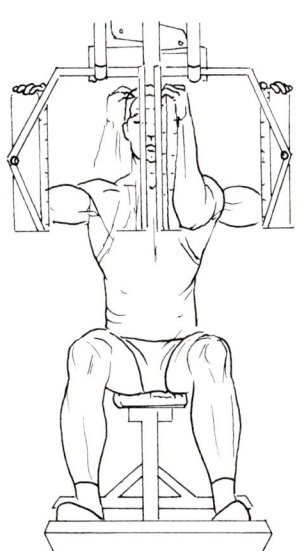

Pectoralis Major (Großer Brustmuskel)

Biceps Brachii (Zweiköpfiger Oberarmmuskel / Armbeuger)

Triceps Brachii (Dreiköpfiger Oberarmmuskel / Armstrecker)

Teres Major (Großer Rundmuskel)

Latissimus Dorsi (Längster Rückenmuskel)

Serratus Anterior (Vorderer Sägezahnmuskel)

Abdominale Gruppe:

Externaler Oblique-Muskel (Äußerer Schräger Bauchmuskel)

Rectus Abdominis (Gerader Bauchmuskel)

Anterioraler Deltoid (Vorderer Delta-Muskel)

Pectoralis Major (Großer Brustmuskel); clavicularer Aspekt

Brachialis (innerer Oberarmmuskel)

Pectoralis Major (Großer Brustmuskel); sternaler Aspekt

STARTPOSITION
- Sitzende Haltung am Gerät.
- Unterarme auf die Kissen gelegt; Ellenbogen sind auf Schulterhöhe.
- Schultern sind entspannt; die Brust ist geweitet.
- Das Rückgrat ist aufgerichtet; die Füße sind auf die Fußstütze gestellt.

stabilisierende Muskeln

Schulterblätter: Serratus Anterior; Pectoralis Minor; Rhomboidmuskeln; Trapezius (vor allem der untere Trapezius)
Schultergelenk: Muskulatur der Rotationsmanschette; Biceps Brachii.
Stabilisierung des Rumpfs: Abdominale und gluteale Gruppe; Latissimus Dorsi.

Aspekte der Analyse	Gelenk 1	Gelenk 2
Gelenk	Schulter	Scapula / Thorax
Art der Bewegung	einwärts: horizontale Adduktion zurück: horizontale Abduktion	einwärts: leichte Abduktion zurück: leichte Adduktion
mobilisierende Muskeln	Pectoralis Major (Schwerpunkt auf dem sternalen und clavicularen Aspekt); Coracobrachialis; anterioraler Deltoid	Serratus Anterior

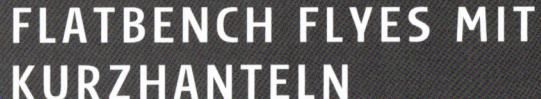

FLATBENCH FLYES MIT KURZHANTELN

Zusatz-Übung • Einzel-Gelenk-Training • Stemmen • Open Chain • Kurzhanteln • Einsteiger/Fortgeschrittene

 Diese Übung erfordert gute Stabilisierung und Körperhaltung an den Schultern und im Bereich der Scapula / der Thorax.

Kurzbeschreibung

Senken Sie die Hanteln seitwärts, bis die Brustmuskulatur gestreckt ist. Kehren Sie in die Startposition zurück und wiederholen Sie die Bewegung.

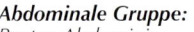

Abdominale Gruppe:
Rectus Abdominis (Gerader Bauchmuskel)
Oblique-Muskel (Äußerer schräger Bauchmuskel)
Externaler Pectoralis Major (Großer Brustmuskel)

Flexor Carpi Radialis (Radialer Handbeuger)

Serratus Anterior (Vorderer Sägezahnmuskel)

Biceps Brachii (Zweiköpfiger Oberarmmuskel/Armbeuger)

Brachioradialis (Oberarmspeichenmuskel)
Brachialis (Innerer Oberarmmuskel)

Triceps Brachii (Dreiköpfiger Oberarmmuskel/Armstrecker)

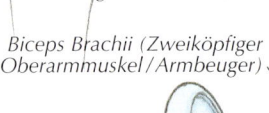

Oberer Trapezius

Anterioraler Deltoid (Vorderer Delta-Muskel)

Brachialis (Innerer Oberarmmuskel)

Extensor Carpi Radialis Longus (Langer Radialer Handstrecker)

Brachioradialis (Oberarmspeichenmuskel)

Extensor Digitorum (Fingerstrecker)

STARTPOSITION
• Heben Sie die Hanteln auf Kniehöhe; nutzen Sie beim Zurückliegen den Schwung, um die Hanteln in Starposition zu heben.
• Supinale Lage; stützen Sie die Füße auf die Bank oder in Schulterbreite auf den Boden.
• Beginnen Sie mit gestreckten Armen.
• Achten Sie auf eine gerade Wirbelsäule.

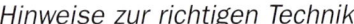
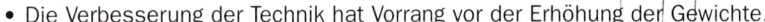

Hinweise zur richtigen Technik
• Die Verbesserung der Technik hat Vorrang vor der Erhöhung der Gewichte.
• Vermeiden Sie schwungvolle Bewegungen; achten Sie auf langsame, kontrollierte Bewegungen.
• Vermeiden Sie es, die Ellenbogen und die Schultern zu überdehnen. Halten Sie die Ellenbogen um ca. 10° gebeugt.
• Vermeiden Sie es, während der Übung die Schultern anzuziehen oder zu beugen. Halten Sie die Brust geweitet.
• Pressen Sie aus der Brust heraus; drücken Sie nicht mit den Händen.
• Atmen Sie beim Heben aus.

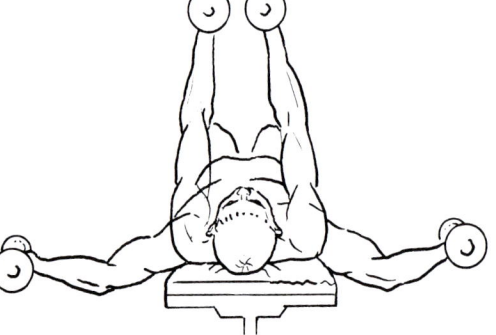

stabilisierende Muskeln
Schulterblätter: Serratus Anterior; Pectoralis Minor; Rhomboid-Muskeln und unterer Trapezius. Schultergelenk: Muskulatur der Rotationsmanschette; Biceps Brachii. Ellenbogen: Triceps Brachii; Brachialis. Handgelenk: Handgelenkbeuger. Leichte Stabilisierung des Rumpfes: Abdominale und gluteale Gruppe; Latissimus Dorsi.

Aspekt der Analyse	Gelenk 1	Gelenk 2
Gelenk	Schulter	Scapula / Thorax
Art der Bewegung	aufwärts: horizontale Adduktion abwärts: horizontale Abduktion	einwärts: leichte Abduktion zurück: leichte Adduktion
mobilisierende Muskeln	Pectoralis Major (Schwerpunkt auf dem sternalen und clavicularen Aspekt); Coracobrachialis; anterioraler Deltoid; Biceps Brachii (kurzer Kopf)	Serratus Anterior

STEMMEN DES KÖRPERGEWICHTS ZWISCHEN PARALLELEN GRIFFEN

Standard-Übung • Multi-Gelenk-Training • Stemmen • Open Chain • Bodyweight • Erfahrene/Fortgeschrittene

 Dies ist eine der gängigsten und vielseitigsten Übungen. Allerdings wird die Technik oft durch Haltungskompensation und Tricks beeinträchtigt. Die besten Ergebnisse erzielt man, wenn man nur so viele Wiederholungen macht, wie man bei korrekter Technik schaffen kann.

Hinweise zur richtigen Technik

- Vermeiden Sie schwungvolle Bewegungen; achten Sie auf langsame, kontrollierte Bewegungen.
- Vermeiden Sie es, während der Übung die Schultern anzuziehen oder zu beugen. Halten Sie die Brust geweitet und die Schulterblätter flach.
- Achten Sie darauf, dass Sie aus Brust und Trizeps heraus pressen.
- Atmen Sie beim Aufwärtsstemmen aus.

STARTPOSITION

- Steigen Sie auf ein Dip-Gerät mit parallelen Griffen.
- Stützen Sie Ihr Körpergewicht auf die gestreckten Arme; halten Sie Ihre Brust geweitet und lehnen Sie sich oberhalb des Rumpfs leicht nach vorn.

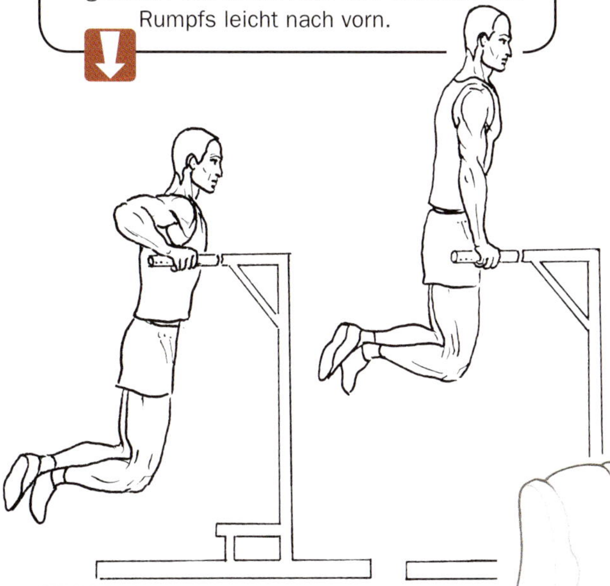

Kurzbeschreibung

Senken Sie den Körper, bis die Brust leicht gedehnt ist. Steuern Sie Ihre Bewegungen durch die Kraft der Arme. Stemmen Sie den Körper wieder in die ursprüngliche Lage zurück und wiederholen Sie die Bewegung.

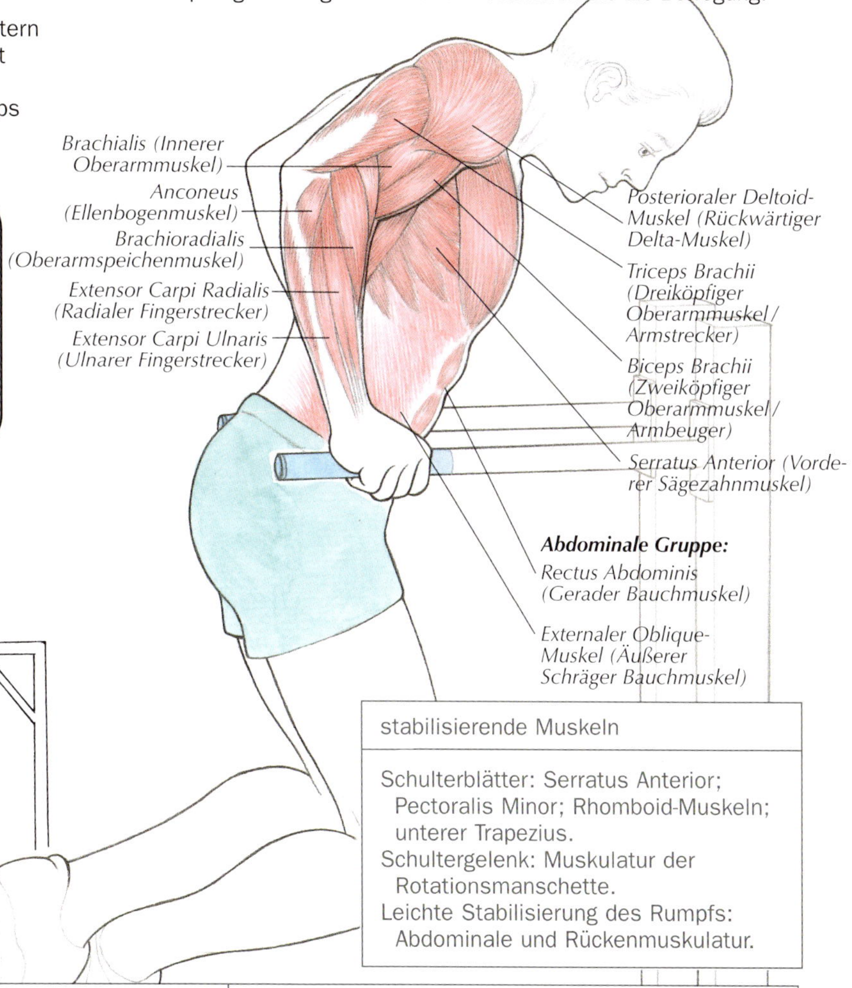

Brachialis (Innerer Oberarmmuskel)
Anconeus (Ellenbogenmuskel)
Brachioradialis (Oberarmspeichenmuskel)
Extensor Carpi Radialis (Radialer Fingerstrecker)
Extensor Carpi Ulnaris (Ulnarer Fingerstrecker)

Posterioraler Deltoid-Muskel (Rückwärtiger Delta-Muskel)
Triceps Brachii (Dreiköpfiger Oberarmmuskel / Armstrecker)
Biceps Brachii (Zweiköpfiger Oberarmmuskel / Armbeuger)
Serratus Anterior (Vorderer Sägezahnmuskel)

Abdominale Gruppe:
Rectus Abdominis (Gerader Bauchmuskel)
Externaler Oblique-Muskel (Äußerer Schräger Bauchmuskel)

stabilisierende Muskeln

Schulterblätter: Serratus Anterior; Pectoralis Minor; Rhomboid-Muskeln; unterer Trapezius.
Schultergelenk: Muskulatur der Rotationsmanschette.
Leichte Stabilisierung des Rumpfs: Abdominale und Rückenmuskulatur.

Aspekte der Analyse	Gelenk 1	Gelenk 2	Gelenk 3
Gelenk	Ellenbogen	Schulter	Scapula / Thorax
Art der Bewegung	aufwärts: Extension abwärts: Flexion	aufwärts: Adduktion; Flexion abwärts: Abduktion; Extension	aufwärts: Adduktion; leichte Depression und Rotation abwärts Abwärts: Abduktion; leichte Elevation und Rotation aufwärts
mobilisierende Muskeln	Triceps Brachii; Anconeus	Pectoralis Major; Pectoralis Minor; Coracobrachialis; Latissimus Dorsi; Teres Major	Serratus Anterior; unterer Trapezius; Rhomboid-Muskeln

BUTTERFLY STEHEND ZWISCHEN GEGENÜBER-LIEGENDEN BLÖCKEN

Zusatz-Übung • Einzel-Gelenk-Training • Pressen • Open Chain • Gegenüberliegende Blöcke • Erfahrene/Fortgeschrittene

Der Cable-Crossover-Butterfly wird an gegenüberliegenden Blöcken ausgeführt. In den 1950ern entwickelte der US-Fitness-Pionier Jack LaLanne die erste serienmäßige Kabelblock-Maschine für Fitnesszentren.

Hinweise zur richtigen Technik

- Die Verbesserung der Technik hat Vorrang vor der Erhöhung der Gewichte.
- Vermeiden Sie schwungvolle Bewegungen; achten Sie auf langsame, kontrollierte Bewegungen.
- Vermeiden Sie es, die Ellenbogen zu überdehnen und die Schultern anzuspannen. Halten Sie die Ellenbogen um ca. 10° gebeugt.
- Halten Sie Brust und Schultern geweitet und vermeiden Sie es, die Schultern zu krümmen. Versuchen Sie, die Schulterblätter gegen den Rücken zu senken und zu weiten, um den Serratus Anterior zu aktivieren.
- Pressen Sie aus der Brust heraus; drücken Sie nicht mit den Händen.
- Atmen Sie beim Pressen aus.

Kurzbeschreibung

Führen Sie die Kabelgriffe vor dem Rumpf zusammen. Halten Sie die Ellenbogen in einer statischen Position. Kehren Sie in die Startposition zurück und wiederholen Sie die Bewegung. Rotieren Sie die Schultern bei der Vorwärtsbewegung nach innen und bei der Rückkehr in die Startposition nach außen.

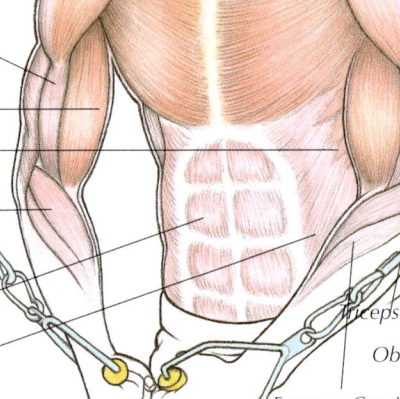

Anteriorer Deltoid
(Vorderer Delta-Muskel)

Brachialis (Innerer Oberarmmuskel)

Biceps Brachii
(Zweiköpfiger Oberarmmuskel/Armbeuger)

Serratus Anterior (Vorderer Sägezahnmuskel)

Brachioradialis
(Oberarmspeichenmuskel)

Abdominale Gruppe:
Rectus Abdominis
(Gerader Bauchmuskel)

Externaler Oblique-Muskel (Äußerer Schräger Bauchmuskel)

Triceps Brachii (Dreiköpfiger Oberarmmuskel/Armstrecker)

Extensor Carpi Radialis Longus
(Langer Radialer Handstrecker)

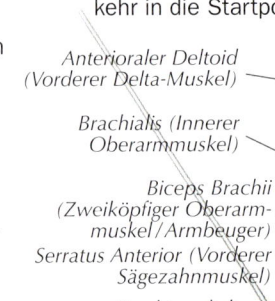

STARTPOSITION:

- Achten Sie auf einen stabilen Stand; positionieren Sie sich in der Mitte zwischen den Blöcken.
- Setzen Sie einen Fuß vor den anderen; in Schulterweite auseinandergestellt.
- Die Knie sind gebeugt; der Oberkörper ist leicht nach vorn geneigt.
- Die Haltung ist aufrecht und stabil.
- Halten Sie die Griffe mit gespreizten Armen und mit gestreckten Brustmuskeln.

Aspekt der Analyse	Gelenk 1	Gelenk 2
Gelenk	Schulter	Scapula / Thorax
Art der Bewegung	vorwärts: horizontale Adduktion; internale Rotation. rückwärts: horizontale Abduktion; externale Rotation	vorwärts: Abduktion rückwärts: Adduktion
mobilisierende Muskeln	Pectoralis Major (Schwerpunkt auf dem sternalen und claciculalaren Aspekt); Pectoralis Minor; anteriorer Deltoid; Coracobrachialis; Biceps Brachii (kurzer Kopf); Latissimus Dorsi.	Serratus Anterior

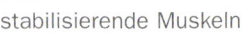

stabilisierende Muskeln
Schulterblätter: Serratus Anterior; Pectoralis Minor; Rhomboid-Muskeln; unterer Trapezius. Schultergelenk: Muskulatur der Rotationsmanschette; Biceps Brachii. Ellenbogen: Triceps Brachii; Brachialis. Handgelenk: Handgelenkbeuger. Leichte Stabilisierung des Rumpfes: Abdominale und gluteale Gruppe; Latissimus Dorsi. Die gesamte Beinmuskulatur stützt die stehende Haltung.

BRUSTPRESSEN MIT BAND

Zusatz-Übung • Multi-Gelenk-Training • Presse • Open Chain • Mit Hilfsmittel • Einsteiger/Fortgeschrittene

 Übungsbänder wurden zunächst in der Physiotherapie eingesetzt; aber mit der Verbreitung des Home-Trainings haben sie sich zu einem nützlichen Hilfsmittel bei Trainingsprogrammen entwickelt.

Hinweise zur richtigen Technik

- Achten Sie auf langsame, kontrollierte Bewegungen; vermeiden Sie schwungvolle Bewegungen.
- Achten Sie auf aufrechte Haltung.
- Vermeiden Sie es, während der Übung die Schultern zu heben oder zu krümmen. Halten Sie die Brust geweitet. Versuchen Sie, die Schulterblätter gegen den Rücken zu senken und zu weiten, um den Serratus Anterior zu aktivieren.
- Atmen Sie beim Pressen aus.

STARTPOSITION
- Stehend; die Füße sind in Schulterweite auseinandergestellt.
- Lassen Sie die Knie federn, nicht einrasten.
- Achten Sie auf stabile, aufrechte Haltung.

Kurzbeschreibung

Greifen Sie die Enden des Stretch-Bands und legen Sie dieses hinter Ihren Rücken, unterhalb der Arme auf Brusthöhe. Heben und Beugen Sie Ihre Ellenbogen auf Brusthöhe. Halten Sie die Handgelenke steif und die Handflächen parallel zum Boden. Strecken Sie Ihre Arme vor dem Oberkörper durch. Kehren Sie in die Startposition zurück und wiederholen Sie die Bewegung.

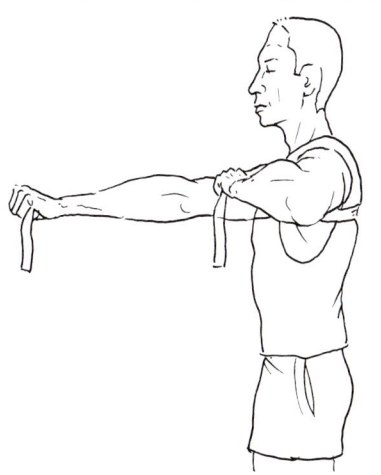

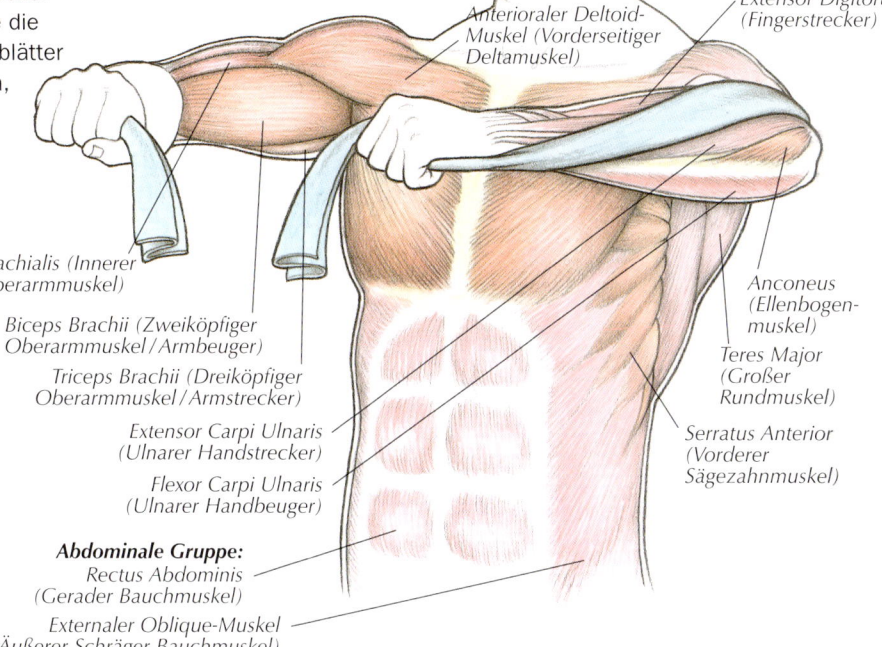

Anterioraler Deltoid-Muskel (Vorderseitiger Deltamuskel)

Extensor Digitorum (Fingerstrecker)

Brachialis (Innerer Oberarmmuskel)

Biceps Brachii (Zweiköpfiger Oberarmmuskel/Armbeuger)

Triceps Brachii (Dreiköpfiger Oberarmmuskel/Armstrecker)

Extensor Carpi Ulnaris (Ulnarer Handstrecker)

Flexor Carpi Ulnaris (Ulnarer Handbeuger)

Abdominale Gruppe:
Rectus Abdominis (Gerader Bauchmuskel)

Externaler Oblique-Muskel (Äußerer Schräger Bauchmuskel)

Anconeus (Ellenbogenmuskel)

Teres Major (Großer Rundmuskel)

Serratus Anterior (Vorderer Sägezahnmuskel)

stabilisierende Muskeln
Obwohl die Übung einfach erscheint, wird doch der Aspekt der Stabilisierung deutlich betont. Schulterblätter: Serratus Anterior; Pectoralis Minor; Rhomboid-Muskeln; unterer Trapezius. Schultergelenk: Muskulatur der Rotationsmanschette; Biceps Brachii. Stabilisierung des Rumpfs: Abdominale und gluteale Gruppe; Quadratus Lumborum; alle Beinmuskeln

Aspekt der Analyse	Gelenk 1	Gelenk 2	Gelenk 3
Gelenk	Ellenbogen	Schulter	Scapula/Thorax
Art der Bewegung	vorwärts: Extension rückwärts: Flexion	vorwärts: horizontale Adduktion rückwärts: horizontale Abduktion	vorwärts: teilweise Rotation aufwärts; Abduktion rückwärts: teilweise Rotation abwärts; Adduktion
mobilisierende Muskeln	Triceps Brachii	Pectoralis Major (Schwerpunkt auf dem sternalen und clavicularen Aspekt); Coracobrachialis; anterioraler Deltoid	Serratus Anterior

Die wichtigsten Muskeln an Beinen und Hüften

Name	bean-spruchte Gelenke	Ursprung	Insertion	Art der Bewegung
Gastrocnemius	Fuß- und Kniegelenk	Kondylen am unteren Ende des Femurknochens	posteriorale Oberfläche des Calcaneus (Fersenbein) am Fersenrücken	Plantarflexion des Fußgelenks (stark); Flexion des Knies (schwach)
Soleus	Fußgelenk	obere 2/3 der posterioralen Oberfläche von Tibia und Fibula	postariorale Oberfläche des Fersenbeins am Fersenrücken	Plantarflexion des Fußgelenks
Quadrizeps: Rectus Femoris	Hüfte und Knie	anteriorale, inferiorale Hüftwirbel des Beckens	Patella (Kniescheibe) und das Patella-Ligament an der Schienbein-Tuberiosität	Flexion der Hüfte Extension des Knies
Quadrizeps: Vastus Lateralis Vastus Intermedius Vastus Medialis	Knie	laterale, anteriorale und mediale Oberfläche des Femurknochens	in den Rand der Patella	Extension des Knies
Kniekehle: Kurzer und langer Bizeps Femoris (lateraler Aspekt); Semitendinosus und Semimembranosus (medialer Aspekt); diese bilden meist eine funktionale Einheit	Hüfte und Knie	Bizeps Femoris – kurzer Kopf am posterioralen Femur, an der unteren Linea Aspera und am lateralen Kondylkamm; die übrigen Köpfe haben ihren Ursprung an den Sitzbeinhöckern	Bizeps Femoris endet am Kopf der Fibula und am lateralen Klondyl der Tibula; Semitendinosus / Semimembranosus enden am medialen Kondyl der Tibia	Hüfte: Extension Knie: Flexion Bizeps Femoris bewirkt auch laterale Rotation von Hüfte und Knie Semitendinosus / Semimembranosus lassen Hüfte und Knie medial rotieren
Adduktorgruppe: Pectineus, Adductor Brevis, Adductor Longus, Adductor Magnus, Gracilis; diese bilden meist eine funktionale Einheit	Hüfte (Gracilis; dieser beugt auch das Knie)	Schambein und Sitzbeinhöcker des Beckens	Entlang des medialen Femur, auf dem kleineren Trochanter, auf der Lienea Aspera und dem medialen Kondylkamm; der Gracilismuskel endet am medialen superioralen Tibiaknochen	Hauptsächlich Adduktion der Hüfte
Tensor Fasciae Latae	Hüfte	anteriorale, superiorale Hüftwirbel	Iliotibiales Band (ITB)	Hüfte: Abduktion; Flexion unterstützt mediale Rotation
Gluteus Maximus	Hüfte	Rückseite des Hüftknochens, des Sacrum und der Fascia der Lendenwirbel	iliotibiales Band der Fasciae Latae	Hüfte: Extension; laterale Rotation
Gluteus Medius und Minimus (gemeinsam als Abduktoren bekannt)	Hüfte	äußere Oberfläche der Hüften (beide)	großer Trochanter des Femur (beide)	Hüfte: Abduktion; laterale Rotation (Medius); mediale Rotation (Medius, Minimus)
Iliopsoas	Hüfte	innere Oberfläche der Hüften; Rumpf des Schambeins; Seiten der letzten trochaischen Wirbel und von fünf Lendenwirbeln	kleiner Trochanter des Femur	Flexion der Hüfte

DAS RICHTIGE MUSKELTRAINING

tiefe laterale Rotatoren der Hüfte: Piriformis, oberer und unterer Gemellus (Zwillingsmuskel), äußerer und innerer Obturator (Hüftlochmuskel), Quadratus Femoris (gerader Oberschenkelmuskel); liegen tief unter dem Gluteus Maximus	Hüfte	anteriorales Sacrum; posteriorales Ischium (Sitzbein) und Foramen Obturatum	superiorale und inferiorale Aspekte des großen Trochanter	laterale Rotation der Hüfte

Beinmuskeln

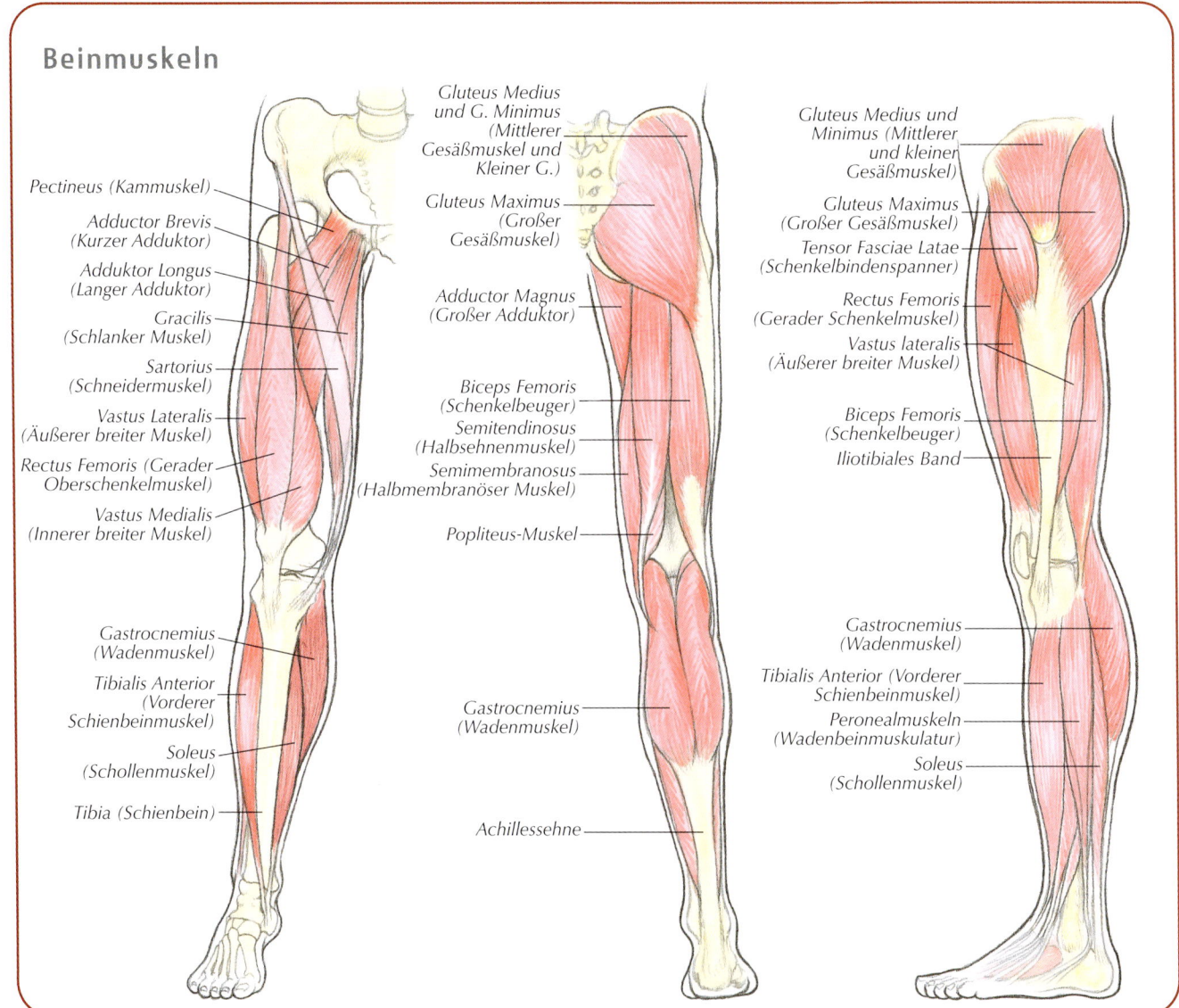

Pectineus (Kammuskel)

Adductor Brevis (Kurzer Adduktor)

Adduktor Longus (Langer Adduktor)

Gracilis (Schlanker Muskel)

Sartorius (Schneidermuskel)

Vastus Lateralis (Äußerer breiter Muskel)

Rectus Femoris (Gerader Oberschenkelmuskel)

Vastus Medialis (Innerer breiter Muskel)

Gastrocnemius (Wadenmuskel)

Tibialis Anterior (Vorderer Schienbeinmuskel)

Soleus (Schollenmuskel)

Tibia (Schienbein)

Gluteus Medius und G. Minimus (Mittlerer Gesäßmuskel und Kleiner G.)

Gluteus Maximus (Großer Gesäßmuskel)

Adductor Magnus (Großer Adduktor)

Biceps Femoris (Schenkelbeuger)

Semitendinosus (Halbsehnenmuskel)

Semimembranosus (Halbmembranöser Muskel)

Popliteus-Muskel

Gastrocnemius (Wadenmuskel)

Achillessehne

Gluteus Medius und Minimus (Mittlerer und kleiner Gesäßmuskel)

Gluteus Maximus (Großer Gesäßmuskel)

Tensor Fasciae Latae (Schenkelbindenspanner)

Rectus Femoris (Gerader Schenkelmuskel)

Vastus lateralis (Äußerer breiter Muskel)

Biceps Femoris (Schenkelbeuger)

Iliotibiales Band

Gastrocnemius (Wadenmuskel)

Tibialis Anterior (Vorderer Schienbeinmuskel)

Peronealmuskeln (Wadenbeinmuskulatur)

Soleus (Schollenmuskel)

Anmerkung:

Andere wichtige Beinmuskeln – wie der Tibialis-Muskel (sowohl der vordere als auch der hintere), die Peroneal-Muskeln (Wadenbeinmuskulatur) und der Sartorius-Muskel – wurden hier aus Gründen der Einfachheit z.T. ausgespart.

KNIEBEUGEN MIT LANGHANTEL

Standard-Übung • Multi-Gelenk-Training • Drücken • Closed Chain • Langhantel • Erfahrene/Fortgeschrittene

Der Barbell Squat hat breite Anwendungsmöglichkeiten beim Training, vom Superkrafttraining bis hin zum funktionalen Training und zur Rückenrehabilitation. Die Belastungen der Gelenke und Muskeln bei Close-Chain-Bewegungen sind eher von funktionaler Art, denn im Vergleich zu Open-Chain-Bewegungen, wie Extensionen der Beine (siehe S. 56), wird hier der Körper eher in natürlicher Weise belastet.

Kurzbeschreibung

Senken Sie langsam den Körper und bewegen Sie dabei die Hüften zurück, als wenn Sie sich setzen wollten. Beugen Sie die Knie um rund 90°, d.h. die Oberschenkel sollten nicht ganz parallel zum Boden sein. Kehren Sie wieder in die Startposition zurück und wiederholen Sie die Bewegung.

Hinweise zur richtigen Technik

- Die Verbesserung der Technik hat Vorrang vor der Erhöhung der Gewichte.
- Vermeiden Sie schwungvolle Bewegungen; achten Sie auf langsame, kontrollierte Bewegungen.
- Achten Sie auf aufrechte Haltung und halten Sie das Rückgrat gerade.
- Halten Sie die Brust geweitet und vermeiden Sie es, die Schultern zu krümmen.
- Die Knie sollten nicht auf der vertikalen Linie über die Zehen hinausragen.
- Halten Sie Ihr Gewicht direkt über den Fersen und dem mittleren Fuß. Vermeiden Sie es, die Fersen zu heben.
- Wenn Sie die Lenden nicht hinreichend stabil halten können, senken Sie Ihren Körper auf weniger als 90° ab. Beginnen Sie mit einer Kniebeugung um 45°.
- Wenn Sie beim Absenken einatmen, können Sie den intraabdominalen Druck erhöhen; das hält die Schultern geweitet und verhindert eine Krümmung des Rückgrats. Atmen Sie bei der Aufwärtsbewegung aus.

STARTPOSITION
- Heben Sie die Hantel vom Ständer und treten Sie zurück; nehmen Sie einen festen Stand für die Kniebeuge ein.
- Stehen Sie mit federnden Knien auf schulterweit gespreizten Beinen.
- Greifen Sie die Hantel weiter als auf Schulterbreite, je nachdem, wie es am bequemsten ist.

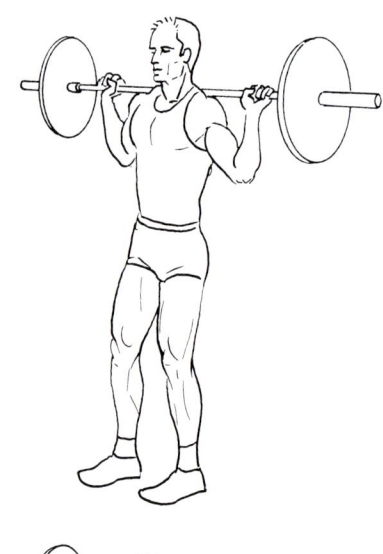

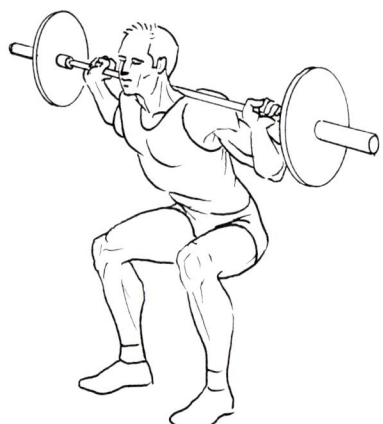

Aspekt der Analyse	Gelenk 1	Gelenk 2
Gelenk	Hüfte	Knie
Art der Bewegung	abwärts: Flexion aufwärts: Extension	abwärts: Flexion aufwärts: Extension
mobilisierende Muskeln	Gluteus Maximus; Kniekehlengruppe	Quadrizeps-Gruppe

stabilisierende Muskeln
Rumpf: Abdominale Gruppe; Erector Spinae; Quadratus Lumborum. Hüften: Gluteus Medius und G. Minimus; tiefliegende laterale Rotatoren; Adduktorgruppe Unteres Bein: Fußgelenkstabilisatoren; Gastrocnemius

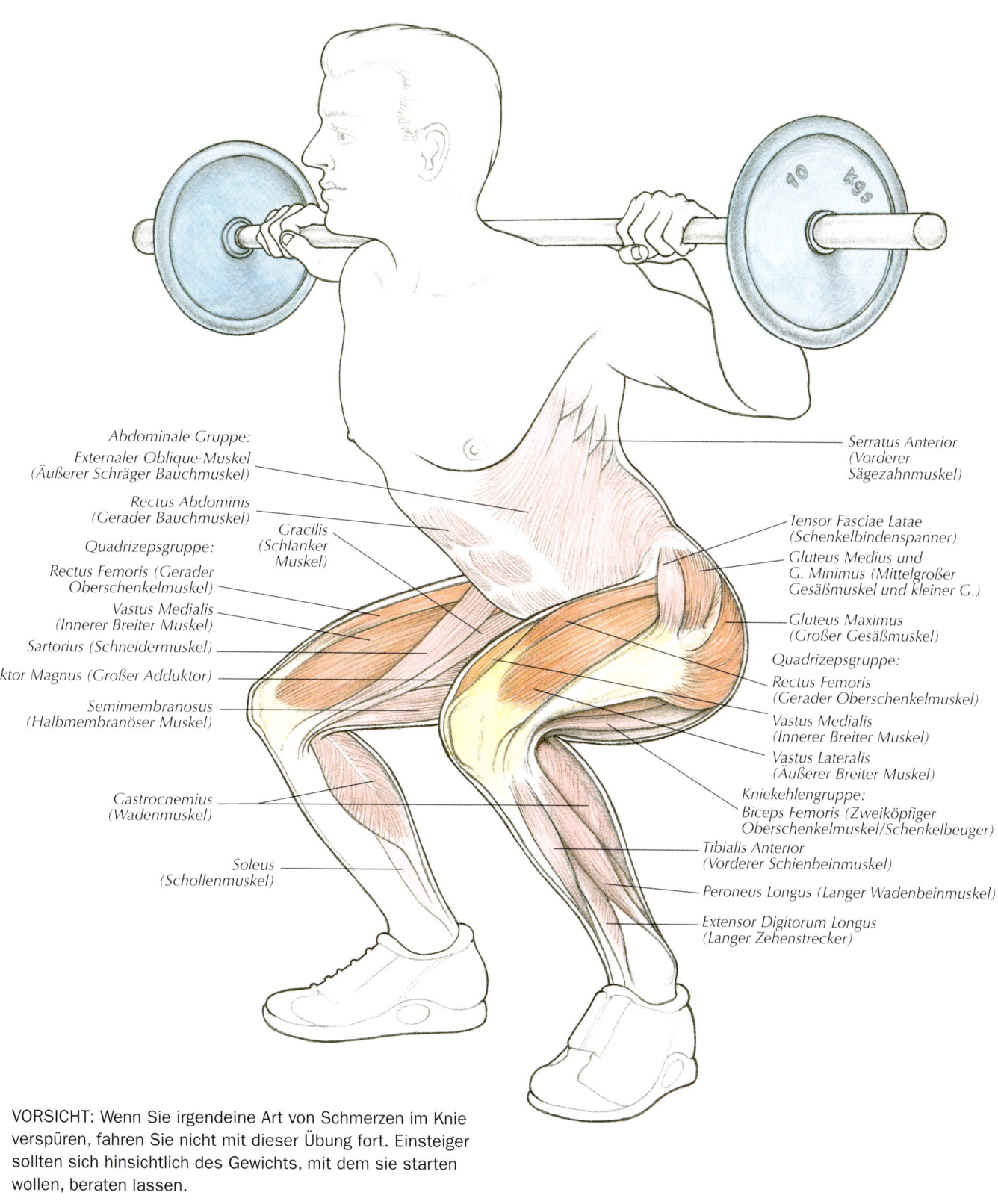

Abdominale Gruppe:
Externaler Oblique-Muskel
(Äußerer Schräger Bauchmuskel)

Rectus Abdominis
(Gerader Bauchmuskel)

Quadrizepsgruppe:

Rectus Femoris (Gerader
Oberschenkelmuskel)

Vastus Medialis
(Innerer Breiter Muskel)

Sartorius (Schneidermuskel)

Adduktor Magnus (Großer Adduktor)

Semimembranosus
(Halbmembranöser Muskel)

Gracilis
(Schlanker
Muskel)

Gastrocnemius
(Wadenmuskel)

Soleus
(Schollenmuskel)

Serratus Anterior
(Vorderer
Sägezahnmuskel)

Tensor Fasciae Latae
(Schenkelbindenspanner)

Gluteus Medius und
G. Minimus (Mittelgroßer
Gesäßmuskel und kleiner G.)

Gluteus Maximus
(Großer Gesäßmuskel)

Quadrizepsgruppe:

Rectus Femoris
(Gerader Oberschenkelmuskel)

Vastus Medialis
(Innerer Breiter Muskel)

Vastus Lateralis
(Äußerer Breiter Muskel)

Kniekehlengruppe:
Biceps Femoris (Zweiköpfiger
Oberschenkelmuskel/Schenkelbeuger)

Tibialis Anterior
(Vorderer Schienbeinmuskel)

Peroneus Longus (Langer Wadenbeinmuskel)

Extensor Digitorum Longus
(Langer Zehenstrecker)

VORSICHT: Wenn Sie irgendeine Art von Schmerzen im Knie
verspüren, fahren Sie nicht mit dieser Übung fort. Einsteiger
sollten sich hinsichtlich des Gewichts, mit dem sie starten
wollen, beraten lassen.

KNIEBEUGEN OHNE HANTEL

Standard-Übung • Multi-Gelenk-Training •
Drücken • Closed Chain • Bodyweight •
Einsteiger / Erfahrene

 Die Kniebeuge ist eine der grundlegendsten Bewegungen. Auf dieser Seite stehen die mechanischen Grundlagen von Haltung und Stabilität in den Mittelpunkt. Es ist ganz entscheidend, dass man zunächst eine stabile Haltung ausbildet, bevor man zu weiteren Übungen für den Beinbereich voranschreitet.

Hinweise zur richtigen Technik

- Achten Sie auf aufrechte Haltung und halten Sie das Rückgrat gerade.
- Halten Sie die Brust geweitet und vermeiden Sie es, die Schultern zu krümmen.
- Die Knie sollten nicht auf der vertikalen Linie über die Zehen hinausragen.
- Halten Sie Ihr Gewicht über den Fersen und dem mittleren Fuß. Vermeiden Sie es, die Fersen zu heben.
- Wenn Sie die Lenden nicht hinreichend stabil halten können, senken Sie Ihren Körper auf weniger als 90° ab. Beginnen Sie mit einer Kniebeugung um 45°.
- Atmen Sie bei der Abwärtsphase ein und bei der Aufwärtsphase aus.

Aspekt der Analyse	Gelenk 1	Gelenk 2
Gelenk	Hüfte	Knie
Art der Bewegung	abwärts: Flexion aufwärts: Extension	abwärts: Flexion aufwärts Extension
mobilisierende Muskeln	Gluteus Maximus; Kniekehlengruppe	Quadrizepsgruppe

stabilisierende Muskeln	Rumpf: Abdominale Gruppe; Erector Spinae; Quadratus Lumborum. Hüften: Gluteus Medius und G. Minimus; tiefliegende laterale Rotatoren; Adduktorgruppe

Kurzbeschreibung

Senken Sie langsam den Körper und bewegen Sie dabei die Hüften zurück, als wenn Sie sich setzen wollten. Beugen Sie die Knie um rund 90°, d.h. die Oberschenkel sollten nicht ganz parallel zum Boden sein. Kehren Sie wieder in die Startposition zurück und wiederholen Sie die Bewegung.

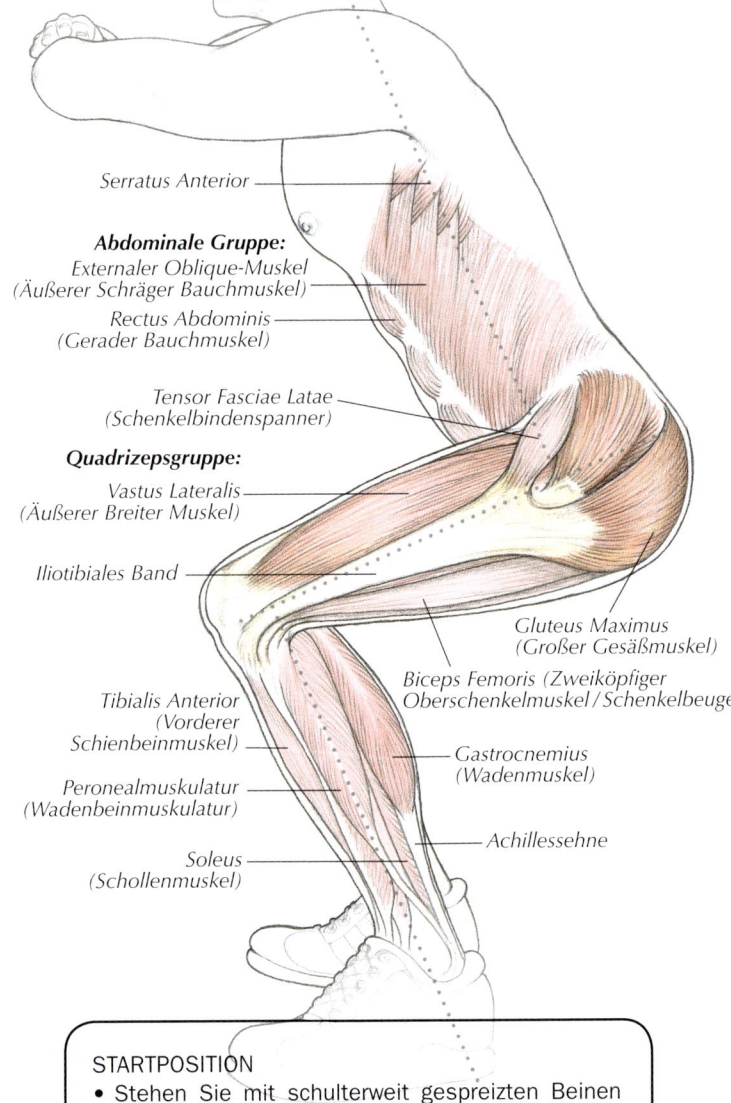

Serratus Anterior

Abdominale Gruppe:
Externaler Oblique-Muskel
(Äußerer Schräger Bauchmuskel)
Rectus Abdominis
(Gerader Bauchmuskel)

Tensor Fasciae Latae
(Schenkelbindenspanner)

Quadrizepsgruppe:
Vastus Lateralis
(Äußerer Breiter Muskel)

Iliotibiales Band

Tibialis Anterior
(Vorderer
Schienbeinmuskel)

Peronealmuskulatur
(Wadenbeinmuskulatur)

Soleus
(Schollenmuskel)

Gluteus Maximus
(Großer Gesäßmuskel)

Biceps Femoris (Zweiköpfiger
Oberschenkelmuskel / Schenkelbeuger)

Gastrocnemius
(Wadenmuskel)

Achillessehne

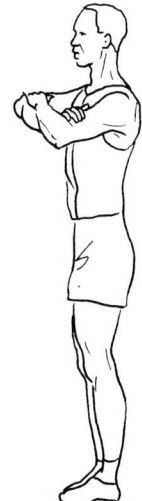
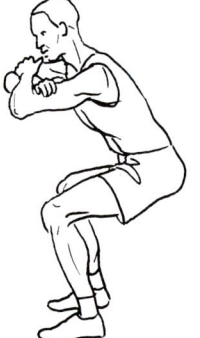

STARTPOSITION
- Stehen Sie mit schulterweit gespreizten Beinen und mit federnden Knien.
- Achten Sie auf aufrechte Haltung und halten Sie das Rückgrat gerade.
- Kreuzen Sie die Arme vor der Brust.

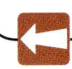

DAS RICHTIGE MUSKELTRAINING

KNIEBEUGEN MIT GEGRÄTSCHTEN BEINEN

Standard-Übung • Multi-Gelenk-Training • Drücken • Closed Chain • Langhantel • Erfahrene / Fortgeschrittene

→ Kniebeugen lassen sich auf unzählige Arten variieren. Der Plié Squat hat seinen Namen aus dem Französischen („gebeugt"); er bezieht sich auf eine Ballett-Figur, bei der die Knie bei nach außen gedrehten Beinen gebeugt werden.

Kurzbeschreibung

Senken Sie langsam den Körper und bewegen Sie dabei die Hüften zurück, als wenn Sie sich setzen wollten. Beugen Sie die Knie um rund 90°, d.h. die Oberschenkel sollten nicht ganz parallel zum Boden sein. Kehren Sie wieder in die Startposition zurück und wiederholen Sie die Bewegung.

Hinweise zur richtigen Technik

- Die Verbesserung der Technik hat Vorrang vor der Erhöhung der Gewichte.
- Vermeiden Sie schwungvolle Bewegungen; achten Sie auf langsame, kontrollierte Bewegungen.
- Achten Sie auf aufrechte Haltung und halten Sie das Rückgrat gerade.
- Halten Sie die Brust geweitet und vermeiden Sie es, die Schultern zu krümmen.
- Die Knie sollten nicht auf der vertikalen Linie über die Zehen hinausragen; achten Sie darauf, dass Sie die Knie und Fußgelenke nicht nach innen drehen.
- Halten Sie Ihr Gewicht über den Fersen und dem mittleren Fuß. Vermeiden Sie es, die Fersen zu heben.
- Atmen Sie bei der Abwärtsphase ein und bei der Aufwärtsphase aus.

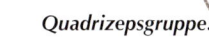

Quadrizepsgruppe:
Rectus Femoris (Gerader Oberschenkelmuskel)
Vastus Medialis (Innerer Breiter Muskel)
Sartorius (Schneidermuskel)

Serratus Anterior (Vorderer Sägezahnmuskel)

Abdominale Gruppe:
Externaler Oblique-Muskel (Äußerer Schräger Bauchmuskel)
Rectus Abdominis (Gerader Bauchmuskel)
Pectineus (Kammuskel)

Semitendinosus (Halbsehnenmuskel)
Adduktor Longus (Langer Adduktor)
Semimembranosus (Halbmembranöser Muskel)
Gracilis (Schlanker Muskel)
Soleus (Schollenmuskel)
Gastrocnemius (Wadenmuskel)

STARTPOSITION
- Wenn Sie einen Squat-Ständer verwenden, heben Sie die Hantel vom Ständer, wie auf S. 40 (Barbell Squat) beschrieben.
- Die Beine sind in doppelter Schulterbreite auseinandergestellt und um bis zu 45° nach außen gedreht. Die Knie müssen federn.

stabilisierende Muskeln

Rumpf: Abdominale Gruppe; Erector Spinae; Quadratus Lumborum.
Hüften: Tiefliegende laterale Rotatoren; Gluteus Medius und G. Minimus, Adduktorengruppe.
Unteres Bein: Fußgelenkstabilisatoren; Gastrocnemius.

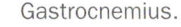

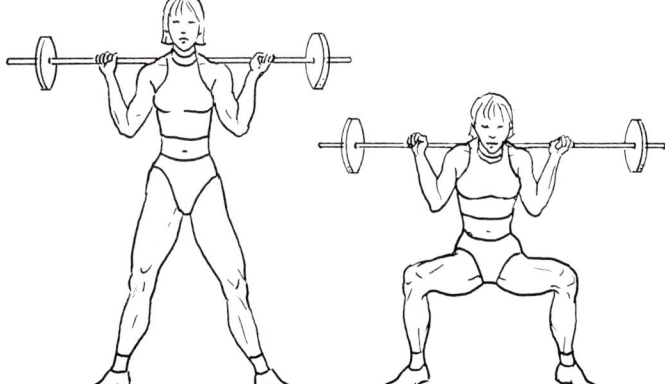

Aspekt der Analyse	Gelenk 1	Gelenk 2
Gelenk	Hüfte	Knie
Art der Bewegung	abwärts: Flexion; Abduktion aufwärts: Extension; Adduktion	abwärts: Flexion aufwärts: Extension
mobilisierende Muskeln	Gluteus Maximus; Kniekehlengruppe; Adduktorgruppe	Quadrizepsgruppe (Schwerpunkt auf den lateralen Aspekten)

BEINPRESSEN IN SCHRÄGLAGE AM GERÄT

Standard-Übung • Multi-Gelenk-Training
• Pressen • Open Chain • Am Gerät •
Erfahrene / Fortgeschrittene

 Geräte für Beinpressen sind seit 1943 bekannt, als Clancy Ross und Leo Stern das erste Exemplar entwickelten. Das Incline-Leg-Press-Gerät ist eines von vielen, die heute im Angebot sind. Es gilt als biometrisch sicherer als die vertikale Variante.

Kurzbeschreibung

Senken Sie die Last, indem Sie Hüften und Knie bis auf rund 90° Kniewinkel beugen. Kehren Sie wieder in die Startposition zurück und wiederholen Sie die Bewegung.

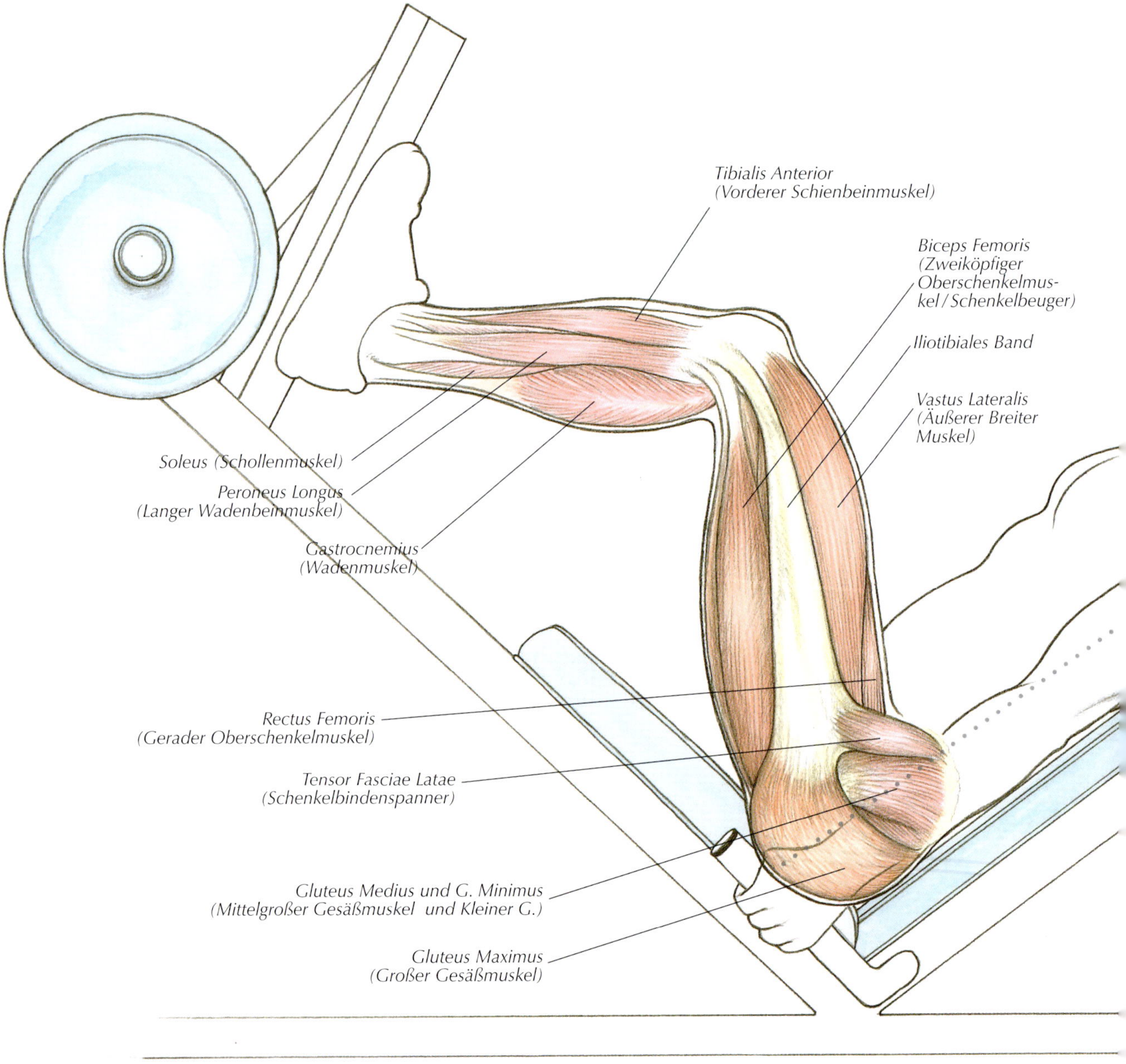

Tibialis Anterior
(Vorderer Schienbeinmuskel)

Biceps Femoris
(Zweiköpfiger
Oberschenkelmuskel / Schenkelbeuger)

Iliotibiales Band

Vastus Lateralis
(Äußerer Breiter
Muskel)

Soleus (Schollenmuskel)

Peroneus Longus
(Langer Wadenbeinmuskel)

Gastrocnemius
(Wadenmuskel)

Rectus Femoris
(Gerader Oberschenkelmuskel)

Tensor Fasciae Latae
(Schenkelbindenspanner)

Gluteus Medius und G. Minimus
(Mittelgroßer Gesäßmuskel und Kleiner G.)

Gluteus Maximus
(Großer Gesäßmuskel)

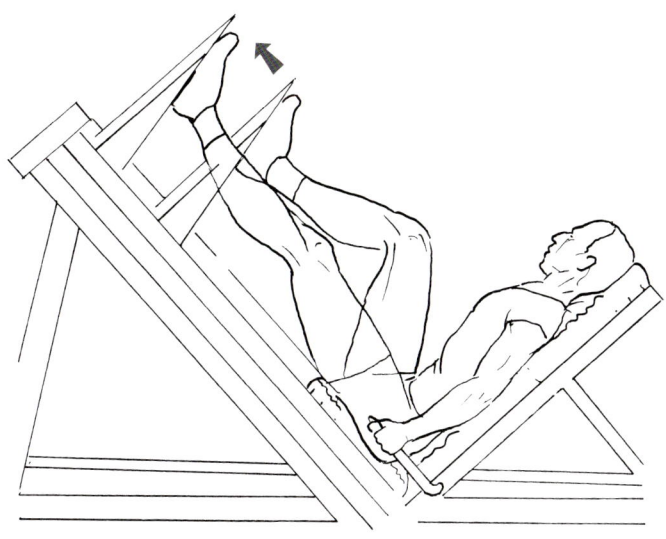

STARTPOSITION
- Setzen Sie sich in das Gerät und lehnen Sie den Rücken flach gegen die Rücklehne.
- Stellen Sie die Füße gegen die Plattform (in Schulterbreite auseinander).
- Die Knie sollten leicht gebeugt, die Füße flach gegen die Fläche gedrückt sein.
- Öffnen Sie die Bremshebel und drücken Sie die Griffe zur Seite.
- Nun wird die Last in der Startposition durch die Beine gestützt.
- Achten Sie auf aufrechte Haltung; halten Sie das Rückgrat gerade.
- Die Knie sollten federn.

Hinweise zur richtigen Technik
- Lassen Sie sich fachkundig anleiten, bevor Sie an diesem Gerät trainieren.
- Die Verbesserung der Technik hat Vorrang vor der Erhöhung der Gewichte.
- Vermeiden Sie schwungvolle Bewegungen; achten Sie auf langsame, kontrollierte Bewegungen.
- Während der Bewegung sollte der untere Rücken gegen die Rücklehne gedrückt bleiben. Der Winkel der Rücklehne muss evtl. angepasst werden.
- Wenn Sie die Position der Lenden nicht stabil halten können, beugen Sie die Knie um weniger als 90°.
- Achten Sie auf aufrechte Haltung und halten Sie das Rückgrat gerade.
- Halten Sie die Brust geweitet und vermeiden Sie es, die Schultern zu krümmen.
- Die Knie sollten nicht auf der vertikalen Linie über die Zehen hinausragen.
- Halten Sie den Druck über den Fersen und dem mittleren Fuß. Vermeiden Sie es, die Fersen zu heben. Drücken Sie mit den Füßen.
- Atmen Sie bei der Abwärtsphase ein und bei der Aufwärtsphase aus.

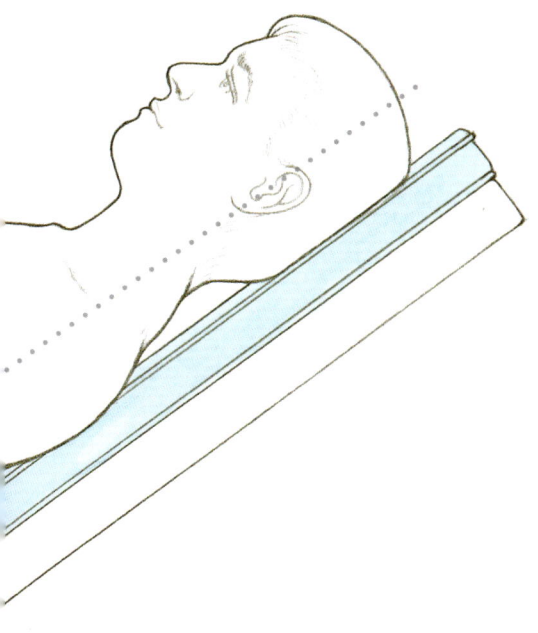

stabilisierende Muskeln
Rumpf: Abdominale Gruppe; Erector Spinae; Quadratus Lumborum. Hüften: Gluteus Medius und G. Minimus; tiefliegende laterale Rotatoren; Adduktorgruppe. Unteres Bein: Fußgelenkstabilisatoren; Gastrocnemius.

Aspekt der Analyse	Gelenk 1	Gelenk 2
Gelenk	Hüfte	Knie
Art der Bewegung	abwärts: Flexion aufwärts: Extension	abwärts: Flexion aufwärts: Extension
mobilisierende Muskeln	Gluteus Maximus; Kniekehlengruppe	Quadrizepsgruppe

BEINPRESSEN IM STEHEN AM HACKSQUAT-GERÄT

Standard-Übung • Multi-Gelenk-Training • Pressen • Closed Chain • Am Gerät • Fortgeschrittene

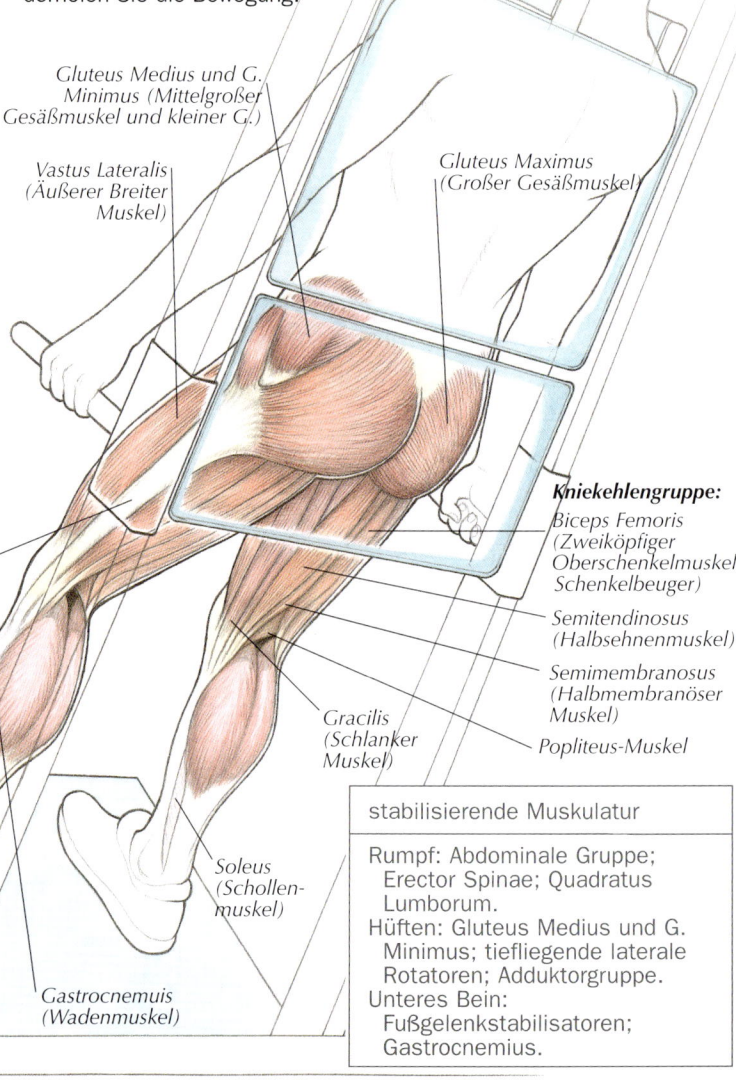

➡ Der Hacksquat ist eine Übung für Fortgeschrittene, die eine gute Technik und eine stabile Haltung erfordert. Aber auch unter diesen Voraussetzungen besteht Verletzungsgefahr wegen der starken Spannungen am Kniegelenk.

Hinweise zur richtigen Technik

- Dieses Gerät sollte nur durch fortgeschrittene Sportler verwendet werden.
- Während der Bewegung sollte der untere Rücken gegen die Rücklehne gedrückt bleiben.
- Achten Sie auf aufrechte Haltung und halten Sie das Rückgrat gerade.
- Halten Sie die Brust geweitet und vermeiden Sie es, die Schultern zu krümmen.
- Die Knie sollten nicht auf der vertikalen Linie über die Zehen hinausragen.
- Halten Sie Ihr Gewicht direkt über den Fersen und dem mittleren Fuß. Vermeiden Sie es, die Fersen zu heben.
- Wenn Sie die Position der Lenden nicht stabil halten können, beugen Sie die Knie um weniger als 90°. Beginnen Sie mit einer Beugung um 45°.
- Atmen Sie bei der Abwärtsphase ein und bei der Aufwärtsphase aus.

Kurzbeschreibung

Senken Sie die Last, indem Sie Hüften und Knie bis auf rund 90° Kniewinkel beugen. Kehren Sie wieder in die Startposition zurück und wiederholen Sie die Bewegung.

Gluteus Medius und G. Minimus (Mittelgroßer Gesäßmuskel und kleiner G.)

Vastus Lateralis (Äußerer Breiter Muskel)

Gluteus Maximus (Großer Gesäßmuskel)

Iliotibiales Band

Kniekehlengruppe:
Biceps Femoris (Zweiköpfiger Oberschenkelmuskel / Schenkelbeuger)

Semitendinosus (Halbsehnenmuskel)

Semimembranosus (Halbmembranöser Muskel)

Gracilis (Schlanker Muskel)

Popliteus-Muskel

STARTPOSITION

- Lehnen Sie sich in supinaler Lage gegen die Rücklehne des Geräts.
- Die Füße stehen schulterweit auseinander, eher am oberen Ende der Plattform.
- Öffnen Sie die Bremsen des Geräts und nehmen Sie die Last mit den Beinen auf.
- Die Knie federn; die Haltung ist aufrecht und das Rückgrat in neutraler Position.

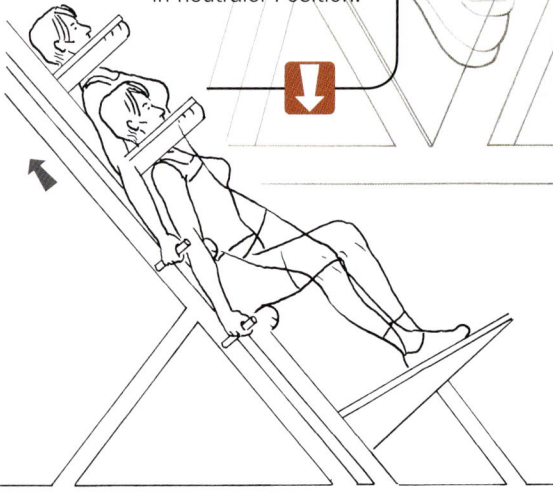

Soleus (Schollenmuskel)

Gastrocnemuis (Wadenmuskel)

stabilisierende Muskulatur
Rumpf: Abdominale Gruppe; Erector Spinae; Quadratus Lumborum. Hüften: Gluteus Medius und G. Minimus; tiefliegende laterale Rotatoren; Adduktorgruppe. Unteres Bein: Fußgelenkstabilisatoren; Gastrocnemius.

Aspekte der Analyse	Gelenk 1	Gelenk 2
Gelenk	Hüfte	Knie
Art der Bewegung	abwärts: Flexion aufwärts: Extension	abwärts Flexion aufwärts: Extension
mobilisierende Muskeln	Gluteus Maximus; Kniekehlengruppe	Quadrizepsgruppe

„GOOD MORNINGS" MIT GEBEUGTEN BEINEN

Zusatz-Übung • Einzel-Gelenk-Training • Ziehen • Closed Chain • Langhantel • Erfahrene/Fortgeschrittene

 Diese Übung, die ihren Namen von der aufsteigenden Bewegung hat, reicht zurück in die klassische Bodybuilding-Ära der 1950er- und 1960er-Jahre, bevor Rücken-Extensions-Geräte gebaut wurden; ihre Anwendung ist aber gleichwohl zeitlos.

Kurzbeschreibung

Senken Sie den Rumpf, indem Sie die Hüften beugen, bis der Rumpf parallel zum Boden ist. Beugen Sie bei der Abwärtsbewegung ein wenig die Knie. Kehren Sie wieder in die Startposition zurück und wiederholen Sie die Bewegung.

Hinweise zur richtigen Technik

- Lassen Sie sich fachkundig anleiten, bevor Sie diese Übung durchführen.
- Die Verbesserung der Technik hat Vorrang vor der Erhöhung der Gewichte. Beginnen Sie mit sehr leichten Gewichten und schöpfen Sie nur einen kleinen Bewegungsspielraum aus, bis Sie sich an die Übung gewöhnen.
- Achten Sie auf stabile Haltung.
- Vermeiden Sie es, den Rücken zu krümmen. Halten Sie ihn gerade.
- Je geringer die Beweglichkeit der Kniekehlenmuskulatur, desto stärker werden Sie die Knie beugen müssen, um den Rücken gerade und die Beugung der Lenden stabil zu halten.
- Atmen Sie bei der Abwärtsphase ein und bei der Aufwärtsphase aus.

Gluteus Maximus (Großer Gesäßmuskel)

Erector Spinae (Wirbelsäulenaufrichter)

Externale Oblique-Muskeln (Äußere Schräge Bauchmuskeln)

Rectus Abdominis (Gerader Bauchmuskel)

Quadratus Lumborum (Quadratischer Lendenmuskel)

Gluteus Medius (Mittelgroßer Gesäßmuskel)

Tensor Fasciae Latae (Schenkelbindenspanner)

Iliotibiales Band

Vastus Lateralis (Äußerer Breiter Muskel)

Biceps Femoris (Zweiköpfiger Oberschenkelmuskel/ Schenkelbeuger)

Adduktorgruppe

Gastrocnemius (Wadenmuskel)

Kniekehlengruppe:
Biceps Femoris (Zweiköpfiger Oberschenkelmuskel / Schenkelbeuger)

Semitendinosus (Halbsehnenmuskel)

Semimembranosus (Halbmembranöser Muskel)

Soleus (Schollenmuskel)

STARTPOSITION
- Stellen Sie die Füße schulterweit auseinander; achten Sie auf federnde Knie.
- Legen Sie die Langhantel von hinten quer über die Schultern (posterioraler Deltoid / oberer Trapezius).

Aspekt der Analyse	Gelenk 1
Gelenk	Hüften
Art der Bewegung	abwärts: Flexion aufwärts: Extension
mobilisierende Muskeln	Gluteus Maximus; Kniekehlengruppe

stabilisierende Muskeln

Hauptstabilisatoren: Erector Spinae; Quadrizepsgruppe.
Zusätzliche Stabilisierung (an den Schulterblättern): Unterer und mittlerer Trapezius; Levator Scapulae; Rhomboid-Muskeln; Serratus Anterior. Abdominale Gruppe.
Hüften: Gluteus Medius und G. Minimus; tiefliegende laterale Rotatoren; Adduktorgruppe; Quadratus Lumborum.
Unteres Bein: Fußgelenkstabilisatoren; Tibialis Anterior; Gastrocnemius.

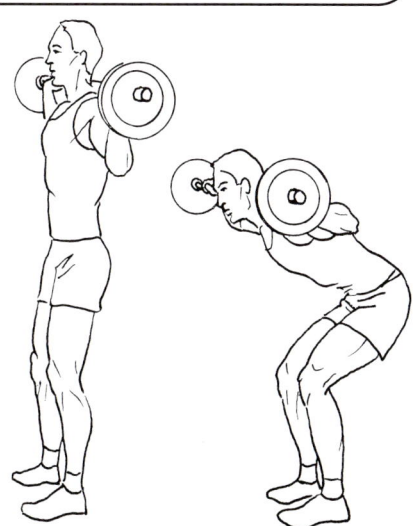

MODIFIZIERTER AUSFALLSCHRITT MIT LANGHANTEL

Standard-Übung • Multi-Gelenk-Training • Drücken • Closed Chain • Langhantel • Einsteiger/Fortgeschrittene

Der Ausfallschritt, wobei man die Kniebeuge mit einem Schritt nach vorn kombiniert, ist eine Variation des normalen Kniebeugens (siehe S. 40). Es sind viele Variationen denkbar; aber es ist entscheidend, dass die grundlegende Technik korrekt ausgeführt wird, bevor man zu weiter fortgeschrittenen Versionen übergeht.

Hinweise zur richtigen Technik

- Halten Sie während der Übung den Rumpf aufrecht und Ihr Gewicht in der Mitte zwischen den Beinen.
- Vermeiden Sie es, die vordere Ferse zu heben; vermeiden Sie, dass das vordere Knie über den Zehen über die vertikale Linie hinausragt. Ein gängiger Fehler besteht darin, dass man sich vom Rumpf aus zu weit nach vorn neigt, sodass zu viel Druck auf dem vorderen Knie lastet. Achten Sie auf langsame, kontrollierte Bewegungen.
- Achten Sie auf aufrechte Haltung; halten Sie das Rückgrat in neutraler Position. Wenn die Hüftflexoren angespannt werden, wird die Haltung der Lenden beeinträchtigt.
- Halten Sie die Brust geweitet; vermeiden Sie es, die Schultern zu krümmen.

STARTPOSITION
- Stellen Sie die Füße in Schulterweite auseinander.
- Legen Sie die Hantel in möglichst bequemer Lage auf den oberen Trapezius.
- Stellen Sie einen Fuß vor den anderen, sodass das vordere Knie senkrecht über dem vorderen Fuß steht. Das hintere Bein sollte so weit nach hinten gestellt sein, dass die hintere Ferse angehoben ist.
- Beugen Sie das vordere Bein, um den Körper zu senken (siehe gegenüber).
- Achten Sie auf aufrechte Haltung; halten Sie das Rückgrat in neutraler Position.

Aspekte der Analyse	Gelenk 1	Gelenk 2
Gelenk	Hüfte (vorderes Bein)	Knie (vorderes Bein)
Art der Bewegung	abwärts: Flexion aufwärts: Extension	abwärts: Flexion aufwärts: Extension
mobilisierende Muskeln	Gluteus Maximus; Kniekehlengruppe	Quadrizeps-Gruppe

stabilisierende Muskeln
Rumpf: Abdominale Gruppe; Erector Spinae; Quadratus Lumborum. Hüften: Gluteus Medius und G. Minimus, tiefliegende laterale Rotatoren; Adduktorgruppe. Unteres Bein: Fußgelenkstabilisatoren; Gastrocnemius.

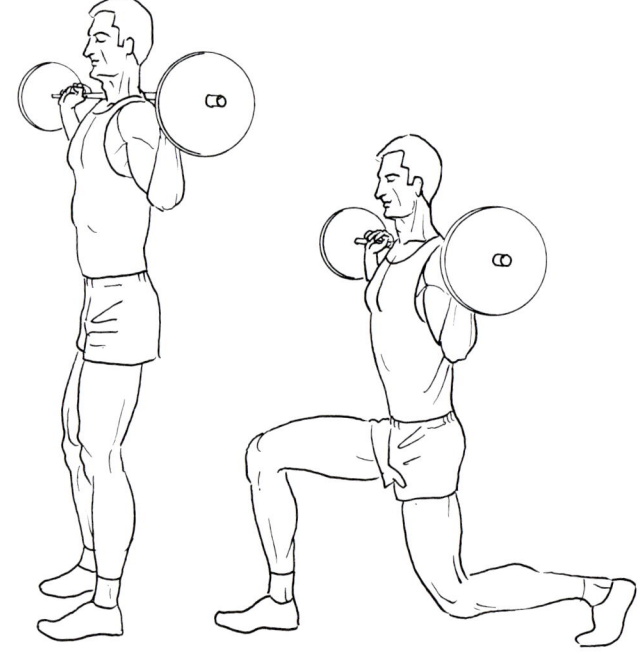

Kurzbeschreibung

Senken Sie langsam den Körper, indem Sie Knie und Hüfte des vorderen Beins um annähernd 90° beugen. Das rückwärtige Knie wird beinahe den Boden berühren. Kehren Sie in die Startposition zurück und wiederholen Sie die Bewegung. Wechseln Sie die Stellung der Beine und wiederholen Sie die Übung.

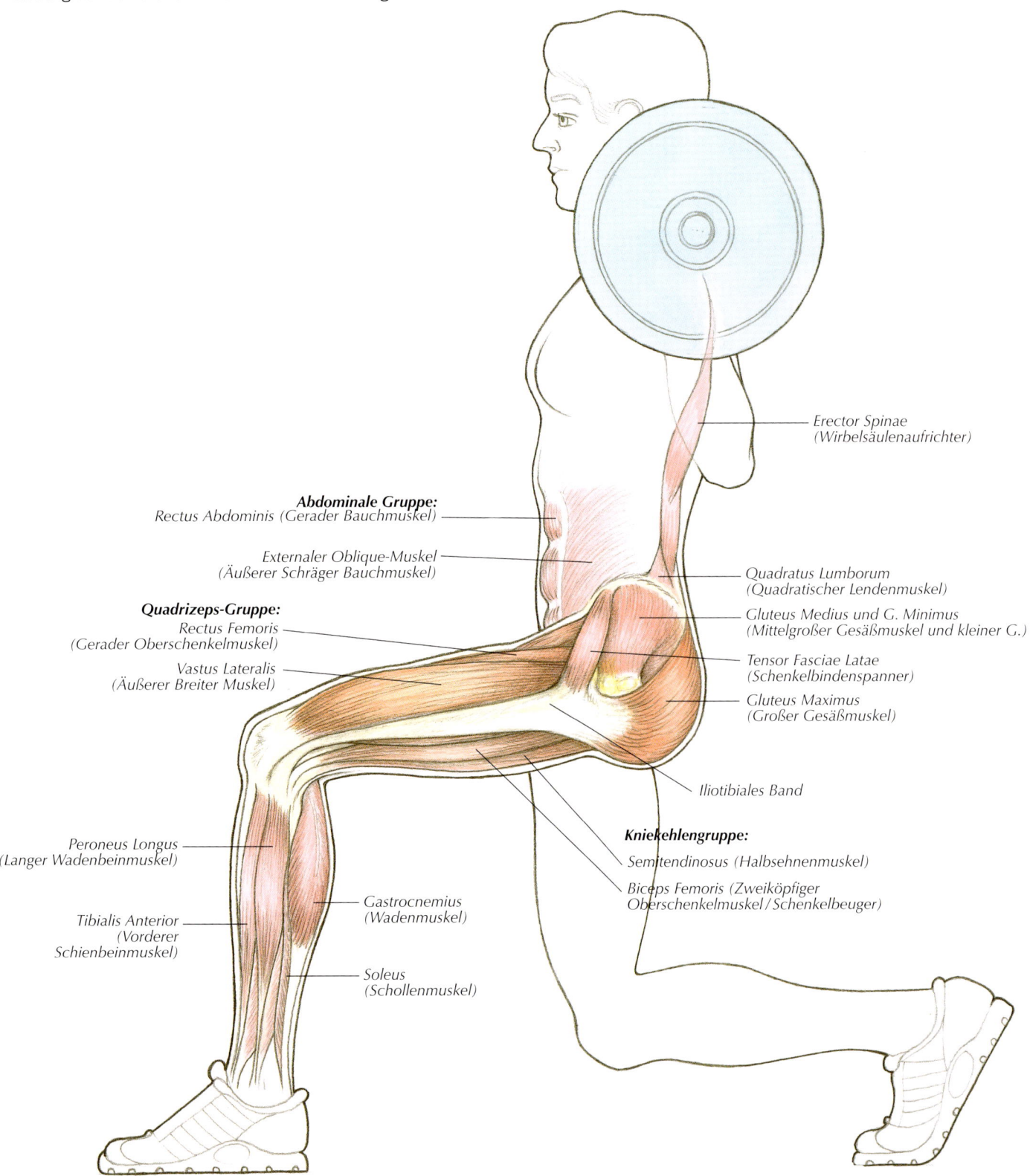

Erector Spinae
(Wirbelsäulenaufrichter)

Abdominale Gruppe:
Rectus Abdominis (Gerader Bauchmuskel)

Externaler Oblique-Muskel
(Äußerer Schräger Bauchmuskel)

Quadratus Lumborum
(Quadratischer Lendenmuskel)

Gluteus Medius und G. Minimus
(Mittelgroßer Gesäßmuskel und kleiner G.)

Quadrizeps-Gruppe:
Rectus Femoris
(Gerader Oberschenkelmuskel)

Vastus Lateralis
(Äußerer Breiter Muskel)

Tensor Fasciae Latae
(Schenkelbindenspanner)

Gluteus Maximus
(Großer Gesäßmuskel)

Iliotibiales Band

Peroneus Longus
(Langer Wadenbeinmuskel)

Kniekehlengruppe:

Semitendinosus (Halbsehnenmuskel)

Biceps Femoris (Zweiköpfiger
Oberschenkelmuskel / Schenkelbeuger)

Tibialis Anterior
(Vorderer
Schienbeinmuskel)

Gastrocnemius
(Wadenmuskel)

Soleus
(Schollenmuskel)

BRÜCKE AUF ZWEI BEINEN

Zusatz-Übung • Einzel-Gelenk-Training •
Drücken • Closed Chain • Bodyweight •
Einsteiger/Fortgeschrittene

 Bis vor kurzem kam diese Übung hauptsächlich als Bestandteil von Programmen zur Rückentherapie und Physiotherapie vor. Sie zählt zu einer Reihe von Standard-Übungen für das Training von stabilisierenden Muskeln, die allmählich auch in Fitnesszentren und Trainingsprobgrammen Eingang gefunden haben.

Kurzbeschreibung

Heben Sie langsam den Rumpf und den unteren Rücken, indem Sie die Hüftgelenke strecken. Verharren Sie kurz in dieser Haltung. Kehren Sie in die Startposition zurück und wiederholen Sie die Bewegung.

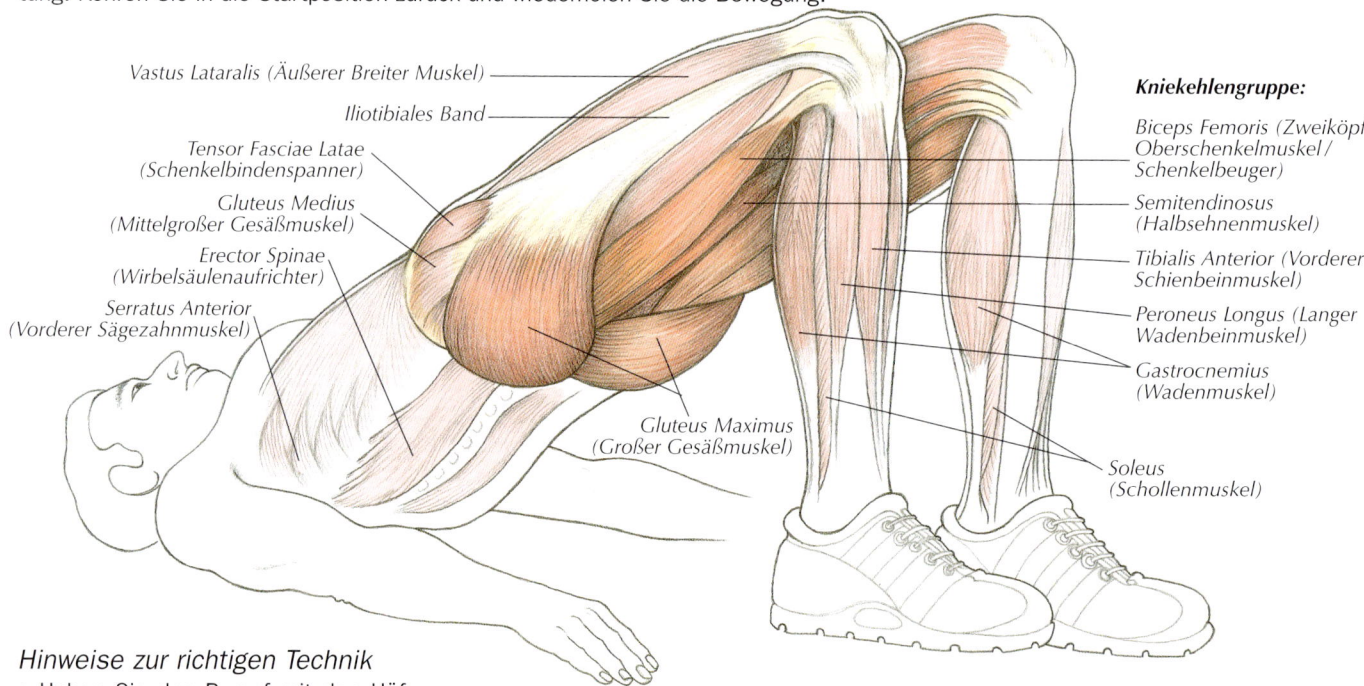

Vastus Lataralis (Äußerer Breiter Muskel)

Iliotibiales Band

Tensor Fasciae Latae (Schenkelbindenspanner)

Gluteus Medius (Mittelgroßer Gesäßmuskel)

Erector Spinae (Wirbelsäulenaufrichter)

Serratus Anterior (Vorderer Sägezahnmuskel)

Gluteus Maximus (Großer Gesäßmuskel)

Kniekehlengruppe:

Biceps Femoris (Zweiköpfige Oberschenkelmuskel / Schenkelbeuger)

Semitendinosus (Halbsehnenmuskel)

Tibialis Anterior (Vorderer Schienbeinmuskel)

Peroneus Longus (Langer Wadenbeinmuskel)

Gastrocnemius (Wadenmuskel)

Soleus (Schollenmuskel)

Hinweise zur richtigen Technik

• Heben Sie den Rumpf mit den Hüften voran.
• Halten Sie die Knie in Hüftbreite auseinander.

STARTPOSITION
• Supinale Lage; die Knie sind gebeugt und die Füße flach auf den Boden gestellt.

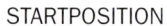
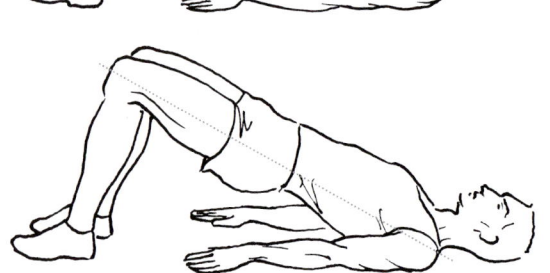

Aspekt der Analyse	Gelenk 1
Gelenk	Hüften
Art der Bewegung	aufwärts: Extension abwärts: Flexion
mobilisierende Muskeln	Gluteus Maximus; Kniekehlengruppe

stabilisierende Muskeln	Hauptstabilisatoren: Erector Spinae; Abdominalmuskulatur; Quadrizepsgruppe. Zusätzliche Stabilisierung (Schulterblätter): Unterer und mittlerer Trapezius; Serratus Anterior. Rumpf: Quadratus Lumborum. Hüften: Gluteus Medius und Minimus; tiefliegende laterale Rotatoren; Adduktorgruppe.

HÜFTADDUKTIONEN AM TIEFEN BLOCK

Zusatz-Übung • Einzel-Gelenk-Training • Pressen • Open Chain • Am Gerät • Einsteiger/Fortgeschrittene

 Diese beliebte Fitness-Übung wird immer wieder falsch ausgeführt; gängige Fehler umfassen zu schwere Gewichte, zu viel Schwung und zu starke Kompensation durch Haltungsänderungen. Langsame, technisch korrekte Bewegungen stellen sicher, dass die Gesäßmuskulatur richtig aktiviert wird.

Kurzbeschreibung

Ziehen Sie das Kabel nach hinten, indem Sie das Hüftgelenk strecken. Verharren Sie kurz. Kehren Sie in die Startposition zurück und wiederholen Sie die Bewegung. Wiederholen Sie die Übung mit dem anderen Bein.

Hinweise zur richtigen Technik

- Vermeiden Sie es, den Rumpf nach vorn zu kippen oder ein Hohlkreuz zu bilden. Der Gluteus Maximus kann die Hüfte höchstens um 10 bis 15° über die Vertikale hinaus strecken. Eine Bewegung darüber hinaus kommt sehr wahrscheinlich von der Streckung des unteren Rückens.
- Achten Sie auf eine stabile, aufrechte Haltung.
- Arbeiten Sie langsam und vermeiden Sie es, mit Schwung zu arbeiten.

STARTPOSITION

- Befestigen Sie die Fußgelenkmanschette am tiefen Block und streifen Sie diese über Ihr Bein.
- Stellen Sie sich auf eine Stufe oder auf eine leicht erhöhte Unterlage, um Spielraum für die Bewegung zu haben.

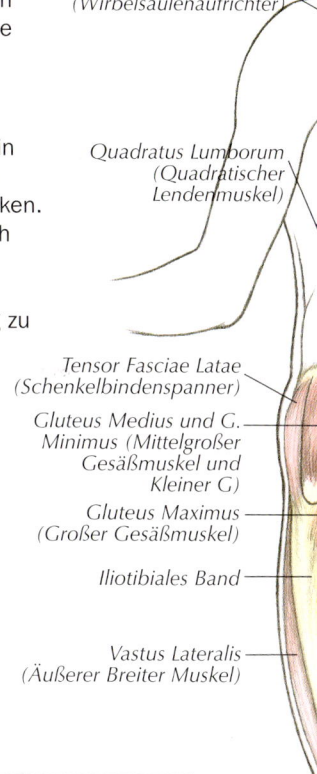

Erector Spinae (Wirbelsäulenaufrichter)

Quadratus Lumborum (Quadratischer Lendenmuskel)

Tensor Fasciae Latae (Schenkelbindenspanner)

Gluteus Medius und G. Minimus (Mittelgroßer Gesäßmuskel und Kleiner G)

Gluteus Maximus (Großer Gesäßmuskel)

Iliotibiales Band

Vastus Lateralis (Äußerer Breiter Muskel)

Kniekehlengruppe:

Biceps Femoris (Gerader Oberschenkelmuskel)

Semimembranosus (Halbmembranöser Muskel)

Semitendinosus (Halbsehnenmuskel)

Gastrocnemius (Wadenmuskel)

Peroneus Longus (Langer Wadenbeinmuskel)

Tibialis Anterior (Vorderer Schienbeinmuskel)

Soleus (Schollenmuskel)

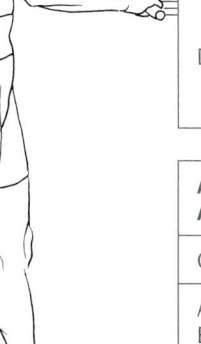

10-15°

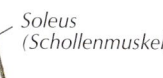

stabilisierende Muskeln
Hauptstabilisatoren: Erector Spinae; abdominale Gruppe; Gluteus Medius und G. Minimus; Quadratus Lumborum. Die Muskeln im stationären Bein werden ebenfalls als wichtige Stabilisatoren beansprucht.

Aspekte der Analyse	Gelenk 1
Gelenk	Hüfte
Art der Bewegung	rückwärts: Extension vorwärts: Flexion
mobilisierende Muskeln	Gluteus Maximus; Kniekehlengruppe

HÜFTADDUKTIONEN IN BAUCHLAGE

Zusatz-Übung • Einzel-Gelenk-Übung •
Drücken • Open Chain • Bodyweight •
Erfahrene/Fortgeschrittene

 Diese unspektakuläre, aber anspruchsvolle Übung legt den Schwerpunkt vor allem auf die Fähigkeit, den Rumpf zu stabilisieren. Menschen mit akuten Problemen im unteren Rücken sollten diese Übung nicht versuchen.

Hinweise zur richtigen Technik

- Arbeiten Sie langsam; vermeiden Sie es, durch Schwung oder Rumpfbewegungen nachzuhelfen.
- Vermeiden Sie eine Bewegung der Lenden.
- Achten Sie auf eine stabile Haltung von Rumpf und Wirbelsäule. Konzentrieren Sie sich auf die Stabilisierung des Abdomens.

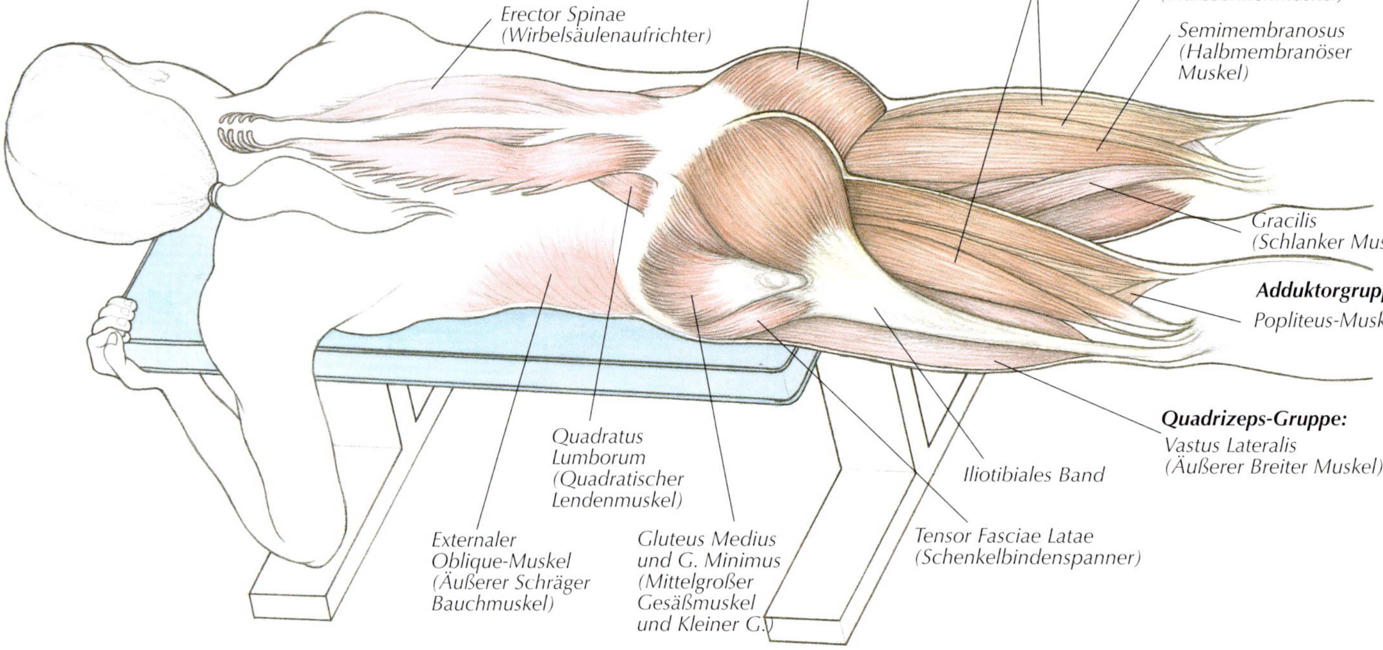

Kurzbeschreibung

Umfassen Sie die Bank, halten Sie die Beine gerade und strecken Sie diese von der Hüfte an, bis die Beine parallel zum Boden (oder etwas darüber) sind. Verharren Sie; kehren Sie in die Startposition zurück und wiederholen Sie die Bewegung.

Gluteus Maximus
(Großer Gesäßmuskel)

Biceps Femoris (Zweiköpfiger Oberschenkelmuskel /
Schenkelbeuger)

Semitendinosus
(Halbsehnenmuskel)

Semimembranosus
(Halbmembranöser
Muskel)

Erector Spinae
(Wirbelsäulenaufrichter)

Gracilis
(Schlanker Muskel)

Adduktorgruppe:
Popliteus-Muskel

Quadrizeps-Gruppe:
Vastus Lateralis
(Äußerer Breiter Muskel)

Iliotibiales Band

Quadratus
Lumborum
(Quadratischer
Lendenmuskel)

Tensor Fasciae Latae
(Schenkelbindenspanner)

Externaler
Oblique-Muskel
(Äußerer Schräger
Bauchmuskel)

Gluteus Medius
und G. Minimus
(Mittelgroßer
Gesäßmuskel
und Kleiner G.)

STARTPOSITION

- Liegen Sie in pronaler Lage; der Rumpf liegt bis zu den Hüften auf der Bank.
- Strecken Sie die Beine; die Füße ruhen auf dem Boden.

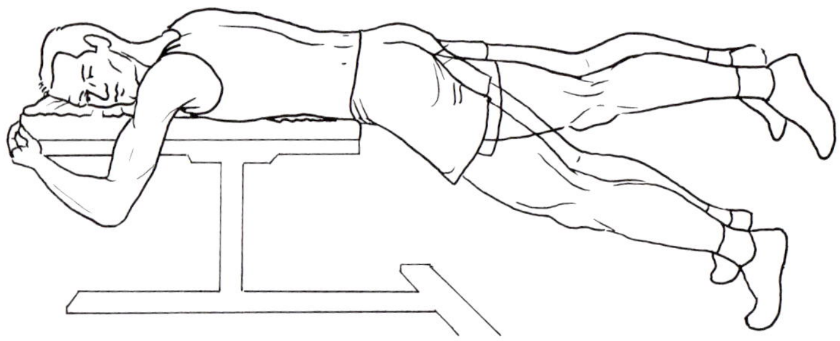

Aspekt der Analyse	Gelenk 1
Gelenk	Hüfte
Art der Bewegung	aufwärts: Extension abwärts: Flexion
mobilisierende Muskeln	Gluteus Maximus; Kniekehlengruppe

stabilisierende Muskeln	Die meisten Muskeln des Oberkörpers werden den Rumpf stabilisieren, besonders der Erector Spinae, die abdominale Gruppe und der Quadratus Lumborum.

HÜFTADDUKTIONEN AM GERÄT

Zusatz-Übung • Einzel-Gelenk-Übung • Pressen • Open Chain • Am Gerät • Anfänger/Fortgeschrittene

Als „Spot-Reduktion" bezeichnet man die gezielte Gewichts-reduktion an einer bestimmten Körperregion, die man beson-ders formen und trainieren will. Aus dieser Trainings-Strate-gie erklärt sich die Popularität von Adduktons- und Abduktionsgeräten. Bei korrekter Anwendung stärken sie die Rolle der Adduktor-Muskulatur als Haltungsstabilisatoren und als Schutz vor medialen Knieverletzungen.

Hinweise zur richtigen Technik
- Arbeiten Sie langsam gegen mäßigen Widerstand. Vermeiden Sie es, mit Schwung nachzuhelfen.
- Konzentrieren Sie sich darauf, mit den Adduktormuskeln zu pressen, nicht den Füßen.

Kurzbeschreibung
Pressen Sie die Beine zusammen. Verharren Sie kurz. Kehren Sie in die Startposition zurück und wiederholen Sie die Bewegung.

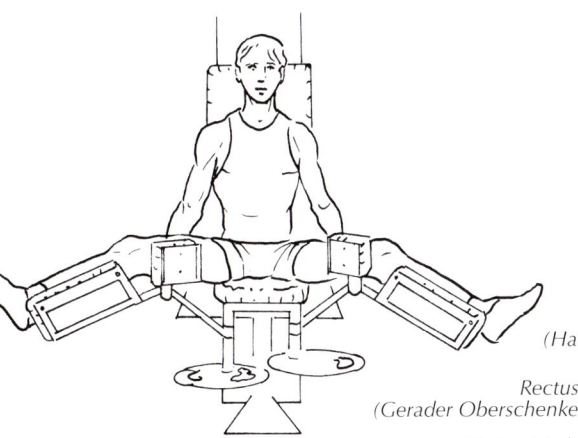

Abdominale Gruppe:

Externaler Oblique-Muskel (Äußerer Schräger Bauchmuskel)

Rectus Abdominis (Gerader Bauchmuskel)

Pectineus (Kammuskel)

Gracilis (Schlanker Muskel)

Adduktor Longus (Langer Adduktor)

Semitendinosus (Halbsehnenmuskel)

Rectus Femoris (Gerader Oberschenkelmuskel)

Vastus Medialis (Innerer Breiter Muskel)

Sartorius (Schneidermuskel)

Gastrocnemius (Wadenmuskel)

Gluteus Medius und G. Minimus (Mittelgroßer Gesäßmuskel und kleiner G.)

Quadrizeps-Gruppe:
Vastus Medialis (Innerer Breiter Muskel)

Rectus Femoris (Gerader Oberschenkelmuskel)

Vastus Lateralis (Äußerer Breiter Muskel)

Tibialis Anterior (Vorderer Schienbeinmuskel)

Gastrocnemius (Wadenmuskel)

Peroneus Longus (Langer Wadenbeinmuskel)

STARTPOSITION
- Setzen Sie sich in das Gerät; die Beine sind gegen die Kissen gepresst.
- Sitzen Sie auf dem Sitzknochen; halten Sie die Brust geweitet und das Rückgrat aufrecht.
- Bei manchen Geräten muss man einen Hebel betätigen, um die Beine richtig zu positionieren.

Aspekte der Analyse	Gelenk 1
Gelenk	Hüfte
Art der Bewegung	einwärts: Adduktion auswärts: Abduktion
mobilisierende Muskeln	Adduktorgruppe

stabilisierende Muskeln
Rumpf: Abdominale Gruppe; Erector Spinae; Quadratus Lumborum.

HÜFTABDUKTIONEN AM GERÄT

Zusatz-Übung • Einzel-Gelenk-Training • Drücken • Open Chain • Am Gerät • Einsteiger/Fortgeschrittene

 Das Adduktor- und das Abduktor-Gerät muss man sauber unterscheiden; aber die Muskeln, die sie trainieren, arbeiten zusammen als Haltungsstabilisatoren (auf gegenüberliegenden Seiten). Deshalb ist es empfehlenswert, in derselben Trainingssitzung an beiden Geräten zu trainieren (siehe auch S. 53).

Kurzbeschreibung

Drücken Sie die Beine auseinander und verharren Sie kurz. Kehren Sie in die Startposition zurück und wiederholen Sie die Bewegung.

Iliotibiales Band

Abdominale Gruppe:
Rectus Abdominis (Gerader Bauchmuskel)
Externaler Oblique-Muskel (Äußerer Schräger Bauchmuskel)

Tensor Fasciae Latae (Schenkelbinden-spanner)

Erector Spinae (Wirbelsäulenaufrichter)
Quadratus Lumborum (Quadratischer Lendenmuskel)
Gluteus Minimus (Kleiner Gesäßmuskel)
Gluteus Medius (Mittelgroßer Gesäßmuskel)
Gluteus Maximus (Großer Gesäßmuskel)

Sartorius (Schneidermuskel)
Gracilis (Schlanker Muskel)

Kniekehlen-Gruppe:
Semitendinosus (Halbsehnenmuskel)
Biceps Femoris (Zweiköpfiger Oberschenkelmuskel / Schenkelbeuger)

Hinweise zur richtigen Technik
• Arbeiten Sie langsam gegen mäßigen Widerstand.
• Vermeiden Sie es, durch Schwung nachzuhelfen.
• Vermeiden Sie es, bei der Abduktion der Hüften ein Hohlkreuz zu bilden.
• Konzentrieren Sie sich darauf, aus dem Gluteus Medius und Minimus heraus zu drücken, nicht mit den Füßen oder den Knien.

STARTPOSITION
• Setzen Sie sich ins Gerät, die Beine gegen die Kissen gedrückt.
• Sitzen Sie auf den Sitzknochen; halten Sie die Brust geweitet und das Rückgrat aufrecht.
• Bei manchen Geräten muss man einen Hebel betätigen, um die Beine richtig zu positionieren.

stabilisierende Muskeln
Rumpf: Abdominale Gruppe; Erector Spinae; Quadratus Lumborum

Aspekte der Analyse	Gelenk 1
Gelenk	Hüfte
Art der Bewegung	auswärts: Abduktion einwärts: Adduktion
mobilisierende Muskeln	Gluteus Medius und G. Minimus; Tensor Fasciae Latae

HÜFTABDUKTIONEN IN SEITENLAGE

Zusatz-Übung • Einzel-Gelenk-Training • Ziehen • Open Chain • Bodyweight • Einsteiger/Erfahrene

➡️ Diese Übung wurde in den 1980ern wahrscheinlich mehr als jede andere durch den Bestseller Jane Fonda's Workout populär gemacht. Fonda, eine Schauspielerin und Oscar-Preisträgerin, war eine der Pionierinnen beim Aerobic und Home-Workout-Video.

Kurzbeschreibung

Heben Sie das Bein langsam seitlich durch Abduktion der Hüfte; nutzen Sie das volle Maß des Bewegungsspielraums. Verharren Sie kurz; senken Sie das Bein langsam und wiederholen Sie dann die Bewegung. Wenden Sie sich um und wiederholen Sie die Übung mit dem anderen Bein.

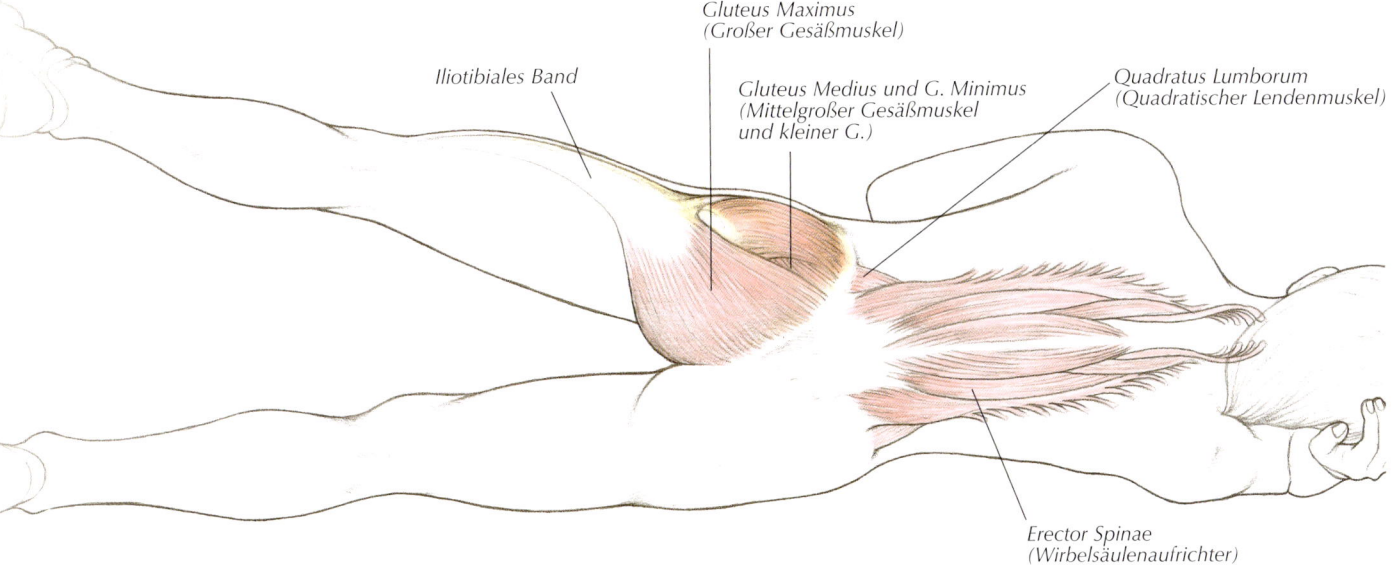

Gluteus Maximus (Großer Gesäßmuskel)

Iliotibiales Band

Gluteus Medius und G. Minimus (Mittelgroßer Gesäßmuskel und kleiner G.)

Quadratus Lumborum (Quadratischer Lendenmuskel)

Erector Spinae (Wirbelsäulenaufrichter)

Hinweise zur richtigen Technik

- Vermeiden Sie es, während der Übung die Hüften vor- und zurückzurollen. Stabilisieren Sie Rückgrat und Becken mit Hilfe der Abdominalmuskulatur.
- Drehen Sie den Oberschenkel nicht nach außen, während Sie das Bein heben.
- Arbeiten Sie langsam und vermeiden Sie es, durch Schwung nachzuhelfen.
- Vermeiden Sie eine Über-Abduktion der Hüfte.

STARTPOSITION
- Legen Sie sich auf die rechte Seite und legen Sie Ihren Kopf auf den rechten Arm.
- Achten Sie auf aufrechte Haltung und halten Sie das untere Bein gestreckt.

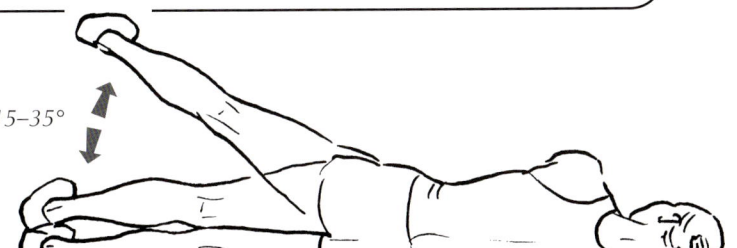

15–35°

Aspekte der Analyse	Gelenk 1
Gelenke	Hüfte
Art der Bewegung	aufwärts: Abduktion abwärts: Adduktion
mobilisierende Muskeln	Gluteus Medius und G. Minimus; Tensor Fasciae Latae

stabilisierende Muskeln	Rumpf: Abdominalmuskulatur; Erector Spinae; Quadratus Lumborum.

BEINSTRECKEN IM SITZEN AM GERÄT

Zusatz-Übung • Einzel-Gelenk-Übung • Drücken • Open Chain • Am Gerät • Erfahrene/Fortgeschrittene

Jack LaLanne, eine populäre Fitness-Persönlichkeit in den 1950ern, hat das Verdienst, die Machine Seated Leg Extension eingeführt zu haben, eine klassische Übung, die ganz gezielt den Quadrizeps trainiert.

Hinweise zur richtigen Technik

- Arbeiten Sie langsam; vermeiden Sie es, durch Schwung nachzuhelfen.
- Vermeiden Sie es, das Kniegelenk zu überdehnen, was vor allem durch den Schwung geschehen kann.
- Drücken Sie den unteren Rücken gegen die Lehne. Vermeiden Sie es, den Körper zu heben und zu wippen.
- Konzentrieren Sie sich darauf, aus dem Quadrizeps heraus zu drücken (und nicht aus den Füßen heraus zu heben). Vermeiden Sie es ferner, an den Griffen zu ziehen, um Schwung zu erzeugen.
- Atmen Sie bei der Aufwärtsbewegung ein und bei der Abwärtsbewegung aus.

Kurzbeschreibung

Heben Sie die unteren Beine, indem Sie die Knie durchdrücken, bis das Bein gestreckt ist. Kehren Sie in die Startposition zurück und wiederholen Sie die Bewegung.

Gracilis (Schlanker Muskel)

Sartorius (Schneidermuskel)

Iliotibiales Band

Vastus Medialis (Innerer Breiter Muskel)

Gastrocnemius (Wadenmuskel)

Quadrizeps-Gruppe:
Rectus Femoris (Gerader Oberschenkelmuskel)

Vastus Lateralis (Äußerer Breiter Muskel)

Tibialis Anterior (Vorderer Schienbeinmuskel)

Peroneus Longus (Langer Wadenbeinmuskel)

STARTPOSITION

- Setzen Sie sich in das Gerät; der Rücken ist gegen die gepolsterte Rücklehne gedrückt.
- Setzen Sie sich auf Ihre Sitzknochen; richten Sie das Rückgrat auf.
- Passen Sie das Gerät so an, dass Ihr Knie an der Hebelachse und der gepolsterte Bügel auf den Fußgelenken positioniert ist.
- Halten Sie die Seitengriffe.

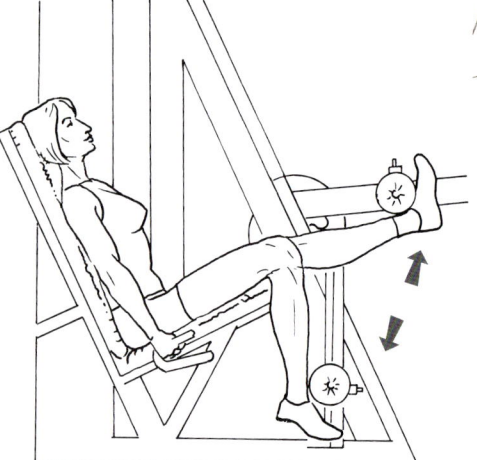

stabilisierende Muskeln
Mäßige Stabilisierung wird durch die Abdominale Gruppe, den Erector Spinae, den unteren und mittleren Trapezius und die Rhomboid-Muskeln bewirkt.

Aspekte der Analyse	Gelenk 1
Gelenke	Knie
Art der Bewegung	aufwärts: Extension abwärts: Flexion
mobilisierende Muskeln	Quadrizeps-Gruppe

BEINBEUGEN IN BAUCHLAGE

Standard-Übung • Einzel-Gelenk-Übung
• Ziehen • Open Chain • Am Gerät •
Erfahrene/Fortgeschrittene

→ Schwache Kniekehlenmuskulatur birgt ein erhöhtes Risiko von Verletzungen bei Übungen zur Knieextension. Der Leg Curl am Gerät ist eine der wenigen Übungen, die gezielt diese Muskulatur trainieren.

Kurzbeschreibung

Heben Sie das untere Bein, indem Sie die Knie beugen; kehren Sie in die Startposition zurück und wiederholen Sie die Bewegung.

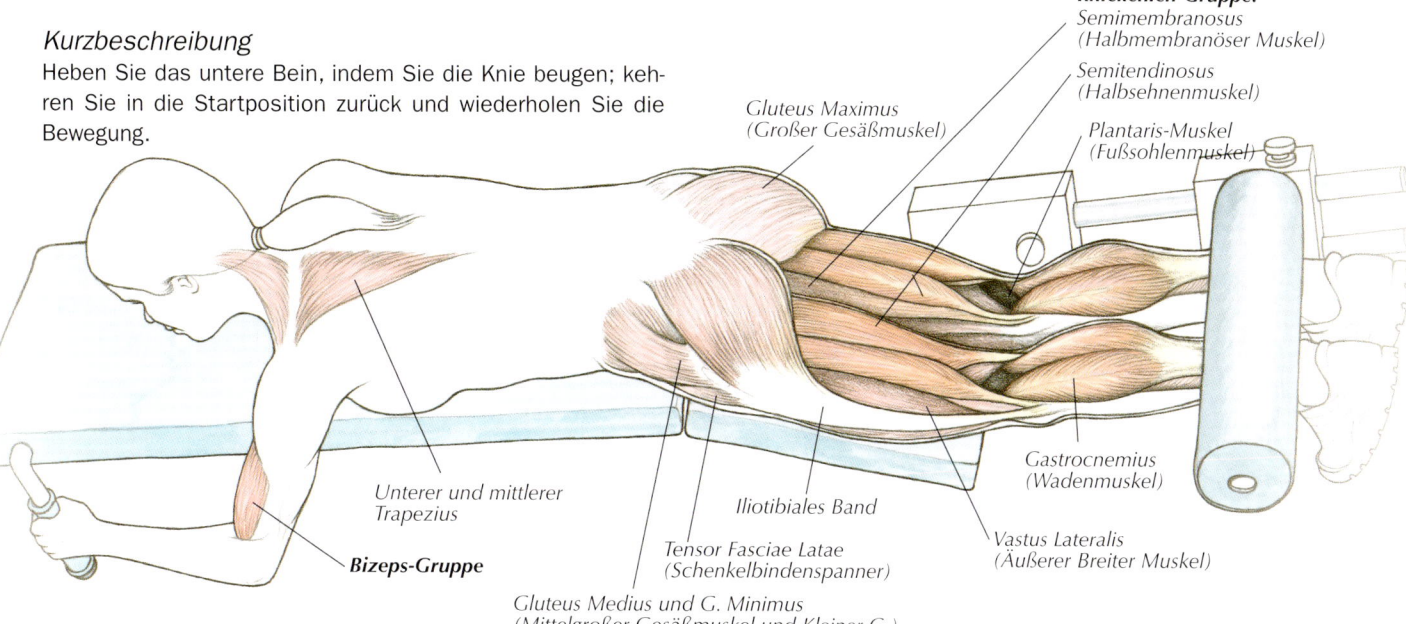

Kniekehlen-Gruppe:
Semimembranosus (Halbmembranöser Muskel)
Semitendinosus (Halbsehnenmuskel)
Plantaris-Muskel (Fußsohlenmuskel)
Gluteus Maximus (Großer Gesäßmuskel)
Gastrocnemius (Wadenmuskel)
Unterer und mittlerer Trapezius
Iliotibiales Band
Vastus Lateralis (Äußerer Breiter Muskel)
Bizeps-Gruppe
Tensor Fasciae Latae (Schenkelbindenspanner)
Gluteus Medius und G. Minimus (Mittelgroßer Gesäßmuskel und Kleiner G.)

Hinweise zur richtigen Technik

- Arbeiten Sie langsam; vermeiden Sie es, durch Schwung nachzuhelfen.
- Vermeiden Sie es, das Kniegelenk zu überdehnen oder das Gewicht bei der Abwärtsbewegung fallen zu lassen.
- Konzentrieren Sie sich auf die Stabilisierung der abdominalen Muskulatur, um zu vermeiden, dass Sie die Hüften heben und mit dem Körper und dem unteren Rücken schaukeln.
- Pressen Sie mit den Kniesehnen; heben Sie die Last nicht mit den Füßen. Vermeiden Sie es, an den Griffen zu ziehen, um Schwung zu erzeugen.
- Atmen Sie bei der Aufwärtsbewegung ein und bei der Abwärtsbewegung aus.

Aspekte der Analyse	Gelenk 1
Gelenk	Knie
Art der Bewegung	aufwärts: Flexion abwärts: Extension
mobilisierende Muskeln	Kniekehlengruppe; Gastrocnemius

STARTPOSITION

- Legen Sie sich in pronaler Stellung ins Gerät; die Fußgelenke sind unter den gepolsterten Lastbügel geklemmt.
- Stellen Sie das Gerät so ein, dass Ihre Knie mit der Achse des Lastbügels auf gleicher Höhe sind und der gepolsterte Bügel auf dem Fußgelenk lastet.
- Halten Sie die Seitengriffe.

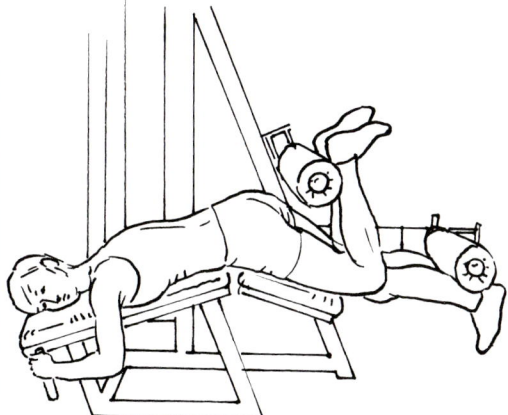

stabilisierende Muskeln
Rumpf: Abdominale Gruppe Oberkörper: Bizepsmuskulatur; unterer und mittlerer Trapezius; Serratus Anterior

WADENHEBEN IM STEHEN AM GERÄT

Zusatz-Übung • Einzel-Gelenk-Übung •
Drücken • Closed Chain • Am Gerät •
Erfahrene/Fortgeschrittene

Dieses Wadentraining am Gerät ist in Fitness-Zentren populär. Man kann diese Übung aber auch zu Hause ausführen, indem man einfach eine Treppenkante benutzt. Das Gewicht kann man erhöhen, indem man jeweils ein Bein einzeln trainiert.

Hinweise zur richtigen Technik
- Stellen Sie das Gerät so ein, dass Sie für die Wadenmuskeln einen maximalen Bewegungsspielraum erzielen.
- Vermeiden Sie es, die Knie zu beugen oder zu überdehnen.
- Stärken Sie die Belastung der Wadenmuskulatur, indem Sie die Zehen entspannen (und nicht mit diesen nachhelfen).

STARTPOSITION
- Stellen Sie Zehen und Fußballen auf die Plattform.
- Steigen Sie mit gebeugten Knien und aufrechter Wirbelsäule in das Gerät und platzieren Sie die Schultern unter den gepolsterten Lastbügeln.
- Halten Sie die Griffe an den Seiten der gepolsterten Bügel.
- Stellen Sie sich aufrecht in die Maschine, indem Sie Hüften und Knie dehnen.
- Achten Sie auf eine stabile, aufrechte Haltung – und insbesondere auf abdominale Stabilisierung.

Kurzbeschreibung
Heben Sie die Fersen so weit wie möglich durch Plantarflexion der Fußgelenke. Verharren Sie kurz; senken Sie dann die Fersen ab, bis die Waden gedehnt sind. Wiederholen Sie die Bewegung.

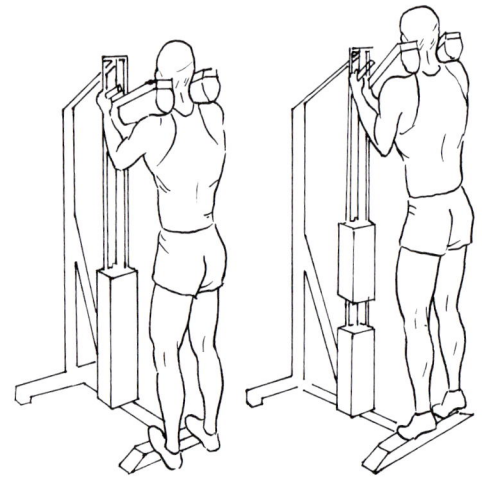

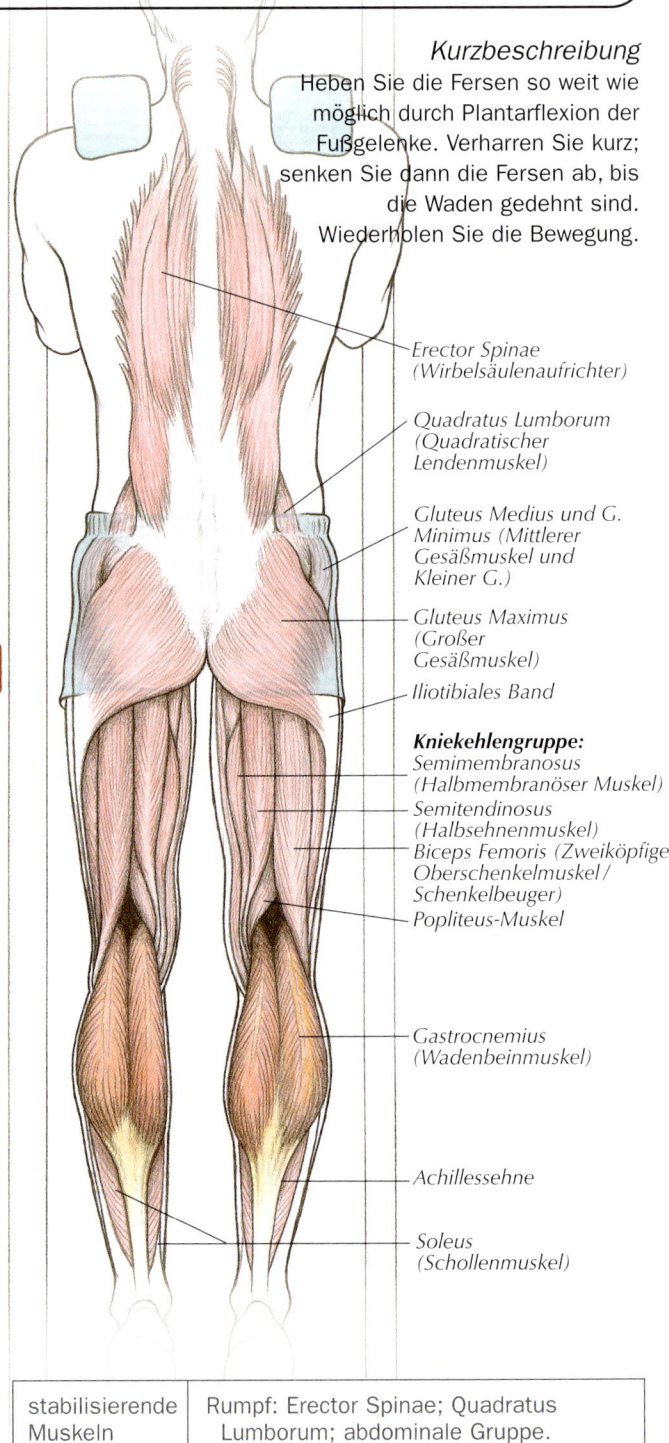

Erector Spinae (Wirbelsäulenaufrichter)

Quadratus Lumborum (Quadratischer Lendenmuskel)

Gluteus Medius und G. Minimus (Mittlerer Gesäßmuskel und Kleiner G.)

Gluteus Maximus (Großer Gesäßmuskel)

Iliotibiales Band

Kniekehlengruppe:
Semimembranosus (Halbmembranöser Muskel)

Semitendinosus (Halbsehnenmuskel)

Biceps Femoris (Zweiköpfiger Oberschenkelmuskel / Schenkelbeuger)

Popliteus-Muskel

Gastrocnemius (Wadenbeinmuskel)

Achillessehne

Soleus (Schollenmuskel)

Art der Analyse	Gelenk 1
Gelenk	Fußgelenk
Art der Bewegung	aufwärts: Plantarflexion abwärts: Dorsiflexion
mobilisierende Muskeln	Hauptsächlich Gastrocnemius, Soleus, Tibialis Posterior, Proneus Longus

stabilisierende Muskeln	Rumpf: Erector Spinae; Quadratus Lumborum; abdominale Gruppe. Beine und Hüften: Adduktorgruppe; Gluteus Medius und G. Minimus; Quadrizepsgruppe.

WADENHEBEN IM SITZEN AM GERÄT

Zusatz-Übung • Einzel-Gelenk-Training • Drücken • Closed Chain • Am Gerät • Erfahrene/Fortgeschrittene

Das Wadenheben im Sitzen am Gerät unterscheidet sich von der Stehend-Version dadurch, dass es den Schwerpunkt auf den Soleusmuskel der Wade legt, der am besten arbeitet, wenn das Knie gebeugt ist.

Kurzbeschreibung

Senken Sie die Fersen, bis die Waden gestreckt sind. Heben Sie die Fersen, indem Sie die Plantarflexion der Fußgelenke so weit wie möglich ausführen. Kehren Sie in die Startposition zurück und wiederholen Sie die Bewegung.

Hinweise zur richtigen Technik

- Stellen Sie das Gerät so ein, dass Sie dem Wadenmuskel einen maximalen Bewegungsspielraum gewährleisten.
- Verstärken Sie die Belastung des Wadenmuskels, indem Sie die Zehen entspannen und nicht mit diesen nachhelfen.

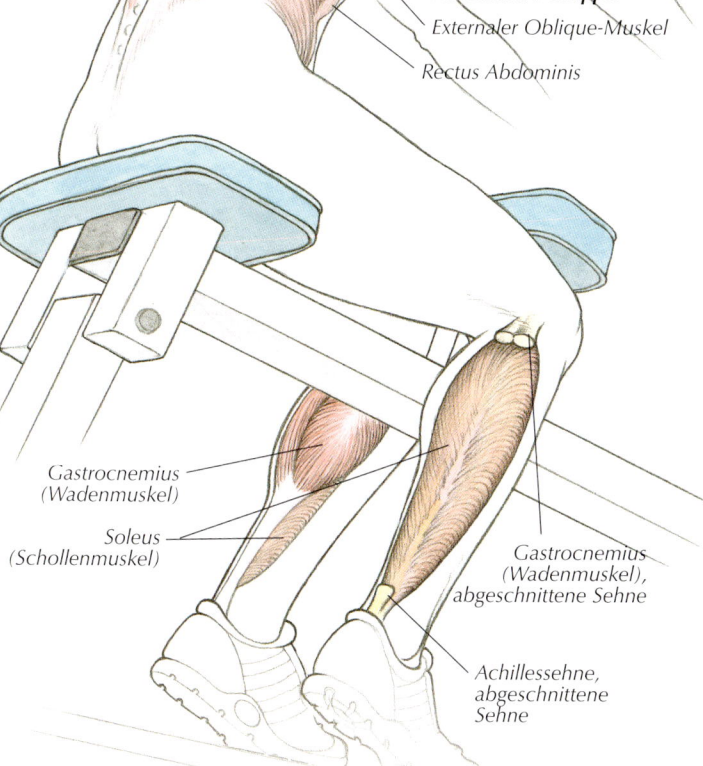

Erector Spinae (Wirbelsäulenaufrichter)

Quadratus Lumborum (Quadratischer Lendenmuskel)

Abdominale Gruppe:

Externaler Oblique-Muskel

Rectus Abdominis

Gastrocnemius (Wadenmuskel)

Soleus (Schollenmuskel)

Gastrocnemius (Wadenmuskel), abgeschnittene Sehne

Achillessehne, abgeschnittene Sehne

Aspekte der Analyse	Gelenk 1
Gelenk	Fußgelenk
Art der Bewegung	abwärts: Dorsiflexion aufwärts: Plantarflexion
mobilisierende Muskeln	Soleus-Muskel; Gastrocnemius; Tibialis Posterior; Peroneus Longus.

stabilisierende Muskulatur	Mäßige Stabilisierung durch: Abdominale Gruppe; Erector Spinae; unterer und mittlerer Trapezius; Rhomboid-Muskeln

STARTPOSITION

- Setzen Sie sich auf die Bank, auf die Sitzknochen; halten Sie das Rückgrat aufrecht.
- Setzen Sie die Zehen und Fußballen auf die Fußplattform.
- Plazieren Sie die unteren Oberschenkel unter das Lastenpolster; schieben Sie dieses über die Beine, indem Sie den entsprechenden Hebel am Gerät betätigen. Das Gerät sollte so eingestellt werden, dass die Lastkissen im gesamten Bewegungsbereich Widerstand bieten. Lassen Sie dann den Hebel los.
- Achten Sie auf aufrechte Haltung und auf ein stabiles Abdomen.

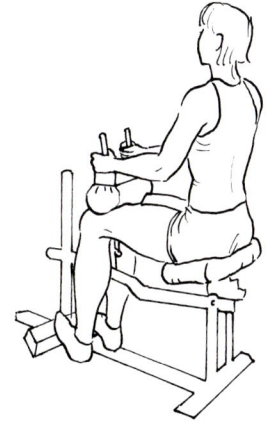
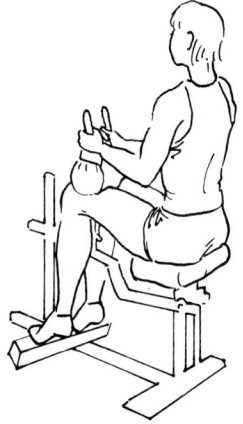

Die Muskulatur des Rückens und der Schultern

Name	beanspruchte Gelenke	Ursprung	Insertion	Art der Bewegung
Erector Spinae	längs der Wirbelsäule	posterioraler Iliumkamm (Hüftknochen) und Sacrum (Kreuzbein)	Rippenwinkel; transversale Fortsätze aller Rippen	Extension der Wirbelsäule
Latissimus Dorsi	Schulter	posterioraler Iliumkamm; Sacrum; Fortsätze der Lendenwirbel und der unteren sechs thorachischen Wirbel	mediale Seite des Humerus	Schulter: Adduktion; Extension; mediale Rotation; horizontale Abduktion
Trapezius, bestehend aus: obere Fasern mittlere Fasern untere Fasern	verbindet Wirbelsäule und Scapula	Occipitalknochen (Hinterhauptkn.); Wirbelfortsätze der Hals- und Thoraxwirbel	Acromion-Fortsatz und Spina Scapulae (Dornfortsatz der Scapula)	Insgesamt: Retraktion der Scapula obere Fasern: Elevation mittlere Fasern: Adduktion untere Fasern: Depression; Rotation aufwärts
Rhomboid-Muskeln	verbinden Wirbelsäule und Scapula	Wirbelfortsätze der letzten Halswirbel und der ersten fünf thorachischen Wirbel	medialer Rand der Scapula, unter der Spina Scapulae	Scapula: Retraktion; Rotation nach unten
Teres Major	Schulter	posterioraler, inferioraler lateraler Rand der Scapula	medialer Humerus	Schulter: Extension; mediale Rotation; Adduktion
Deltoid-Muskeln, bestehend aus: hintere Fasern mittlere Fasern vordere Fasern	Schulter	posteriorale Fasern: unterer Rand der Spina Scapulae mittlere Fasern: lateraler Aspekt des Acromion anteriorale Fasern: anteriorales laterales Drittel des Schlüsselbeins	laterale Seite des Humerus	Abduktion der Schulter. Posteriorale Fasern außerdem: Extension; horizontale Abduktion und laterale Rotation der Schulter mittlere Fasern: Abduktion der Schulter anteriorale Fasern: Flexion der Schulter; horizontale Flexion und mediale Rotation
Serratus Anterior	Schulter	Die oberen neun Rippen an der Seite der Brust	anterioraler Aspekt des gesamten mittleren Rands der Scapula	Scapula: Protraktion; Rotation aufwärts
Quadratus Lumborum	Verbindet Wirbeläule und Becken	posteriorale innere Oberfläche des Hüftknochens	transversale Fortsätze der oberen vier Lendenwirbel und der untere Rand der zwölften Rippe	Lateralflexion des Rumpfes; Elevation des Beckens (beim Stehen)

Muskulatur der Rotationsmanschette

Name	beanspruchte Gelenke	Ursprung	Insertion	Art der Bewegung
Supraspinatus	Schulter	Fossa Supraspinata	um das größere Tuberkel des Humerus	Abduktion der Schulter (die ersten 15°)
Infraspinatus	Schulter	posteriorale Oberfläche der Scapula auf dem medialen Aspekt der Fossa Infraspinata, direkt unter dem Spinum Scapulae (Dornfortsatz der Scapula)	um das größere Tuberkel des Humerus	Schulter: Laterale Rotation; horizontale Abduktion; Extension
Teres Minor	Schulter	posterioraler, oberer und mittlerer Aspekt des lateralen Scapularandes	um das größere Tuberkel des Humerus	Schulter: Laterale Rotation; horizontale Abduktion; Extension
Subscapularis	Schulter	entlang der anterioralen Oberfläche der Fossa Subscapula	kleineres Tuberkel des Humerus	Schulter: Mediale Rotation; Adduktion; Extension

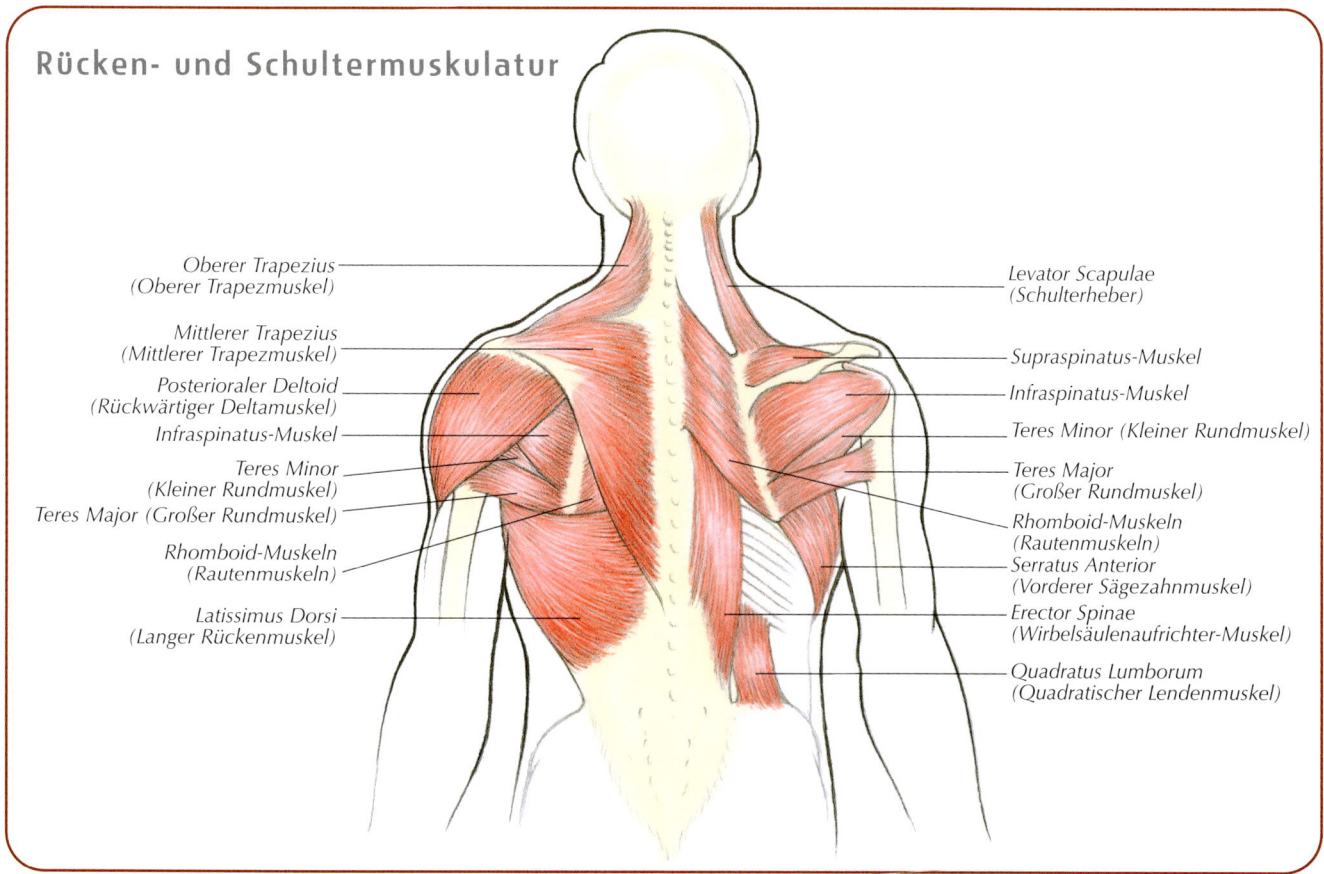

Rücken- und Schultermuskulatur

Oberer Trapezius (Oberer Trapezmuskel)

Mittlerer Trapezius (Mittlerer Trapezmuskel)

Posterioraler Deltoid (Rückwärtiger Deltamuskel)

Infraspinatus-Muskel

Teres Minor (Kleiner Rundmuskel)

Teres Major (Großer Rundmuskel)

Rhomboid-Muskeln (Rautenmuskeln)

Latissimus Dorsi (Langer Rückenmuskel)

Levator Scapulae (Schulterheber)

Supraspinatus-Muskel

Infraspinatus-Muskel

Teres Minor (Kleiner Rundmuskel)

Teres Major (Großer Rundmuskel)

Rhomboid-Muskeln (Rautenmuskeln)

Serratus Anterior (Vorderer Sägezahnmuskel)

Erector Spinae (Wirbelsäulenaufrichter-Muskel)

Quadratus Lumborum (Quadratischer Lendenmuskel)

LAT-ZIEHEN ZUR BRUST

Der Lat Pulldown ist eine der umfassendsten Oberkörper-übungen, mit vielen möglichen Variationen. Der Front Lat Pulldown ist funktionaler als sein herkömmlicher Gegensatz, das Lat-Ziehen hinter dem Kopf.

Standard-Übung • Multi-Gelenk-Training • Ziehen • Open Chain • Am Gerät • Einsteiger/Fortgeschrittene

Kurzbeschreibung

Ziehen Sie den Bügel nach unten vor die Brust. Kehren Sie in die Startposition zurück und wiederholen Sie die Bewegung.

Hinweise zur richtigen Technik

- Vermeiden Sie es, mit Schwung nachzuhelfen. Vollziehen Sie langsame, kontrollierte Bewegungen und schöpfen Sie den vollen Spielraum aus.
- Vermeiden Sie es, während der Übung die Schultern anzu-ziehen oder zu krümmen. Halten Sie die Brust geweitet und die Schulterblätter gesenkt.
- Wenn Sie sich ein wenig hinter die Sitzknochen lehnen, haben Sie mehr Raum für den Bügel und aktivieren die abdominalen Stabilisatoren.
- Atmen Sie bei der Abwärtsphase ein.

STARTPOSITION
- Setzen Sie sich auf die Sitzknochen (mit geweiteter Brust und gerader Wirbelsäule).
- Stellen Sie die Knie unter den gepolsterten Wider-standsbügel.
- Greifen Sie den Bügel mit weitausgreifenden Armen.
- Stellen Sie die Beine unter die Stützen des Geräts.

stabilisierende Muskeln

Rumpf: Abdominale Gruppe; Erector Spinae.
Schultergelenk: Muskulatur der Rotationsmanschette.
Schulterblätter: Serratus Anterior; Rhomboid-Muskeln; unterer Trapezius.
Unterarm: Handgelenkflexoren.

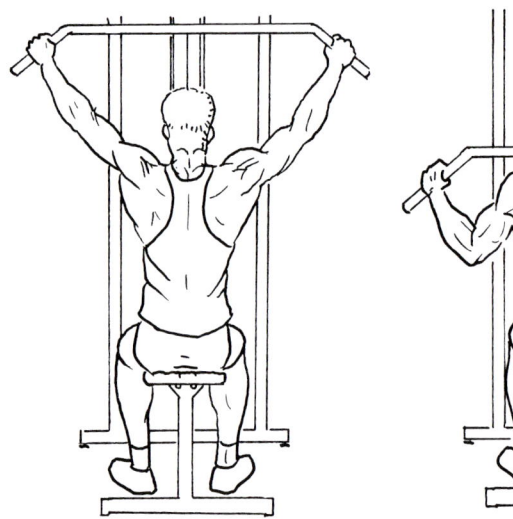

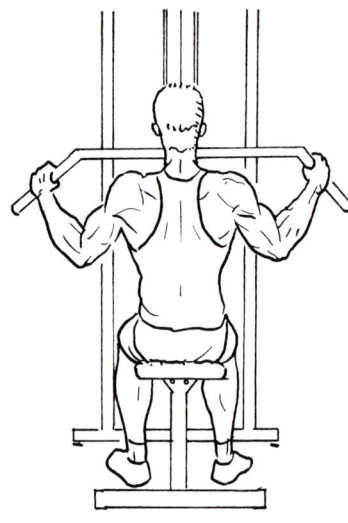

Aspekt der Analyse	Gelenk 1	Gelenk 2	Gelenk 3
Gelenk	Ellenbogen	Schulter	Scapula
Art der Bewegung	abwärts: Flexion aufwärts: Extension	abwärts: Adduktion; leichte Extension aufwärts: Abduktion; leichte Flexion	abwärts: Rotation abwärts; Adduktion (Retraktion); Depression aufwärts: Rotation aufwärts; Abduktion (Protraktion); Elevation
mobilisierende Muskeln	Biceps Brachii; Brachialis; Brachioradialis	Latissimus Dorsi; Teres Major; Pectoralis Major; Posterioraler Deltiod	Rhomboid-Muskeln; Trapezius

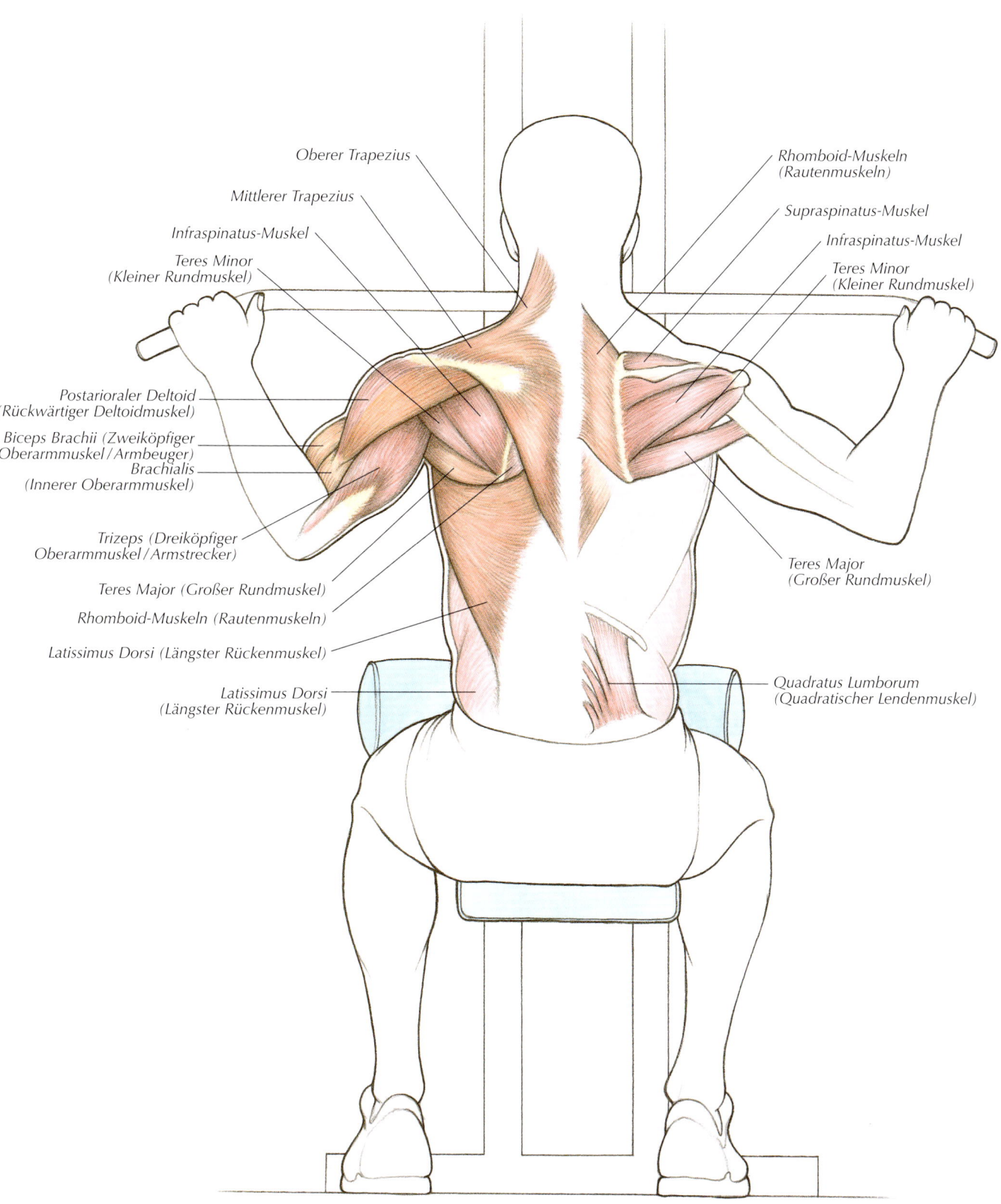

Oberer Trapezius

Mittlerer Trapezius

Infraspinatus-Muskel

Teres Minor
(Kleiner Rundmuskel)

Postarioraler Deltoid
(Rückwärtiger Deltoidmuskel)

Biceps Brachii (Zweiköpfiger
Oberarmmuskel / Armbeuger)

Brachialis
(Innerer Oberarmmuskel)

Trizeps (Dreiköpfiger
Oberarmmuskel / Armstrecker)

Teres Major (Großer Rundmuskel)

Rhomboid-Muskeln (Rautenmuskeln)

Latissimus Dorsi (Längster Rückenmuskel)

Latissimus Dorsi
(Längster Rückenmuskel)

Rhomboid-Muskeln
(Rautenmuskeln)

Supraspinatus-Muskel

Infraspinatus-Muskel

Teres Minor
(Kleiner Rundmuskel)

Teres Major
(Großer Rundmuskel)

Quadratus Lumborum
(Quadratischer Lendenmuskel)

ÜBUNGEN FÜR RÜCKEN UND SCHULTERN

63

BODYWEIGHT-KLIMMZÜGE

Standard-Übung • Multi-Gelenk-Training • Ziehen • Closed Chain • Bodyweight • Erfahrene/Fortgeschrittene

In den USA hat der President's Council on Physical Fitness and Sport folgende Maßstäbe für Klimmzüge festgesetzt: Männer: Durchschnittlich = 8; Exzellent = 13; Frauen: Durchschnittlich = 1; Exzellent = 8

Kurzbeschreibung

Ziehen Sie Ihren Körper zur Stange hinauf bis zur Höhe der oberen Brust. Senken Sie Ihren Körper langsam ab und wiederholen Sie die Bewegung.

Hinweise zur richtigen Technik

- Vermeiden Sie es, mit Schwung nachzuhelfen; achten Sie auf kontrollierte Bewegungen.
- Vermeiden Sie es, die Schultern zu heben oder zu krümmen; halten Sie die Brust geweitet und die Schulterblätter gesenkt.
- Lassen Sie sich am Tiefpunkt nicht am Schultergelenk hängen; halten Sie das Schultergelenk gespannt und die Stabilisatoren des mittleren Rückens aktiv.
- Atmen Sie bei der Aufwärtsphase ein.

Levator Scapulae (Schulterheber)
Supraspinatus-Muskel
Oberer Trapezius (Oberer Trapezmuskel)
Infraspinatus-Muskel
Biceps Brachii (Zweiköpfiger Oberarmmuskel / Armbeuger)
Extensoren (Handstrecker)
Extensor Carpi Ulnaris (Ulnarer Handstrecker)
Flexor Carpi Ulnaris (Ulnarer Handbeuger)
Anconeus (Ellenbogenmuskel)
Brachialis (Innerer Oberarmmuskel)
Triceps Brachii (Dreiköpfiger Oberarmmuskel / Armstrecker)
Unterer Trapezius (Unterer Trapezmuskel)
Rhomboid-Muskeln (Rautenmuskeln)
Latissimus Dorsi (Längster Rückenmuskel)

stabilisierende Muskulatur

Rumpf: Abdominale Gruppe; Erector Spinae.
Schultergelenk: Muskulatur der Rotationsmanschette.
Schulterblätter: Serratus Anterior; Rhomboid-Muskeln; unterer Trapezius.
Unterarm: Handgelenkflexoren.

STARTPOSITION

- Greifen Sie den Bügel mit weitgespannten Armen.

Aspekt der Analyse	Gelenk 1	Gelenk 2	Gelenk 3
Gelenk	Ellenbogen	Schulter	Scapula
Art der Bewegung	aufwärts: Flexion abwärts: Extension	aufwärts: Adduktion; leichte Extension abwärts: Abduktion; leichte Flexion	aufwärts: Rotation abwärts; Adduktion (Retraktion); Depression abwärts: Rotation aufwärts; Abduktion (Protraktion); Elevation
mobilisierende Muskeln	Biceps Brachii; Brachialis; Brachioradialis	Latissimus Dorsi; Teres Major; Pectoralis Major; Posteriorer Deltoid	Rhomboid-Muskeln; Trapezius

LAT-ZIEHEN MIT GESTRECKTEN ARMEN AM HOHEN BLOCK

Zusatz-Übung • Einzel-Gelenk-Training • Ziehen • Open Chain • Am Gerät • Erfahrene/Fortgeschrittene

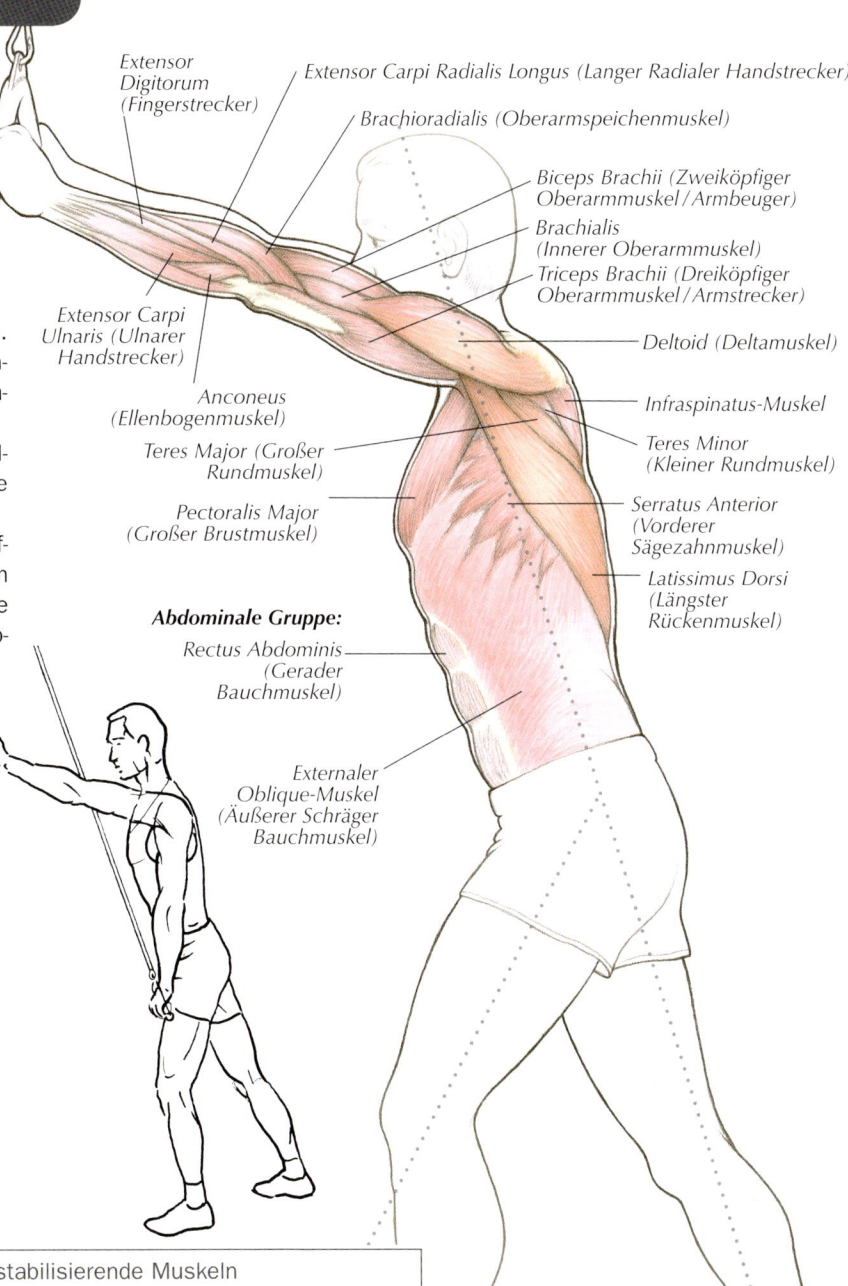

→ Diese Übung, die auch als „Straight Arm Pulldown" bekannt ist, dient insbesondere zur Stärkung der Haltungs-Stabilisatoren, wie Abdominalmuskulatur, Serratus Anterior und unterer Trapezius. Bei dieser Übung geht Qualität vor Quantität.

Kurzbeschreibung

Ziehen Sie den Bügel herunter, indem Sie Ihre Schultern anspannen, bis Ihre Arme senkrecht nach unten am Körper liegen. Kehren Sie in die Startposition zurück und wiederholen Sie die Bewegung.

Hinweise zur richtigen Technik

- Vermeiden Sie es, mit Schwung nachzuhelfen. Achten Sie auf langsame, kontrollierte Bewegungen und schöpfen Sie den vollen Bewegungsradius aus.
- Vermeiden Sie es, während der Übung die Schultern zu heben oder zu krümmen. Halten Sie die Brust geweitet und die Schulterblätter gesenkt.
- Halten Sie den Rumpf stabil, die Haltung aufrecht und das Rückgrat in neutraler Position. Im mittleren Bereich der Bewegung sollten Sie eine starke Aktivierung der abdominalen Stabilisatoren spüren.
- Atmen Sie bei der Aufwärtsphase aus.

STARTPOSITION
- Stehen Sie mit dem Gesicht zum Lat-Gerät; stellen Sie ein Bein vor das andere zur besseren Balance; das Gewicht zu 70% auf dem vorderen Bein.
- Greifen Sie den Bügel mit mittelweit gespreizten Armen (etwas weiter als Schulterbreite).

→

Extensor Digitorum (Fingerstrecker)

Extensor Carpi Radialis Longus (Langer Radialer Handstrecker)

Brachioradialis (Oberarmspeichenmuskel)

Biceps Brachii (Zweiköpfiger Oberarmmuskel/Armbeuger)

Brachialis (Innerer Oberarmmuskel)

Triceps Brachii (Dreiköpfiger Oberarmmuskel/Armstrecker)

Deltoid (Deltamuskel)

Infraspinatus-Muskel

Teres Minor (Kleiner Rundmuskel)

Serratus Anterior (Vorderer Sägezahnmuskel)

Latissimus Dorsi (Längster Rückenmuskel)

Extensor Carpi Ulnaris (Ulnarer Handstrecker)

Anconeus (Ellenbogenmuskel)

Teres Major (Großer Rundmuskel)

Pectoralis Major (Großer Brustmuskel)

Abdominale Gruppe:

Rectus Abdominis (Gerader Bauchmuskel)

Externaler Oblique-Muskel (Äußerer Schräger Bauchmuskel)

Aspekt der Analyse	Gelenk 1
Gelenk	Schultern
Art der Bewegung	abwärts: Extension aufwärts: Flexion
mobilisierende Muskeln	Latissimus Dorsi; Teres Major; Pectoralis Major; posterioraler Deltoid

stabilisierende Muskeln
Rumpf: Abdominale Gruppe; Erector Spinae. Schultergelenk: Muskulatur der Rotationsmanschette. Schulterblätter: Serratus Anterior; Rhomboid-Muskeln; unterer Trapezius. Unterarm: Handgelenkflexoren.

RUDERN MIT GENEIG-TEM OBERKÖRPER MIT LANGHANTEL

Standard-Übung • Multi-Gelenk-Training
• Ziehen • Open Chain • Langhantel •
Erfahrene/Fortgeschrittene

Bei korrekter Ausführung ist dies eine der wertvollsten und umfassendsten Oberkörper-Übungen; die Muskulatur zur Haltungsstabilisierung wird ebenso gefordert wie die mobilisierende Muskulatur.

Kurzbeschreibung

Ziehen Sie die Hantel auf die Höhe der oberen Taille. Kehren Sie in die Startposition zurück und wiederholen Sie die Bewegung.

Hinweise zur richtigen Technik

- Vermeiden Sie es, mit Schwung nachzuhelfen; achten Sie auf langsame, kontrollierte Bewegungen und schöpfen Sie den vollen Bewegungsradius aus.
- Vermeiden Sie es, während der Übung die Schultern zu heben oder zu krümmen; halten Sie die Brust geweitet und die Schulterblätter gesenkt.
- Vermeiden Sie es, den mittleren und unteren Rücken zu krümmen. Halten Sie das Becken in neutraler Position und das Rückgrat gerade.
- Atmen Sie bei der Aufwärtsphase ein.

STARTPOSITION

- Nehmen Sie eine stationäre Kniebeuge-Haltung über der Hantel ein, um eine stabile Plattform zu bilden.
- Greifen Sie die Hantel mit weitgespannten Armen und proniertem Griff.

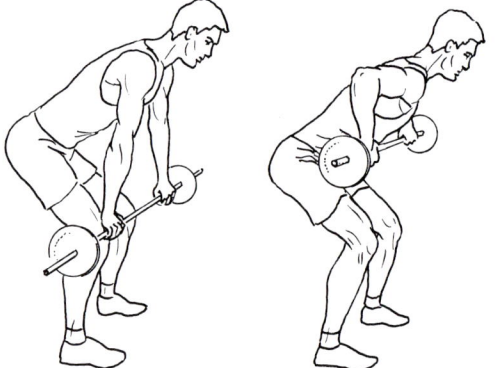

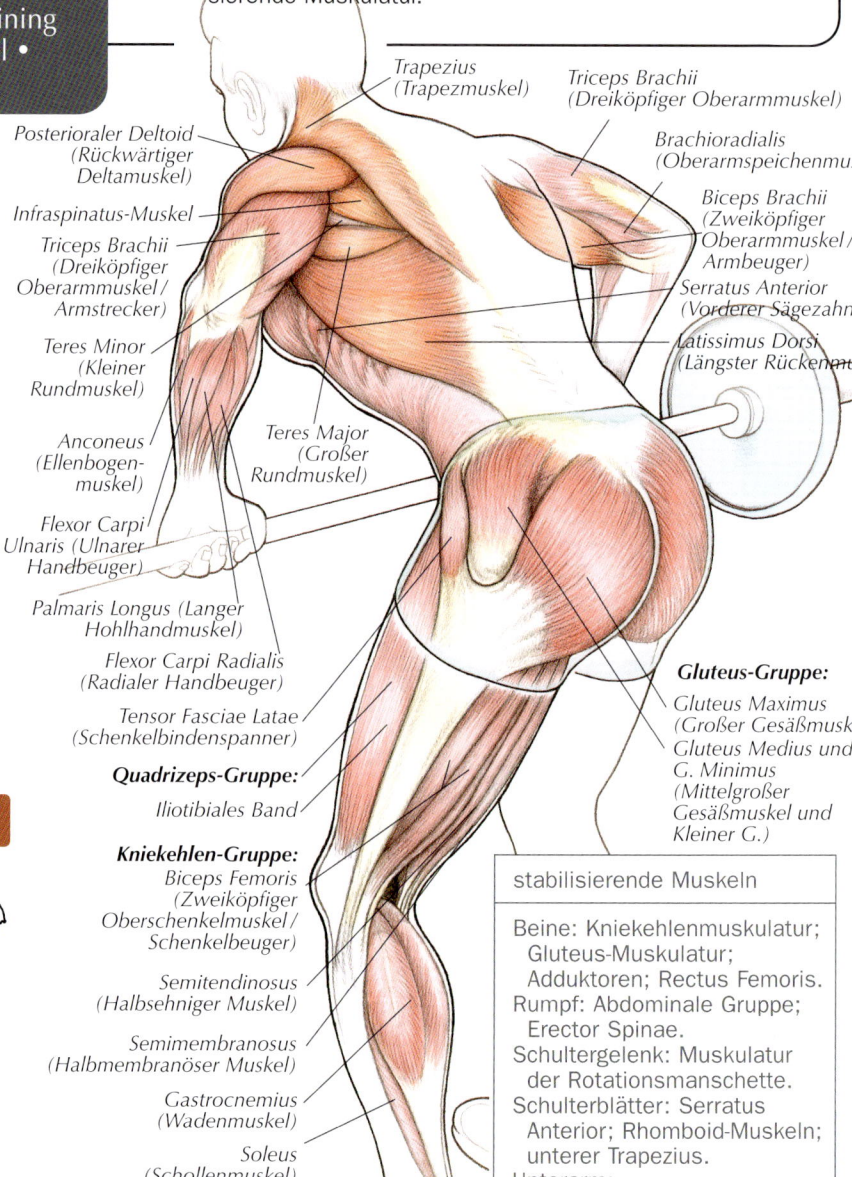

Trapezius (Trapezmuskel)
Triceps Brachii (Dreiköpfiger Oberarmmuskel)
Brachioradialis (Oberarmspeichenmuskel)
Biceps Brachii (Zweiköpfiger Oberarmmuskel / Armbeuger)
Serratus Anterior (Vorderer Sägezahnmusk.)
Latissimus Dorsi (Längster Rückenmuskel)
Posterioraler Deltoid (Rückwärtiger Deltamuskel)
Infraspinatus-Muskel
Triceps Brachii (Dreiköpfiger Oberarmmuskel / Armstrecker)
Teres Minor (Kleiner Rundmuskel)
Anconeus (Ellenbogen- muskel)
Flexor Carpi Ulnaris (Ulnarer Handbeuger)
Palmaris Longus (Langer Hohlhandmuskel)
Flexor Carpi Radialis (Radialer Handbeuger)
Tensor Fasciae Latae (Schenkelbindenspanner)
Teres Major (Großer Rundmuskel)

Quadrizeps-Gruppe:
Iliotibiales Band

Kniekehlen-Gruppe:
Biceps Femoris (Zweiköpfiger Oberschenkelmuskel / Schenkelbeuger)
Semitendinosus (Halbsehniger Muskel)
Semimembranosus (Halbmembranöser Muskel)
Gastrocnemius (Wadenmuskel)
Soleus (Schollenmuskel)

Gluteus-Gruppe:
Gluteus Maximus (Großer Gesäßmuskel)
Gluteus Medius und G. Minimus (Mittelgroßer Gesäßmuskel und Kleiner G.)

stabilisierende Muskeln
Beine: Kniekehlenmuskulatur; Gluteus-Muskulatur; Adduktoren; Rectus Femoris. Rumpf: Abdominale Gruppe; Erector Spinae. Schultergelenk: Muskulatur der Rotationsmanschette. Schulterblätter: Serratus Anterior; Rhomboid-Muskeln; unterer Trapezius. Unterarm: Handgelenkflexoren.

Aspekt der Analyse	Gelenk 1	Gelenk 2	Gelenk 3
Gelenk	Ellenbogen	Schulter	Scapula
Art der Bewegung	aufwärts: Flexion abwärts: Extension	aufwärts: Extension; horizontale Abduktion abwärts: Flexion; horizontale Adduktion	aufwärts: Adduktion (Retraktion) abwärts: Abduktion (Protraktion)
mobilisierende Muskeln	Bizepsgruppe (teilweise Belastung)	Latissimus Dorsi; Teres Major; Posterioraler Deltoid; Infraspinatus; Teres Minor	Rhomboid-Muskeln; Trapezius

RUDERN MIT GENEIG-TEM OBERKÖRPER MIT KURZHANTEL (EINARMIG)

Standard-Übung • Multi-Gelenk-Training • Ziehen • Open Chain • Kurzhantel • Erfahrene/Fortgeschrittene

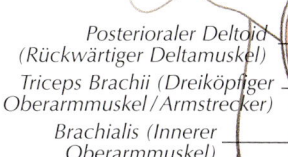 Diese Übung ähnelt dem Sägen eines Holzes. Eine stabile Haltung und eine gute Grundposition sind so wichtig wie die mobilisierende Handlung.

Kurzbeschreibung

Ziehen Sie die Kurzhantel nach oben, bis Ihr Oberarm längs des Rumpfes (oder höher) ist. Senken Sie den Arm, bis er gestreckt ist. Wiederholen Sie die Bewegung. Führen Sie abwechselnde Sets mit beiden Armen durch.

Hinweise zur richtigen Technik

- Vermeiden Sie es, mit Schwung nachzuhelfen; achten Sie auf langsame, kontrollierte Bewegungen und nutzen Sie den vollen Bewegungsradius aus.
- Vermeiden Sie es, die Schultern zu heben oder zu krümmen; halten Sie die Brust geweitet und die Schulterblätter gesenkt.
- Vermeiden Sie es, den mittleren oder unteren Rücken zu krümmen oder durchhängen zu lassen. Halten Sie das Becken in neutraler Position und das Rückgrat gerade.
- Halten Sie Ihren Rücken flach; drehen Sie nicht den Torso zur Seite, wenn Sie Ihren Arm strecken.
- Atmen Sie bei der Aufwärtsphase ein.

Trapezius (Trapezmuskel)

Rhomboid-Muskeln (Rautenmuskeln)

Latissimus Dorsi (Längster Rückenmuskel)

Infraspinatus-Muskel

Teres Minor (Kleiner Rundmuskel)

Teres Major (Großer Rundmuskel)

Serratus Anterior (Vorderer Sägezahnmuskel)

Posterioraler Deltoid (Rückwärtiger Deltamuskel)

Triceps Brachii (Dreiköpfiger Oberarmmuskel/Armstrecker)

Brachialis (Innerer Oberarmmuskel)

Biceps Brachii (Zweiköpfiger Oberarmmuskel/Armbeuger)

Brachioradialis (Oberarmspeichen-muskel)

Extensor Carpi Radialis Longus (Langer Radialer Handstrecker)

Extensor Carpi Radialis Brevis (Kurzer Radialer Handstrecker)

Pectoralis Major (Großer Brustmuskel)

Anconeus (Ellenbogenmuskel)

Abdominale Gruppe:
Externaler Oblique-Muskel (Äußerer Schräger Bauchmuskel)

Rectus Abdominis (Gerader Bauchmuskel)

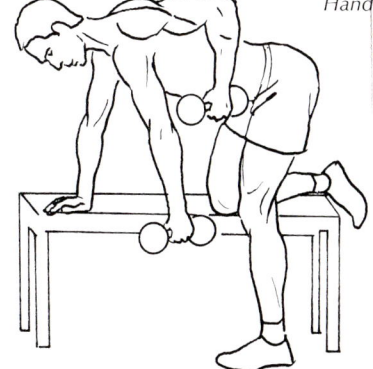

STARTPOSITION

- Die wirksame Durchführung dieser Übung erfordert eine gute, stabile Basis.
- Knien Sie auf der Bank, wobei ein Arm den Körper stützt (als wenn Sie Holz sägen würden).
- Halten Sie die Kurzhantel in der anderen Hand.

stabilisierende Muskeln
Trizeps: Gesamte Beinmuskulatur und entgegengesetzter Arm. Rumpf: Abdominale Gruppe; Erector Spinae. Schultergelenk: Muskulatur der Rotationsmanschette. Schulterblätter: Serratus Anterior; Rhomboid-Muskeln; unterer Trapezius.

Aspekt der Analyse	Gelenk 1	Gelenk 2	Gelenk 3
Gelenk	Ellenbogen	Schulter	Scapula
Art der Bewegung	aufwärts: Flexion abwärts: Extension	aufwärts: Extension abwärts: Flexion	aufwärts: Adduktion (Retraktion) abwärts: Abduktion (Protraktion)
mobilisierende Muskeln	Biceps Brachii; Brachialis; Brachioradialis	Latissimus Dorsi; Teres Major; Posterioraler Deltoid	Rhomboid-Muskeln; Trapezius

RUDERN AM TIEFEN BLOCK IM SITZEN

Standard-Übung • Multi-Gelenk-Training • Ziehen • Open Chain • Am Gerät • Erfahrene/Fortgeschrittene

 Die ersten Übungsgeräte von der Art des Tiefen Blocks wurden bereits in den späten 1940ern entwickelt. Diese Übung ist eine der Hauptstationen eines wirksamen und umfassenden Rückentrainings.

Kurzbeschreibung

Ziehen Sie den Bügel zur Taille; halten Sie dabei die Brust geweitet und die Schultern nach hinten gezogen. Halten Sie beim Ziehen die Hände in vertikaler Stellung. Kehren Sie in die Startposition zurück und wiederholen Sie die Bewegung.

Hinweise zur richtigen Technik

• Vermeiden Sie es, durch Schwung nachzuhelfen; achten Sie auf langsame, kontrollierte Bewegungen und schöpfen Sie den vollen Bewegungsradius aus.
• Vermeiden Sie es, während der Übung die Schultern zu heben oder zu krümmen; halten Sie die Brust geweitet und die Schulterblätter gesenkt.
• Vermeiden Sie es, den mittleren und unteren Rücken zu krümmen. Halten Sie das Becken in neutraler Position und das Rückgrat gerade.
• Atmen Sie bei der Rückwärtsbewegung ein.

STARTPOSITION
• Setzen Sie sich auf die Plattform; beugen Sie die Knie und ergreifen Sie den Bügel.
• Setzen Sie sich zurück auf die Sitzknochen; halten Sie die Brust geweitet und das Rückgrat gerade.
• Die Knie bleiben leicht gebeugt.

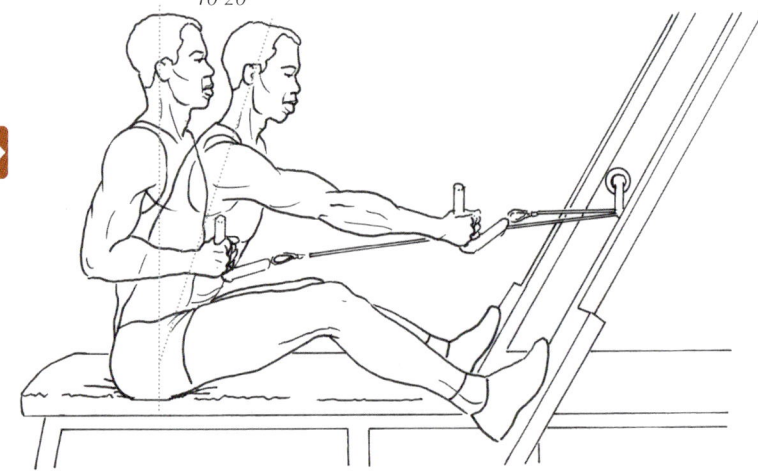

10-20°

Aspekt der Analyse	Gelenk 1	Gelenk 2	Gelenk 3
Gelenk	Ellenbogen	Schulter	Scapula
Art der Bewegung	zurück: Flexion vorwärts: Extension	zurück: Extension vorwärts: Flexion	zurück: Adduktion (Retraktion) vorwärts: Abduktion (Protraktion)
mobilisierende Muskeln	Bizeps Brachii; Brachialis; Brachioradialis	Latissimus Dorsi; Teres Major; Posterioraler Deltoid	Rhomboid-Muskeln; Trapezius

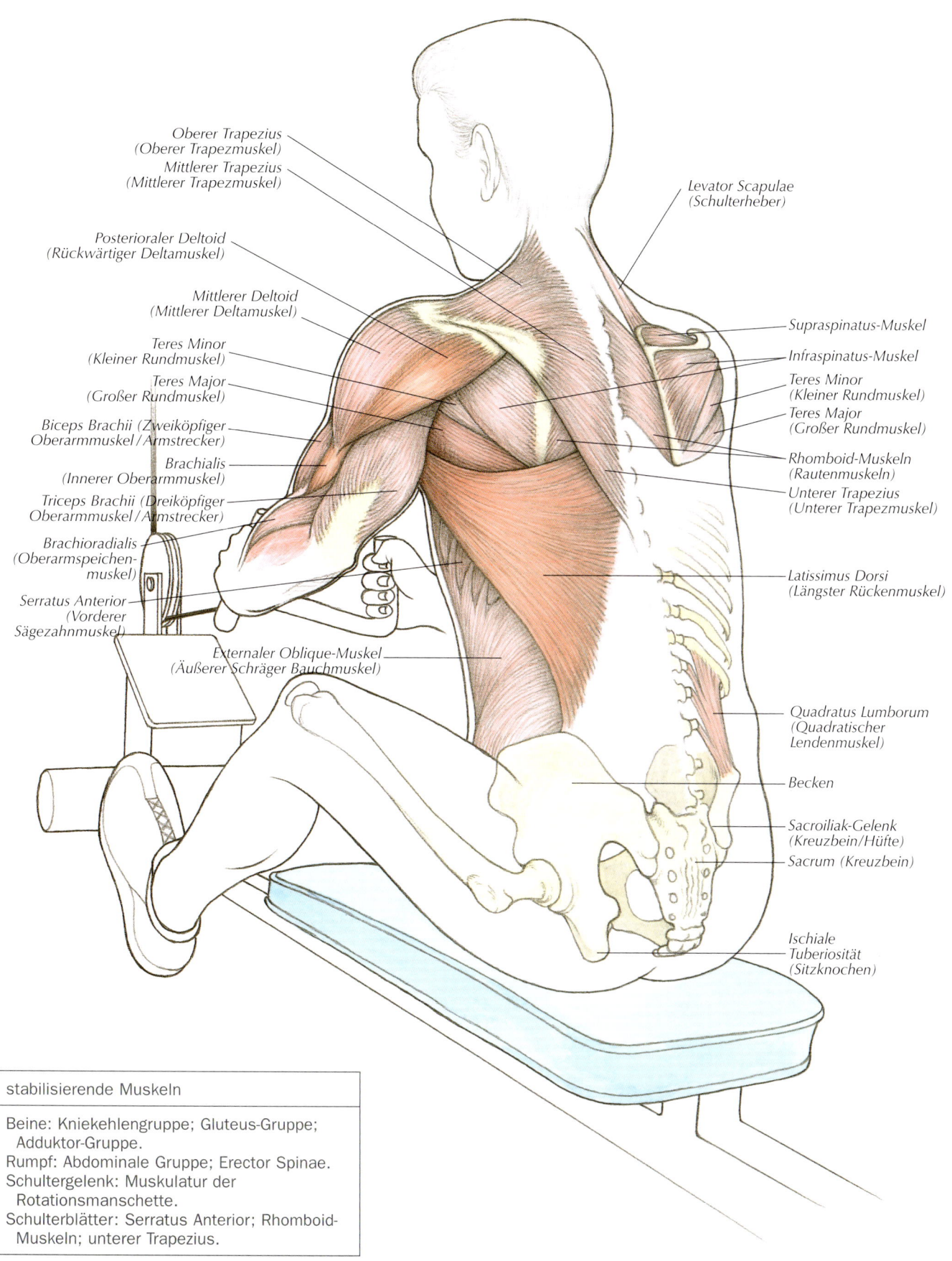

Oberer Trapezius
(Oberer Trapezmuskel)

Mittlerer Trapezius
(Mittlerer Trapezmuskel)

Posterioraler Deltoid
(Rückwärtiger Deltamuskel)

Mittlerer Deltoid
(Mittlerer Deltamuskel)

Teres Minor
(Kleiner Rundmuskel)

Teres Major
(Großer Rundmuskel)

Biceps Brachii (Zweiköpfiger
Oberarmmuskel / Armstrecker)

Brachialis
(Innerer Oberarmmuskel)

Triceps Brachii (Dreiköpfiger
Oberarmmuskel / Armstrecker)

Brachioradialis
(Oberarmspeichen-
muskel)

Serratus Anterior
(Vorderer
Sägezahnmuskel)

Externaler Oblique-Muskel
(Äußerer Schräger Bauchmuskel)

Levator Scapulae
(Schulterheber)

Supraspinatus-Muskel

Infraspinatus-Muskel

Teres Minor
(Kleiner Rundmuskel)

Teres Major
(Großer Rundmuskel)

Rhomboid-Muskeln
(Rautenmuskeln)

Unterer Trapezius
(Unterer Trapezmuskel)

Latissimus Dorsi
(Längster Rückenmuskel)

Quadratus Lumborum
(Quadratischer
Lendenmuskel)

Becken

Sacroiliak-Gelenk
(Kreuzbein/Hüfte)

Sacrum (Kreuzbein)

Ischiale
Tuberiosität
(Sitzknochen)

stabilisierende Muskeln

Beine: Kniekehlengruppe; Gluteus-Gruppe;
  Adduktor-Gruppe.
Rumpf: Abdominale Gruppe; Erector Spinae.
Schultergelenk: Muskulatur der
  Rotationsmanschette.
Schulterblätter: Serratus Anterior; Rhomboid-
  Muskeln; unterer Trapezius.

„BACK EXTENSION" IN BAUCHLAGE

Zusatz-Übung • Einzel-Gelenk-Training • Open Chain • Bodyweight • Einsteiger/Fortgeschrittene

VORSICHT: Obwohl diese Übung recht einfach erscheint, sollte sie nicht ohne fachkundige Anleitung durchgeführt werden; es besteht das Risiko einer Verletzung des unteren Rückens. Vermeiden Sie es, mit den Gesäßmuskeln – anstelle der Rückenmuskeln – nachzuhelfen.

Kurzbeschreibung

Setzen Sie Ihre unteren Rückenmuskeln ein, um Schultern und Brust langsam vom Boden zu heben. Senken Sie Ihren Oberkörper ab und wiederholen Sie die Bewegung.

Hinweise zur richtigen Technik

• Vermeiden Sie es, durch Schwung nachzuhelfen; achten Sie auf langsame, kontrollierte Bewegungen und schöpfen Sie den gesamten Bewegungsradius aus.
• Entspannen Sie Beine und Gesäßmuskeln; vermeiden Sie es, mit diesen nachzuhelfen.
• Atmen Sie bei der Aufwärtsphase ein.

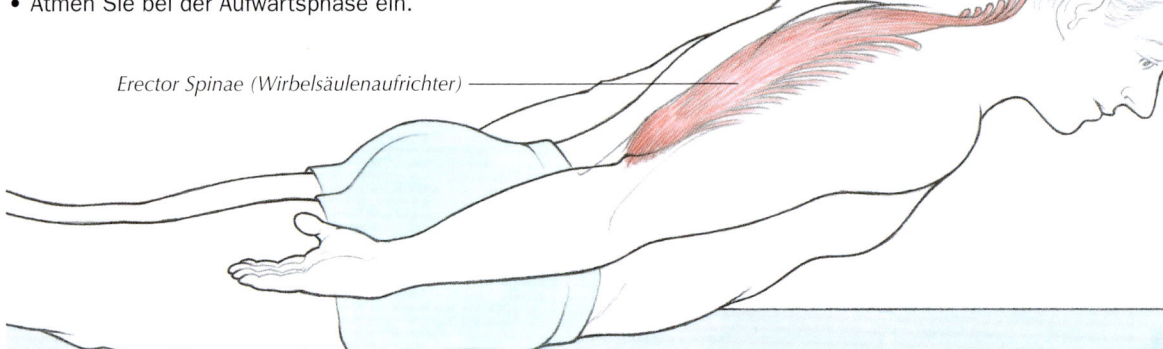

Erector Spinae (Wirbelsäulenaufrichter)

STARTPOSITION
• Legen Sie sich bäuchlings (pronal) auf eine Matte; legen Sie die Arme an Ihre Seiten.
• Legen Sie Ihre Stirn auf den Boden.
• Entspannen Sie Ihre Schultern; halten Sie die Brust geweitet.
• Die abdominalen Stabilisatoren sind aktiv.

Aspekt der Analyse	Gelenk 1
Gelenk	Rückgrat
Art der Bewegung	aufwärts: Extension abwärts: Flexion
mobilisierende Muskeln	Erector Spinae

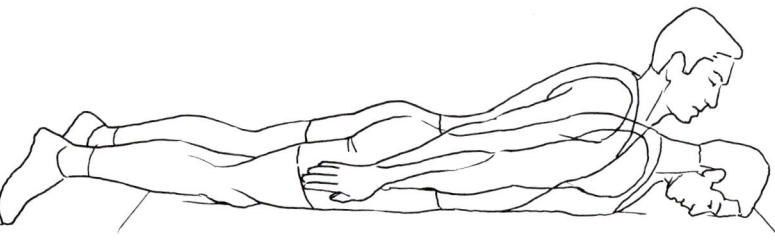

stabilisierende Muskeln	Rumpf: Abdominale Gruppe. Schulterblätter: Serratus Anterior; Rhomboid-Muskeln; unterer Trapezius.

„BACK EXTENSION" AM GERÄT

Zusatz-Übung • Multi-Gelenk-Training
• Ziehen • Open Chain • Bodyweight •
Erfahrene/Fortgeschrittene

Das „Back-Extension"-Gerät gewährleistet eine wirksame Übung für die Rücken- und Hüftmuskulatur. VORSICHT: Versuchen Sie diese Übung nicht ohne fachkundige Supervision, wenn Sie gesundheitliche Probleme am unteren Rücken haben.

Kurzbeschreibung

Senken Sie den Körper in Richtung Boden, indem Sie die Hüften beugen; halten Sie dabei den Rücken gerade. Heben Sie den Oberkörper, bis der Rumpf parallel zu den Beinen ist. Wiederholen Sie die Bewegung.

Hinweise zur richtigen Technik

• Vermeiden Sie es, durch Schwung nachzuhelfen. Achten Sie auf langsame, kontrollierte Bewegungen und schöpfen Sie den vollen Bewegungsradius aus.
• Atmen Sie bei der Aufwärtsbewegung ein.

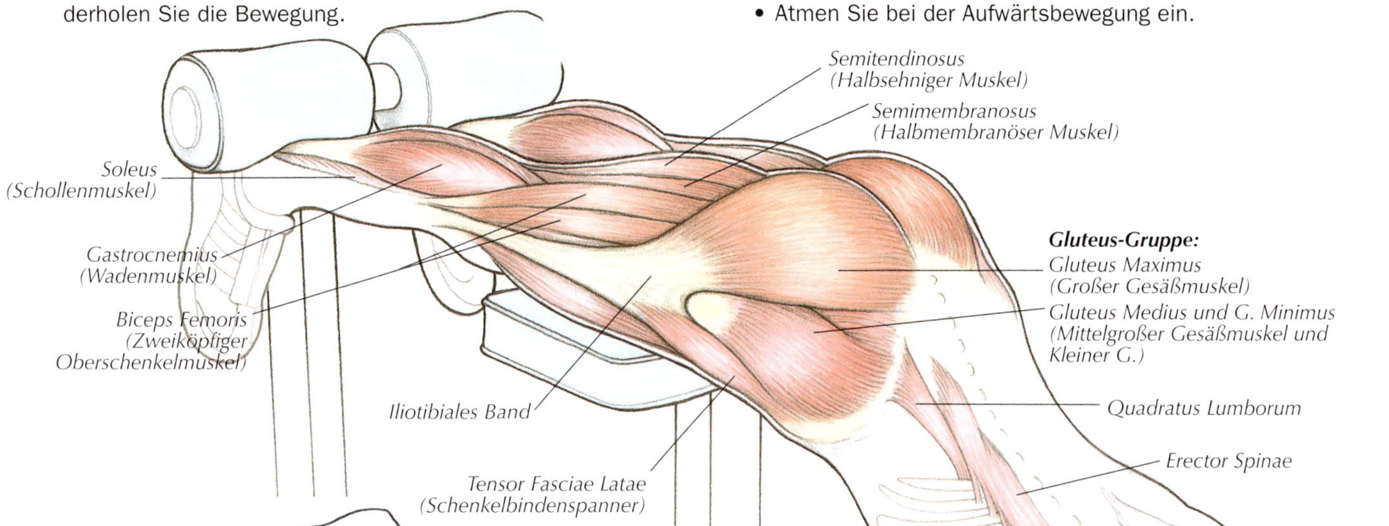

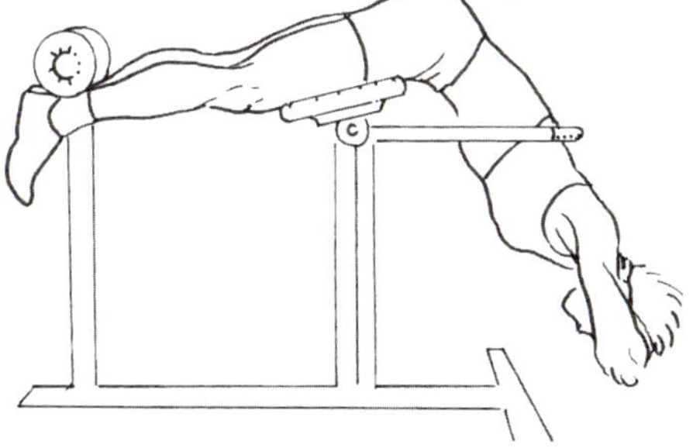

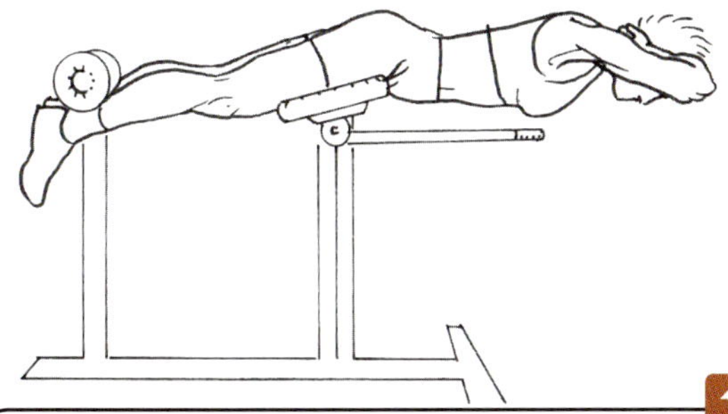

Semitendinosus
(Halbsehniger Muskel)

Semimembranosus
(Halbmembranöser Muskel)

Soleus
(Schollenmuskel)

Gluteus-Gruppe:
Gluteus Maximus
(Großer Gesäßmuskel)

Gastrocnemius
(Wadenmuskel)

Gluteus Medius und G. Minimus
(Mittelgroßer Gesäßmuskel und
Kleiner G.)

Biceps Femoris
(Zweiköpfiger
Oberschenkelmuskel)

Quadratus Lumborum

Iliotibiales Band

Erector Spinae

Tensor Fasciae Latae
(Schenkelbindenspanner)

stabilisierende Muskeln

Beine: Rectus Femoris.
Rumpf: Abdominale
    Gruppe; Trapezius;
    Rhomboid-Muskeln;
    Erector Spinae.

STARTPOSITION
• Legen Sie sich in pronaler Haltung in das Gerät; verschränken Sie die Arme vor der Brust.
• Stützen Sie sich mit den Fersen unter dem Stützbügel ab; legen Sie die oberen Oberschenkel auf das Kissen.
• Halten Sie die Hüftknochen vor dem Kissen, sodass diese sich frei bewegen können.

Aspekt der Analyse	Gelenk 1	Gelenk 2
Gelenk	Hüften	Rückgrat
Art der Bewegung	aufwärts: Extension abwärts: Flexion	aufwärts: Extension abwärts: Flexion
mobilisierende Muskeln	Gluteus Maximus; Kniekehlen-Gruppe	Erector Spinae

ABWECHSELNDES HEBEN VON ARMEN UND BEINEN IN KNIENDER HALTUNG AUF ALLEN VIEREN

Standard-Übung • Multi-Gelenk-Training • Drücken • Closed Chain • Bodyweight/ Gerät • Erfahrene/Fortgeschrittene

 Bereits 1983 hatten Forschungsergebnisse gezeigt, dass 75% aller Elite-Athleten an irgendeinem Punkt im Lauf ihrer Karriere über Rückenschmerzen klagen. In der durchschnittlichen Bevölkerung sind chronische Schmerzen im unteren Rückenbereich eine Hauptursache von Behinderungen. Diese Übung kann in Rehabilitationsprogrammen für Verletzungen im unteren Rückenbereich eingesetzt werden und bildet eine exzellente Präventiv-Übung für solche Beschwerden.

Kurzbeschreibung

Achten Sie auf stabile, aufrechte Haltung; heben Sie langsam das rechte Bein und den linken Arm in die horizontale Stellung. Kehren Sie langsam in die Ausgangsposition zurück. Wiederholen Sie die Übung auf der entgegengesetzten Seite. (Hinweis: Die Illustration zeigt die Anordnung der Muskeln von oben gesehen.)

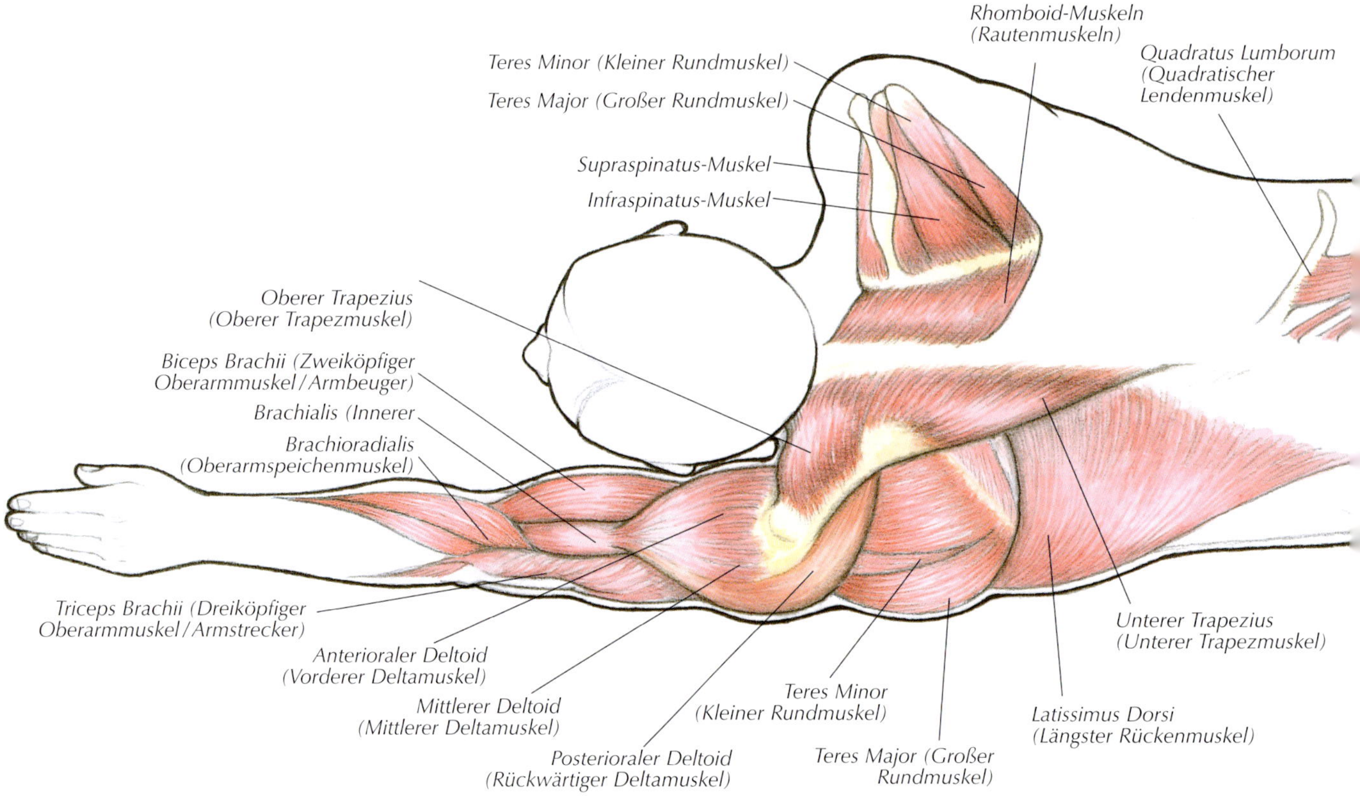

Rhomboid-Muskeln (Rautenmuskeln)

Quadratus Lumborum (Quadratischer Lendenmuskel)

Teres Minor (Kleiner Rundmuskel)

Teres Major (Großer Rundmuskel)

Supraspinatus-Muskel

Infraspinatus-Muskel

Oberer Trapezius (Oberer Trapezmuskel)

Biceps Brachii (Zweiköpfiger Oberarmmuskel/Armbeuger)

Brachialis (Innerer

Brachioradialis (Oberarmspeichenmuskel)

Triceps Brachii (Dreiköpfiger Oberarmmuskel/Armstrecker)

Anterioraler Deltoid (Vorderer Deltamuskel)

Mittlerer Deltoid (Mittlerer Deltamuskel)

Posterioraler Deltoid (Rückwärtiger Deltamuskel)

Teres Minor (Kleiner Rundmuskel)

Teres Major (Großer Rundmuskel)

Unterer Trapezius (Unterer Trapezmuskel)

Latissimus Dorsi (Längster Rückenmuskel)

Aspekt der Analyse	Gelenk 1	Gelenk 2
Gelenk	Schulter	Hüfte
Art der Bewegung	aufwärts: Flexion abwärts: Extension	aufwärts: Extension abwärts: Flexion
mobilisierende Muskeln	Posterioraler Deltoid	Gluteus Maximus; Kniekehlen-Gruppe

Stabilisierende Muskeln
Muskulatur im entgegengesetzten Arm (vor allem Trizeps) und Bein. Rumpf: Abdominale Gruppe; Quadratus Lumborum; Erector Spinae; Adduktor-Gruppe; Gluteus Medius und G. Minimus. Schultergelenk: Muskulatur der Rotationsmanschette. Schulterblätter: Serratus Anterior; Rhomboid-Muskeln; unterer Trapezius.

Hinweise zur richtigen Technik

- Vermeiden Sie es, mit Schwung nachzuhelfen; achten Sie auf langsame, kontrollierte Bewegungen und nutzen Sie den vollen Bewegungsradius.
- Vermeiden Sie es, den mittleren und unteren Rücken zu krümmen oder zu drehen; vermeiden Sie ein Hohlkreuz. Halten Sie das Becken in neutraler Position und die Wirbelsäule gerade.
- Halten Sie die Brust geweitet und die Schulterblätter gesenkt.
- Wenn Sie Ihren Rumpf nicht stabil halten können, vollziehen Sie die Übung in Bauchlage oder trainieren Sie Arme und Beine separat.
- Atmen Sie bei der Aufwärtsbewegung ein.

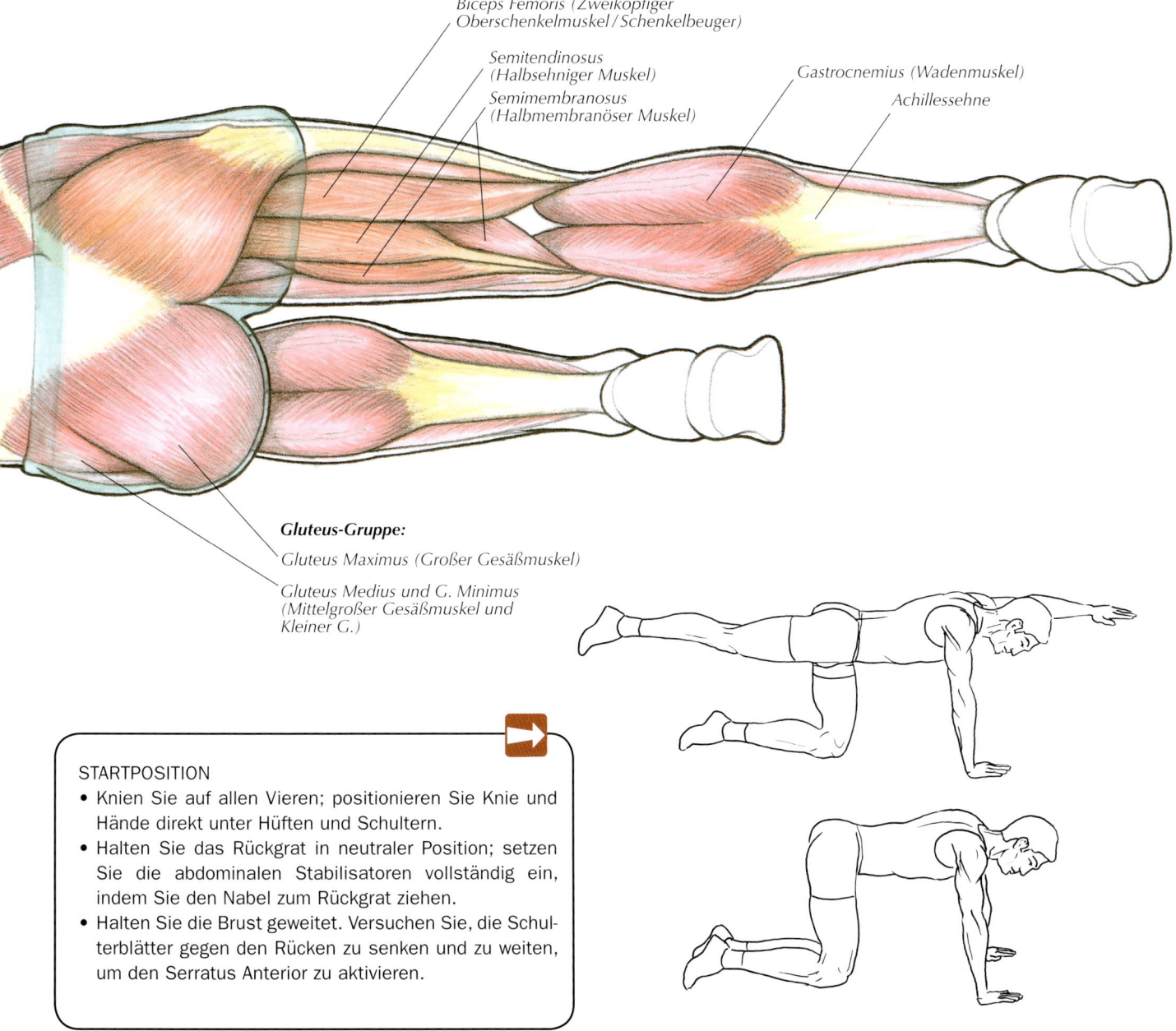

Biceps Femoris (Zweiköpfiger Oberschenkelmuskel / Schenkelbeuger)

Semitendinosus (Halbsehniger Muskel)

Semimembranosus (Halbmembranöser Muskel)

Gastrocnemius (Wadenmuskel)

Achillessehne

Gluteus-Gruppe:

Gluteus Maximus (Großer Gesäßmuskel)

Gluteus Medius und G. Minimus (Mittelgroßer Gesäßmuskel und Kleiner G.)

STARTPOSITION

- Knien Sie auf allen Vieren; positionieren Sie Knie und Hände direkt unter Hüften und Schultern.
- Halten Sie das Rückgrat in neutraler Position; setzen Sie die abdominalen Stabilisatoren vollständig ein, indem Sie den Nabel zum Rückgrat ziehen.
- Halten Sie die Brust geweitet. Versuchen Sie, die Schulterblätter gegen den Rücken zu senken und zu weiten, um den Serratus Anterior zu aktivieren.

SCHULTERPRESSEN MIT LANGHANTEL IM SITZEN VOR DER BRUST

Standard-Übung • Multi-Gelenk-Training • Stemmen • Open Chain • Langhantel • Erfahrene/Fortgeschrittene

 Diese Übung wird manchmal auch als „Overhead-" oder „Military Press" bezeichnet; die letztere Bezeichnung stammt aus einer Übung, die Rekruten in der Grundausbildung mit ihren Gewehren ausführen.

Kurzbeschreibung

Heben Sie die Hantel, indem Sie die Arme über den Kopf strecken; senken Sie diese dann bis zur oberen Brust. Wiederholen Sie die Bewegung.

Hinweise zur richtigen Technik

- Vermeiden Sie es, mit Schwung nachzuhelfen; nutzen Sie den vollen Bewegungsspielraum.
- Vermeiden Sie es, die Schultern zu heben oder zu krümmen.
- Halten Sie die Brust geweitet und die Schulterblätter gesenkt.

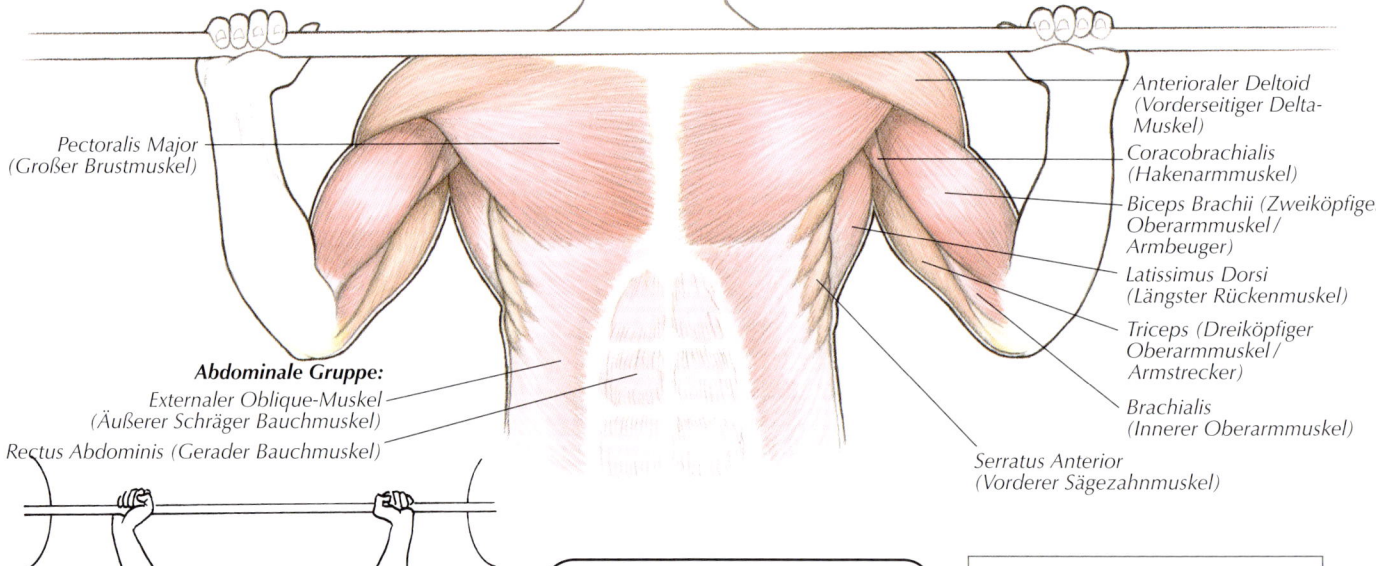

Pectoralis Major (Großer Brustmuskel)

Anterioraler Deltoid (Vorderseitiger Delta-Muskel)

Coracobrachialis (Hakenarmmuskel)

Biceps Brachii (Zweiköpfiger Oberarmmuskel / Armbeuger)

Latissimus Dorsi (Längster Rückenmuskel)

Triceps (Dreiköpfiger Oberarmmuskel / Armstrecker)

Brachialis (Innerer Oberarmmuskel)

Abdominale Gruppe:
Externaler Oblique-Muskel (Äußerer Schräger Bauchmuskel)

Rectus Abdominis (Gerader Bauchmuskel)

Serratus Anterior (Vorderer Sägezahnmuskel)

STARTPOSITION

- Sitzen Sie auf den Sitzknochen, die Brust geweitet und das Rückgrat gerade.
- Halten Sie die Hantel auf der Höhe der oberen Brust mit mittelweit oder etwas weiter gespannten Armen und mit pronierten Händen.

stabilisierende Muskulatur

Rumpf: Abdominale Gruppe; Erector Spinae.
Schultergelenk: Muskulatur der Rotationsmanschette.
Schulterblätter: Serratus Anterior; Rhomboid-Muskeln; unterer Trapezius.
Unterarm: Handgelenkflexoren.

Aspekt der Analyse	Gelenk 1	Gelenk 2	Gelenk 3
Gelenk	Ellenbogen	Schulter	Scapula
Art der Bewegung	Aufwärts: Extension Abwärts: Flexion	aufwärts: Abduktion; Flexion abwärts: Adduktion; Extension	aufwärts: Rotation aufwärts abwärts: Rotation abwärts
mobilisierende Muskeln	Triceps Brachii; Anconeus	Deltoid (Schwerpunkt auf anterioralen und mittleren Fasern) Pectoralis Major (clavicularer Aspekt)	Serratus Anterior; Trapezius

SCHULTERPRESSEN AM GERÄT

Standard-Übung • Multi-Gelenk-Training • Stemmen • Open Chain • Am Gerät • Erfahrene/Fortgeschrittene

Das Verletzungsrisiko für die Schulter steigt, wenn der Arm aus der horizontalen Position in die Abduktierte und Extendierte Position bewegt wird. Aus diesem Grund sollte man sich schrittweise an Overhead-Stemm-Übungen gewöhnen. Das Schulterpressgerät ist eine gute Möglichkeit für Einsteiger.

Kurzbeschreibung

Heben Sie den Bügel des Geräts, indem Sie die Arme durchdrücken. Senken Sie den Bügel und wiederholen Sie die Bewegung.

Hinweise zur richtigen Technik

- Vermeiden Sie es, mit Schwung nachzuhelfen; achten Sie auf langsame und kontrollierte Bewegungen.
- Vermeiden Sie es, die Schultern zu heben oder zu krümmen.
- Halten Sie die Brust geweitet und die Schulterblätter gesenkt.
- Atmen Sie beim Stemmen aus.

STARTPOSITION
- Setzen Sie sich in das Gerät und greifen Sie die Hanteln mit pronierten Händen.
- Setzen Sie sich auf Ihre Sitzknochen, die Brust geweitet und das Rückgrat gerade.

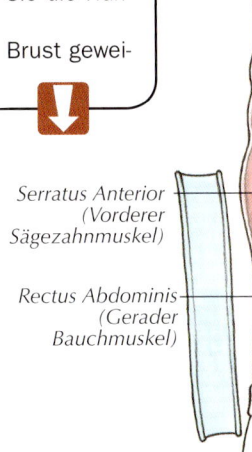

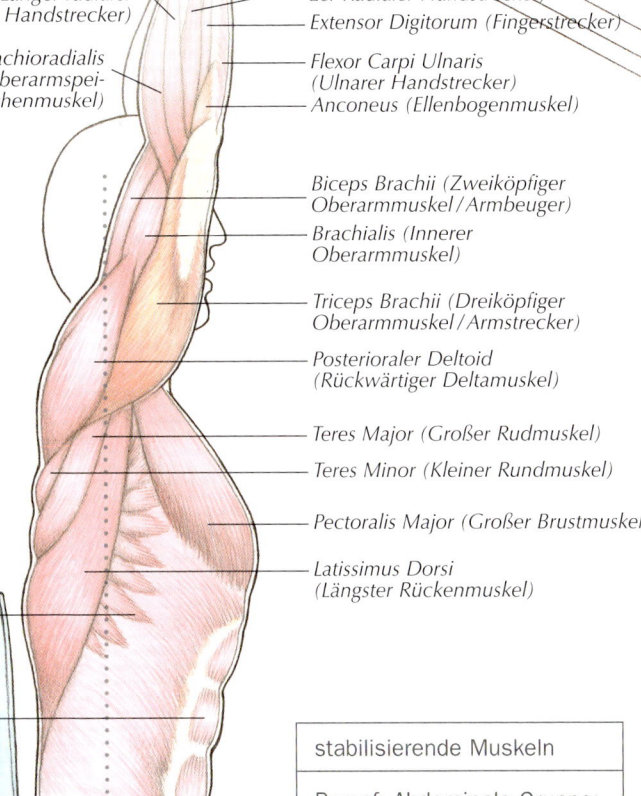

Extensor Carpi Radialis Longus (Langer radialer Handstrecker)

Extensor Carpi Radialis Brevis (Kurzer Radialer Handstrecker)

Extensor Digitorum (Fingerstrecker)

Brachioradialis (Oberarmspeichenmuskel)

Flexor Carpi Ulnaris (Ulnarer Handstrecker)

Anconeus (Ellenbogenmuskel)

Biceps Brachii (Zweiköpfiger Oberarmmuskel/Armbeuger)

Brachialis (Innerer Oberarmmuskel)

Triceps Brachii (Dreiköpfiger Oberarmmuskel/Armstrecker)

Posterioraler Deltoid (Rückwärtiger Deltamuskel)

Teres Major (Großer Rudmuskel)

Teres Minor (Kleiner Rundmuskel)

Pectoralis Major (Großer Brustmuskel)

Latissimus Dorsi (Längster Rückenmuskel)

Serratus Anterior (Vorderer Sägezahnmuskel)

Rectus Abdominis (Gerader Bauchmuskel)

stabilisierende Muskeln

Rumpf: Abdominale Gruppe; Erector Spinae.
Schultergelenk: Muskulatur der Rotationsmanschette.
Schulterblätter: Serratus Anterior; Rhomboid-Muskeln; unterer Trapezius.
Unterarm: Handgelenkflexoren.

Aspekt der Analyse	Gelenk 1	Gelenk 2	Gelenk 3
Gelenk	Ellenbogen	Schulter	Scapula
Art der Bewegung	aufwärts: Extension abwärts: Flexion	aufwärts: Abduktion; Flexion abwärts: Adduktion; Extension	aufwärts: Rotation aufwärts abwärts: Rotation abwärts
mobilisierende Muskeln	Triceps Brachii; Anconeus	Deltoid; Pectoralis Major (clavicularer Aspekt)	Serratus Anterior; Trapezius

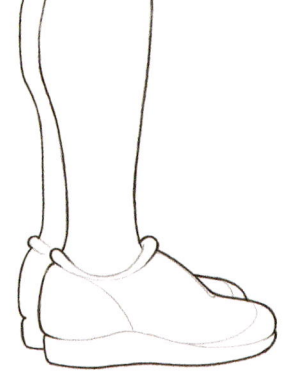

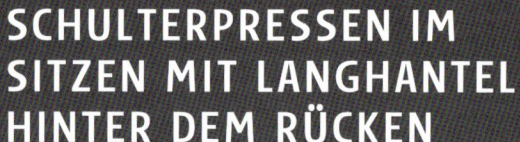

SCHULTERPRESSEN IM SITZEN MIT LANGHANTEL HINTER DEM RÜCKEN

Standard-Übung • Multi-Gelenk-Training • Stemmen • Open Chain • Langhantel • Fortgeschrittene

 Der Seated Barbell Press hinter dem Rücken erfordert mehr Beweglichkeit in Brust und Schultern als der Barbell Front Press (siehe S. 74) und hat eine schwierigere Startposition.

Kurzbeschreibung

Heben Sie die Hantel, indem Sie die Arme strecken; senken Sie dann die Hantel hinter dem Hals zu den oberen Schultern.

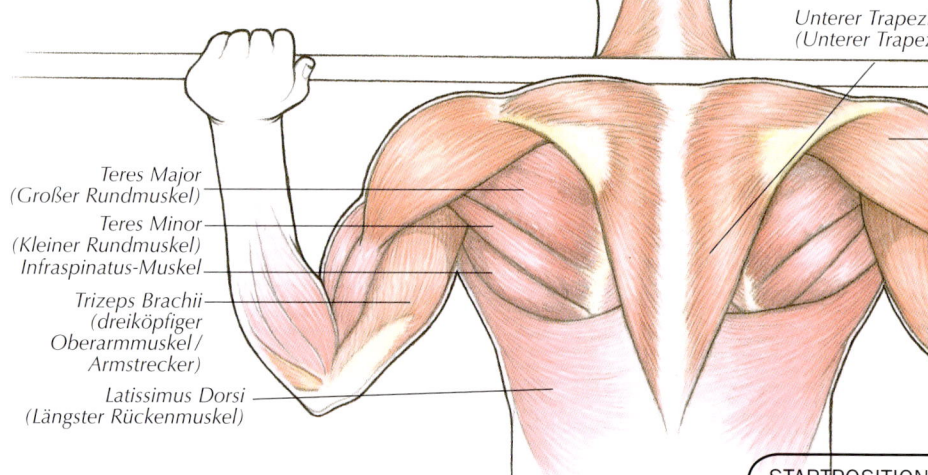

Unterer Trapezius
(Unterer Trapezmuskel)

Posterioraler Deltoid
(Rückwärtiger Deltamuskel)

Biceps Brachii (Zweiköpfiger Oberarmmuskel/ Armbeuger)

Brachialis
(Innerer Oberarmmuskel)

Extensor Carpi Radialis
(Radialer Handstrecker)

Brachioradialis
(Radialer Handstrecker)

Anconeus
(Ellenbogenmuskel)

Teres Major
(Großer Rundmuskel)

Teres Minor
(Kleiner Rundmuskel)

Infraspinatus-Muskel

Trizeps Brachii
(dreiköpfiger Oberarmmuskel/ Armstrecker)

Latissimus Dorsi
(Längster Rückenmuskel)

Hinweise zur richtigen Technik

• Wärmen Sie sich vor der Übung auf. Es wird empfohlen, dass man einen Spiegel und einen Trainingspartner in Anspruch nimmt, um die Übung zu dirigieren.

• Vermeiden Sie es, mit Schwung nachzuhelfen; achten Sie auf eine langsame, kontrollierte Bewegung und schöpfen Sie den vollen Bewegungsspielraum aus.

• Vermeiden Sie es, die Schultern zu heben oder zu krümmen. Halten Sie die Brust geweitet und die Schulterblätter gesenkt.

• Sie sollten hinreichend beweglich sein, um nicht den Kopf über die Maßen nach vorn zu beugen und hinreichend Kraft für den Lift-Off am Start zu haben.

• Atmen Sie bei der Aufwärtsphase aus.

• VORSICHT: Vermeiden Sie diese Übung, wenn Sie in der Vergangenheit bereits die Schultern ausgerenkt hatten.

STARTPOSITION

• Setzen Sie sich auf Ihre Sitzknochen; halten Sie die Brust geweitet und das Rückgrat gerade.

• Halten Sie die Hantel mit mittelweit (oder etwas weiter) gespreizten Armen über Ihren Kopf.

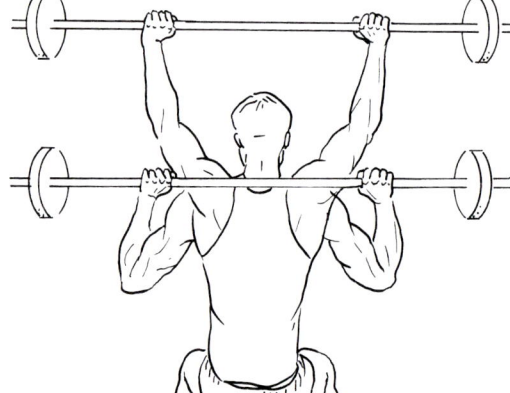

stabilisierende Muskeln
Rumpf: Abdominale Gruppe; Erector Spinae. Schultergelenk: Muskulatur der Rotationsmanschette. Schulterblätter: Serratus Anterior; Rhomboid-Muskeln; unterer Trapezius. Unterarm: Handgelenkflexoren.

Aspekt der Analyse	Gelenk 1	Gelenk 2	Gelenk 3
Gelenk	Ellenbogen	Schulter	Scapula
Art der Bewegung	aufwärts: Extension abwärts: Flexion	aufwärts: Abduktion abwärts: Adduktion	aufwärts: Rotation aufwärts abwärts: Rotation abwärts
mobilisierende Muskeln	Triceps Brachii; Anconeus	Deltoid	Serratus Anterior; Trapezius

RUDERN MIT S-STANGE IN AUFRECHTER HALTUNG

Standard-Übung • Multi-Gelenk-Training • Ziehen • Open Chain • Langhantel • Erfahrene/Fortgeschrittene

 Diese traditionelle Schulter-Übung macht von der „S-Hantel" Gebrauch. Bei dieser Übung besteht allerdings die Gefahr einer Beeinträchtigung des Schultergelenks. Sportlern mit bereits bestehenden Schulterproblemen ist evtl. von dieser Übung abzuraten.

Kurzbeschreibung

Ziehen Sie die Hantel auf die Höhe der oberen Brust, die Ellbogen voran. Senken Sie die Hantel und wiederholen Sie die Bewegung.

Hinweise zur richtigen Technik

- Vermeiden Sie es, ein Hohlkreuz zu bilden oder den Nacken nach hinten zu beugen.
- Achten Sie auf langsame, kontrollierte Bewegungen und schöpfen Sie den vollen Spielraum aus.
- Vermeiden Sie es, die Schultern zu heben oder zu krümmen. Halten Sie die Brust geweitet und die Schulterblätter gesenkt und zurückgeschoben.
- Atmen Sie bei der Aufwärtsphase ein.

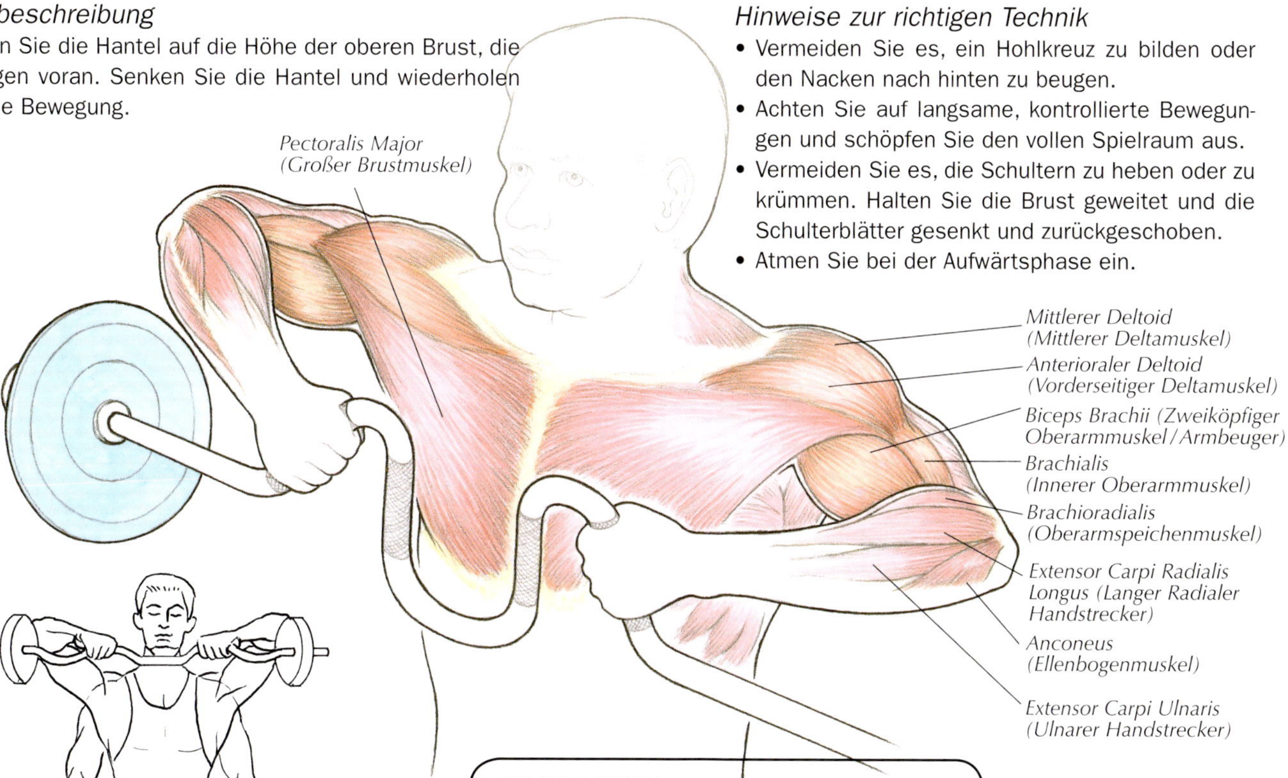

Pectoralis Major
(Großer Brustmuskel)

Mittlerer Deltoid
(Mittlerer Deltamuskel)
Anterioraler Deltoid
(Vorderseitiger Deltamuskel)
Biceps Brachii (Zweiköpfiger Oberarmmuskel/Armbeuger)
Brachialis
(Innerer Oberarmmuskel)
Brachioradialis
(Oberarmspeichenmuskel)
Extensor Carpi Radialis Longus (Langer Radialer Handstrecker)
Anconeus
(Ellenbogenmuskel)
Extensor Carpi Ulnaris
(Ulnarer Handstrecker)

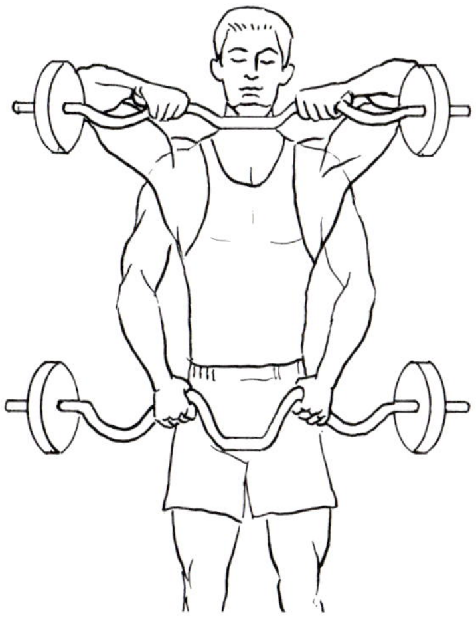

STARTPOSITION
- Stehend, die Füße schulterweit auseinandergestellt.
- Die Haltung aufrecht; das Rückgrat in neutraler Position.
- Die Knie müssen federn.
- S-Hantel in der Hand; enger Griff mit pronierten Händen.

Aspekt der Analyse	Gelenk 1	Gelenk 2	Gelenk 3
Gelenk	Ellenbogen	Schulter	Scapula
Art der Bewegung	aufwärts: Flexion abwärts: Extension	aufwärts: Abduktion; internale Rotation abwärts: Adduktion; externale Rotation	aufwärts: Rotation aufwärts abwärts: Rotation abwärts
mobilisierende Muskeln	Biceps Brachii; Brachialis; Brachioradialis	Deltoid (Schwerpunkt auf dem anterioralen und lateralen Aspekt)	Trapezius; Rhomboid-Muskeln; Serratus Anterior

stabilisierende Muskeln

Gesamte Beinmuskulatur.
Rumpf: Abdominale Gruppe; Erector Spinae.
Schultergelenk: Muskulatur der Rotationsmanschette.
Schulterblätter: Serratus Anterior; Rhomboid-Muskeln; Trapezius.
Unterarm: Handgelenkflexoren.

SEITLICHES ABSPREIZEN DER ARME MIT KURZHANTELN

Zusatz-Übung • Einzel-Gelenk-Übung • Ziehen • Open Chain • Kurzhanteln • Einsteiger/Fortgeschrittene

Der Sinn dieser einfachen Übung wird in biometrischer Hinsicht besonders oft missverstanden; oft wird sie deshalb mit zu viel Gewicht und Schwung vollzogen. Bei korrekter Ausführung bildet sie eine exzellente Möglichkeit für das gezielte Training der Deltamuskeln.

Kurzbeschreibung

Halten Sie den Ellenbogen um rund 10° gebeugt; heben Sie die Arme seitwärts auf Schulterhöhe. Halten Sie Handgelenk, Ellenbogen und Schulter in unveränderter Position zueinander. Senken Sie die Hanteln wieder und wiederholen Sie die Bewegung.

Hinweise zur richtigen Technik

- Vermeiden Sie es, mit Schwung nachzuhelfen; vermeiden Sie vor allem, ein Hohlkreuz zu bilden. Achten Sie auf langsame, kontrollierte Bewegungen und schöpfen Sie den gesamten Bewegungsradius aus.
- Vermeiden Sie es, Brust und Schultern zu krümmen; halten Sie diese geweitet. Versuchen Sie, die Schulterblätter zu senken und zu weiten, um den Serratus Anterior zu aktivieren.
- Es ist tückisch, die Übung mit schwereren Gewichten und gebeugten Ellenbogen durchzuführen: Sie verkürzen dann die effektive Hebelwirkung, indem Sie die Ellenbogen beugen.
- Atmen Sie bei der Aufwärtsphase ein.

Rhomboid-Muskeln (Rautenmuskeln)

Supraspinatus-Muskel
Infraspinatus-Muskel

Posterioraler Deltoid (Rückwärtiger Deltamuskel)
Teres Minor (Kleiner Rundmuskel)

Unterer Trapezius (Unterer Trapezmuskel)
Serratus Anterior (Vorderer Sägezahnmuskel)

Erector Spinae (Wirbelsäulenaufrichter)

Externaler Oblique-Muskel (Äußerer Schräger Bauchmuskel)

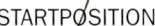

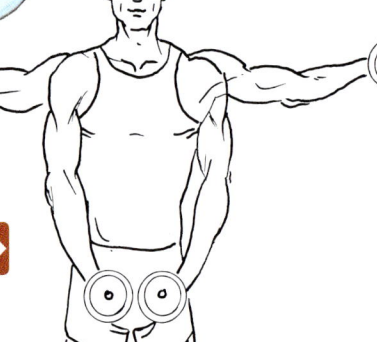

STARTPOSITION
- Stellen Sie die Füße in Schulterweite auseinander.
- Achten Sie auf aufrechte Haltung; das Rückgrat bleibt in neutraler Position.
- Achten Sie auf federnde Knie.
- Halten Sie die Hanteln auf beiden Seiten des Körpers in den Händen.

Aspekt der Analyse	Gelenk 1	Gelenk 2
Gelenk	Schulter	Scapula
Art der Bewegung	aufwärts: Abduktion abwärts: Adduktion	aufwärts: Rotation aufwärts; Retraktion abwärts: Rotation abwärts; Protraktion
mobilisierende Muskeln	Deltoid; Supraspinatus	Trapezius; Serratus Anterior

stabilisierende Muskeln

Gesamte Beinmuskulatur.
Rumpf: Abdominale Gruppe; Erector Spinae.
Schultergelenk: Muskulatur der Rotationsmanschette.
Schulterblätter: Serratus Anterior; Rhomboid-Muskeln; unterer Trapezius.
Unterarm: Handgelenkflexoren.

VORWÄRTSHEBEN DER ARME MIT KURZHANTELN

Zusatz-Übung • Einzel-Gelenk-Übung •
Drücken • Open Chain • Kurzhanteln •
Einsteiger/Fortgeschrittene

Diese Kurzhantel-Übung trainiert schwerpunktmäßig den Anterioralen Deltoid.

Hinweise zur richtigen Technik

• Vermeiden Sie es, mit Schwung nachzuhelfen, und vor allem, ein Hohlkreuz zu bilden. Achten Sie auf langsame, kontrollierte Bewegungen.
• Vermeiden Sie es, die Brust zu krümmen und die Schultern zu heben. Halten Sie diese geweitet. Versuchen Sie, die Schulterblätter zu senken und zu weiten, um den Serratus Anterior zu aktivieren.
• Atmen Sie bei der Aufwärtsphase ein.

Kurzbeschreibung

Halten Sie den Ellenbogen um rund 10° gebeugt; heben Sie die Arme vorwärts auf Schulterhöhe. Halten Sie Handgelenk, Ellenbogen und Schulter in unveränderter Position zueinander. Senken Sie die Arme ab und wiederholen Sie die Bewegung.

Anterioraler Deltoid
(Vorderseitiger Deltamuskel)

Pectoralis Major
(Großer Brustmuskel)

Latissimus Dorsi
(Längster Rückenmuskel)

Serratus Anterior
(Vorderer Sägezahnmuskel)

Abdominale Gruppe:

Externale Oblique-Muskeln
(Äußere Schräge Bauchmuskeln)

Rectus Abdominis
(Gerader Bauchmuskel)

STARTPOSITION

• Stellen Sie die Füße in Schulterbreite auseinander.
• Achten Sie auf aufrechte Haltung; das Rückgrat ist in neutraler Position.
• Achten Sie auf federnde Knie.
• Halten Sie die Kurzhanteln vor den oberen Oberschenkeln.

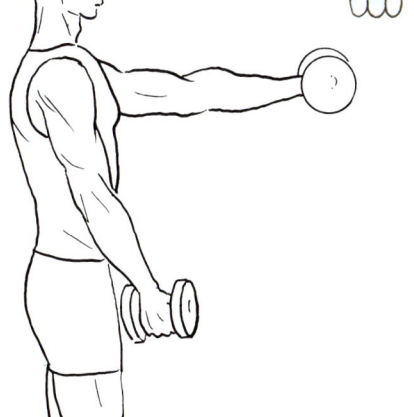

stabilisierende Muskeln

Gesamte Beinmuskulatur.
Rumpf: Abdominale Gruppe; Erector Spinae.
Schultergelenk: Muskulatur der Rotationsmanschette.
Schulterblätter: Serratus Anterior; Rhomboid-Muskeln; unterer Trapezius.
Unterarm: Handgelenkflexoren.

Aspekt der Analyse	Gelenk 1	Gelenk 2
Gelenk	Schulter	Scapula
Art der Bewegung	aufwärts: Flexion abwärts: Extension	aufwärts: Retraktion abwärts: Protraktion
mobilisierende Muskeln	Deltoid (Schwerpunkt auf anterioralem Aspekt); Pectoralis Major (Schwerpunkt auf clavicula-rem/oberem Aspekt)	Trapezius; Serratus Anterior

SEITLICHES HEBEN DER HANTELN IM SITZEN MIT GENEIGTEM OBERKÖRPER

Zusatz-Übung • Einzel-Gelenk-Training • Ziehen • Open Chain • Kurzhanteln • Erfahrene/Fortgeschrittene

Bei vielen Krafttrainings-Programmen wird der Posteriorale Deltoid oft übergangen. Diese Übung ist sehr gut geeignet, diese Lücke im Trainingsprogramm zu schließen.

Hinweise zur richtigen Technik

- Vermeiden Sie es, mit Schwung nachzuhelfen, vor allem, den Rumpf anzuheben. Achten Sie auf langsame, kontrollierte Bewegungen; schöpfen Sie den vollen Bewegungsradius aus.
- Halten Sie Brust und Schultern geweitet. Versuchen Sie, die Schulterblätter zu senken und zu weiten, um den Serratus Anterior zu aktivieren.
- Es ist tückisch, die Übung mit schwereren Gewichten und gebeugten Ellenbogen durchzuführen: Sie verkürzen dann die effektive Hebelwirkung, indem Sie die Ellenbogen beugen.
- Atmen Sie bei der Aufwärtsbewegung ein.

Kurzbeschreibung

Halten Sie den Ellenbogen um rund 10 bis 20° angewinkelt. Heben Sie die Arme im rechten Winkel zum Rumpf bis auf Schulterhöhe; die Ellenbogen werden etwas über Taillenhöhe sein. Senken Sie die Arme und wiederholen Sie die Übung.

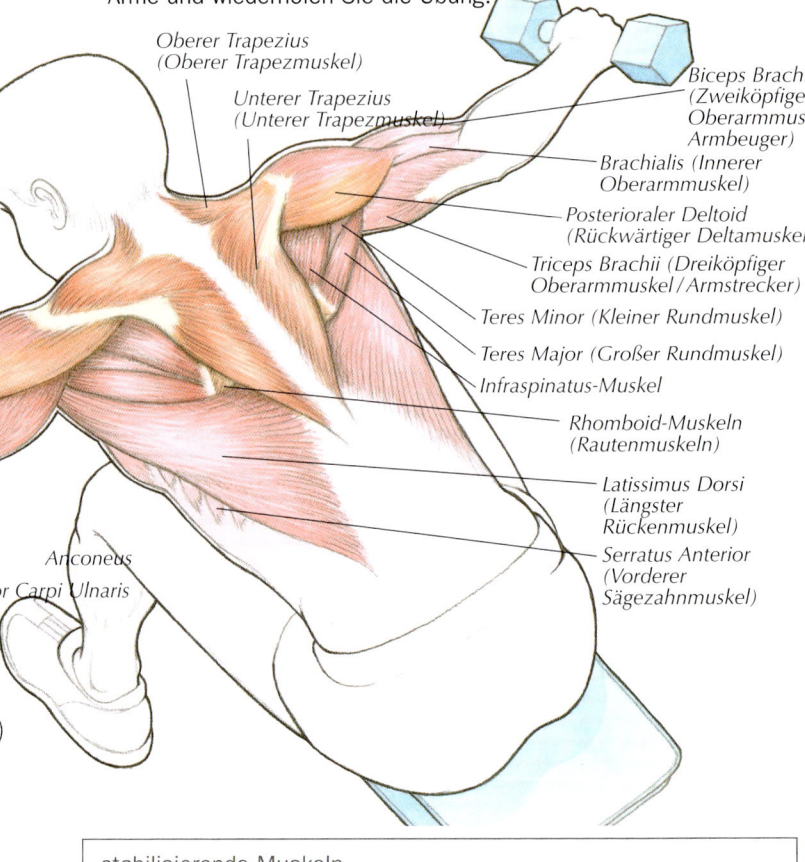

Oberer Trapezius (Oberer Trapezmuskel)

Unterer Trapezius (Unterer Trapezmuskel)

Biceps Brachii (Zweiköpfiger Oberarmmuskel / Armbeuger)

Brachialis (Innerer Oberarmmuskel)

Posterioraler Deltoid (Rückwärtiger Deltamuskel)

Triceps Brachii (Dreiköpfiger Oberarmmuskel / Armstrecker)

Teres Minor (Kleiner Rundmuskel)

Teres Major (Großer Rundmuskel)

Infraspinatus-Muskel

Rhomboid-Muskeln (Rautenmuskeln)

Latissimus Dorsi (Längster Rückenmuskel)

Serratus Anterior (Vorderer Sägezahnmuskel)

Brachioradialis

Anconeus

Flexor Carpi Ulnaris

Extensor Carpi Radialis Longus

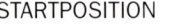

stabilisierende Muskeln
Gesamte Rumpfmuskulatur. Schultergelenk: Muskulatur der Rotationsmanschette. Schulterblätter: Serratus Anterior; Rhomboid-Muskeln; unterer Trapezius. Unterarm: Handgelenkflexoren.

STARTPOSITION

- Setzen Sie sich auf die Kante einer Bank.
- Positionieren Sie die Füße etwas vor den Knien.
- Beugen Sie den Rumpf nach vorn, bis er auf den Knien ruht, so weit wie möglich horizontal.
- Halten Sie die Kurzhanteln an den Seiten unter den Beinen.

Aspekt der Analyse	Gelenk 1	Gelenk 2
Gelenk	Schulter	Scapula
Art der Bewegung	aufwärts: Horizontale Abduktion abwärts: Horizontale Adduktion	aufwärts: Retraktion abwärts: Protraktion
mobilisierende Muskeln	Posterioraler Deltoid	Rhomboid-Muskeln; Trapezius

TRAINING DER RÜCKWÄRTIGEN DELTAMUSKELN AM GERÄT

Zusatz-Übung • Einzel-Gelenk-Training • Ziehen • Open Chain • Am Gerät • Einsteiger/Fortgeschrittene

➡ Gängige Fehlhaltungssyndrome führen in der Regel zu einem Ungleichgewicht zwischen den Anterioralen und den Posterioralen Deltoid-Muskeln, wobei die Ersteren zu Anspannung und die Letzteren zu Schwäche neigen. Das Rear-Deltoid-Gerät stärkt die Posteriorale Deltoid-Muskulatur.

Hinweise zur richtigen Technik

- Vermeiden Sie es, durch Schwung nachzuhelfen, und vor allem, ein Hohlkreuz zu bilden. Achten Sie auf langsame, kontrollierte Bewegungen und schöpfen Sie den vollen Bewegungsradius aus.
- Vermeiden Sie es, während der Übung die Schultern zu heben oder zu krümmen. Halten Sie die Brust geweitet und die Schulterblätter gesenkt.
- Atmen Sie beim Zurückziehen ein.

Kurzbeschreibung

Halten Sie die Ellenbogen um rund 10° gebeugt; ziehen Sie die Hebel nach hinten, bis die Ellenbogen etwas hinter der Linie des Rumpfes liegen. Kehren Sie in die Startposition zurück und wiederholen Sie die Bewegung.

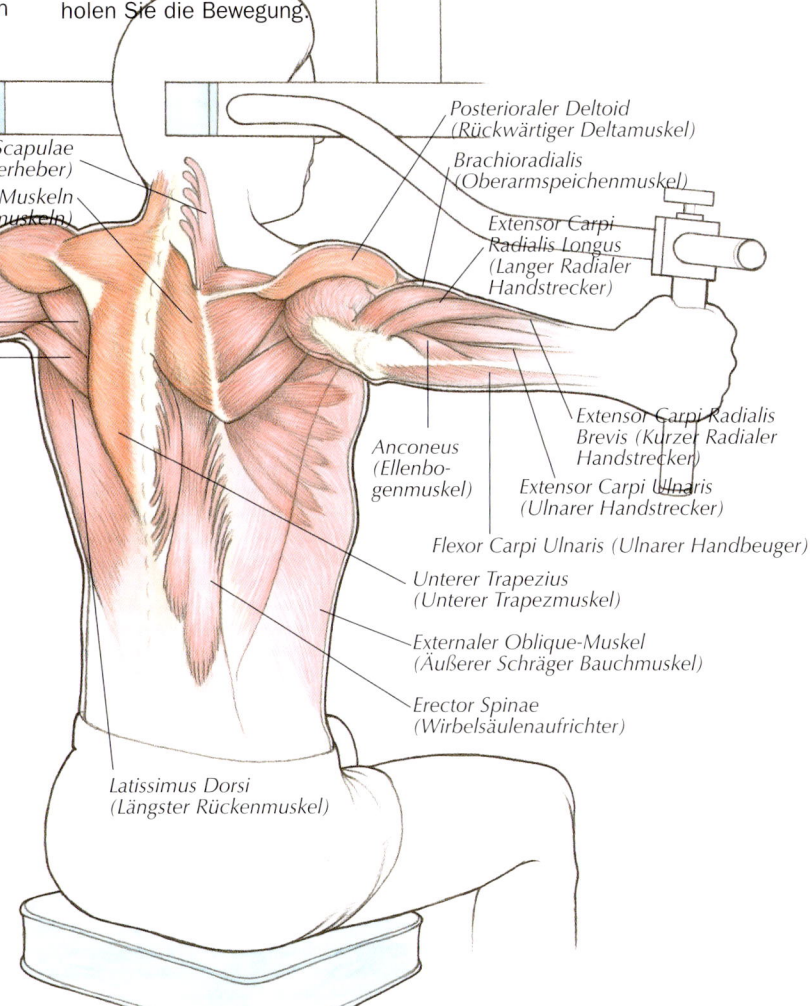

Posterioraler Deltoid (Rückwärtiger Deltamuskel)

Brachioradialis (Oberarmspeichenmuskel)

Extensor Carpi Radialis Longus (Langer Radialer Handstrecker)

Levator Scapulae (Schulterheber)

Rhomboid-Muskeln (Rautenmuskeln)

Trizeps Brachii (Dreiköpfiger Oberarmmuskel/Armstrecker)

Infraspinatus-Muskel

Teres Major (Großer Rundmuskel)

Extensor Carpi Radialis Brevis (Kurzer Radialer Handstrecker)

Anconeus (Ellenbogenmuskel)

Extensor Carpi Ulnaris (Ulnarer Handstrecker)

Flexor Carpi Ulnaris (Ulnarer Handbeuger)

Unterer Trapezius (Unterer Trapezmuskel)

Externaler Oblique-Muskel (Äußerer Schräger Bauchmuskel)

Erector Spinae (Wirbelsäulenaufrichter)

Latissimus Dorsi (Längster Rückenmuskel)

STARTPOSITION

- Setzen Sie sich mit dem Gesicht zum Gerät.
- Halten Sie die Griffe auf Schulterhöhe.
- Setzen Sie sich auf Ihre Sitzknochen, die Brust geweitet und das Rückgrat gerade. ⬇

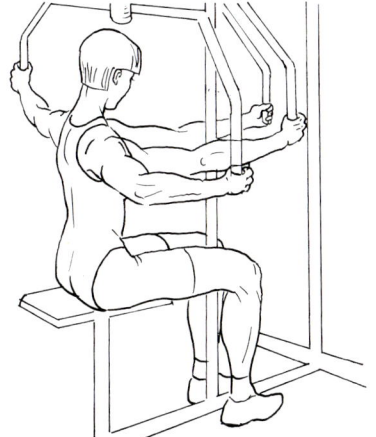

stabilisierende Muskeln

Rumpf: Abdominale Gruppe; Erector Spinae.
Schultergelenk: Muskulatur der Rotationsmanschette.
Schulterblätter: Serratus Anterior; Rhomboid-Muskeln; unterer Trapezius.
Unterarm: Handgelenkflexoren.

Aspekt der Analyse	Gelenk 1	Gelenk 2
Gelenk	Schultern	Scapula
Art der Bewegung	rückwärts: Horizontale Abduktion vorwärts: Horizontale Adduktion	rückwärts: Retraktion vorwärts: Protraktion
mobilisierende Muskeln	Posterioraler Deltoid	Rhomboid; Trapezius

SCHULTERHEBEN MIT KURZHANTELN

Zusatz-Übung • Einzel-Gelenk-Übung • Ziehen • Open Chain • Kurzhanteln • Erfahrene/Fortgeschrittene

➡ Dies ist eine traditionelle Bodybuilding-Übung zur Stärkung des oberen Trapezius.

Kurzbeschreibung

Heben Sie die Kurzhanteln, indem Sie Schulterblätter und Schultergürtel heben. Senken Sie die Schultern und wiederholen Sie die Übung.

Hinweise zur richtigen Technik

• Vermeiden Sie es, mit Schwung nachzuhelfen, und vor allem, ein Hohlkreuz zu bilden. Achten Sie auf langsame, kontrollierte Bewegungen und schöpfen Sie den gesamten Bewegungsspielraum aus.
• Halten Sie das Rückgrat in neutraler Position, und vermeiden Sie es, den Hals zu beugen, während Sie die Schultern heben.
• Halten Sie die Brust geweitet.
• Muskeln wirken paarweise gegeneinander, wie z.B. der untere und der obere Trapezius. Wenn der untere Trapezius unterentwickelt ist, wird das Training des oberen Trapezius den Unterschied vergrößern.
• Atmen Sie bei der Aufwärtsbewegung ein.

Posterioraler Deltoid-Muskel (Rückwärtiger Deltamuskel)

Oberer Trapezius (Oberer Trapezmuskel)

Levator Scapulae (Schulterheber)

Rhomboid-Muskeln (Rautenmuskeln)

Supraspinatus-Muskel

Infraspinatus-Muskel

Teres Minor (Kleiner Rundmuskel)

Teres Major (Großer Rundmuskel)

Trizeps Brachii (Dreiköpfiger Oberarmmuskel / Armstecker)

Unterer Trapezius (Unterer Trapezmuskel)

Erector Spinae (Wirbelsäulenaufrichter)

Serratus Anterior (Vorderseitiger Sägezahnmuskel)

Externaler Oblique-Muskel (Äußerer Schräger Bauchmuskel)

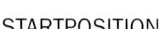

STARTPOSITION
• Stellen Sie die Füße in Schulterbreite auseinander; achten Sie auf federnde Knie.
• Achten Sie auf aufrechte Haltung; das Rückgrat ist in neutraler Position.
• Halten Sie die Kurzhanteln an den Seiten.

stabilisierende Muskeln

Rumpf: Abdominale Gruppe; Erector Spinae.
Schultergelenk: Muskulatur der Rotationsmanschette.
Schulterblätter: Serratus Anterior; Rhomboid-Muskeln; unterer Trapezius.
Unterarme: Handgelenkflexoren.

Aspekt der Analyse	Gelenk 1
Gelenk	Scapula
Art der Bewegung	aufwärts: Elevation abwärts: Depression
mobilisierende Muskeln	Oberer Trapezius; Levator Scapulae

DAS RICHTIGE MUSKELTRAINING

STÄRKUNG DER ROTATIONSMANSCHETTE

Zusatz-Übung • Einzel-Gelenk-Übung • Drücken • Open Chain • Kurzhantel • Einsteiger/Fortgeschrittene

Schwäche und Ungleichgewicht der Rotationsmanschette können die Trainingsleistung beschränken und zu Verletzungen führen. Oft resultiert das in einer Schwächung der externen Rotatoren (Supraspinatus, Infraspinatus und Teres Minor), Anspannung des internalen Rotators (Subscapularis) und einer Schwächung der Stabilität im Allgemeinen.

Hinweise zur richtigen Technik

- Arbeiten Sie jeweils mit einem Arm auf einmal, um gezielter zu trainieren.
- Vermeiden Sie es, durch Schwung nachzuhelfen. Achten Sie auf langsame, kontrollierte Bewegungen und schöpfen Sie den gesamten Bewegungsradius aus.
- Vermeiden Sie es, die Brust zu krümmen und die Schultern zu heben. Halten Sie die Brust geweitet. Versuchen Sie, die Schulterblätter zu senken und zu weiten, um den Serratus Anterior zu aktivieren.
- Halten Sie den Ellenbogen an die Seite, aber pressen Sie ihn nicht in den Rumpf.
- Arbeiten Sie mit mäßigen/geringen Gewichten und konzentrieren Sie sich auf gute technische Form.

Kurzbeschreibung

Halten Sie den Ellenbogen gebeugt; rotieren Sie die Schulter in externaler Richtung (d.h. drehen Sie den Unterarm nach außen). Kehren Sie in die Startposition zurück und wiederholen Sie die Bewegung.

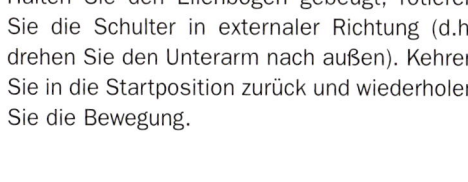

Rhomboid-Muskeln (Rautenmuskeln)

Supraspinatus-Muskel

Infraspinatus-Muskel

Posterioraler Deltoid (Rückwärtiger Deltamuskel)

Teres Minor (Kleiner Rundmuskel)

Teres Major (Großer Rundmuskel)

Unterer Trapezius (Unterer Trapezmuskel)

Serratus Anterior (Vorderer Sägezahnmuskel)

Erector Spinae (Wirbelsäulenaufrichter)

Posterioraler Deltoid (Rückwärtiger Deltamuskel)

STARTPOSITION

- Stellen Sie einen Fuß vor den anderen, in Schulterbreite auseinander.
- Achten Sie auf federnde Knie.
- Achten Sie auf aufrechte Haltung; das Rückgrat steht in neutraler Position.
- Halten Sie die Kurzhantel in der Hand; der Ellenbogen ist um 90° gebeugt.

Aspekt der Analyse	Gelenk 1
Gelenk	Schulter
Art der Bewegung	auswärts: Externale Rotation einwärts: Internale Rotation
mobilisierende Muskeln	Infraspinatus; Supraspinatus; Teres Minor; Posterioraler Deltoid

stabilisierende Muskeln	Rumpf: Abdominale Gruppe; Erector Spinae. Schulterblätter: Serratus Anterior; Rhomboid-Muskeln; unterer Trapezius. Unterarm: Handgelenkflexoren.

Die wichtigsten Muskeln des Unterarms

(Anmerkung: Aus Gründen der Einfachheit sind einige wichtige Muskeln hier nicht aufgeführt. Die Muskulatur der Rotationsmanschette wird auf S. 61 behandelt.)

Name	beanspruchte Gelenke	Ursprung	Insertion	Art der Bewegung
Handgelenk: Flexion				
Flexor Carpi Radialis	Handgelenk	mediales Epikondyl des Humerus	anteriorale Oberfläche (Handfläche) der 2. und 3. Metacarpalkn.	Handgelenk: Flexion; Abduktion (unterstützt auch die Flexion des Ellbogens)
Flexor Carpi Ulnaris	Handgelenk	mediales Epikondyl des Humerus; posteriorale proximale Ulna	Basis des 5. Metacarpals; Pisiformkn; Hamatekn.	Handgelenk: Flexion; Adduktion (unterstützt auch den Ellenbogen bei weicher Beugung)
Palmaris Longus	Handgelenk	mediales Epikondyl des Humerus	Aponeurose der Handfläche im 2. bis 5. Metacarpal	Flexion des Handgelenks
Handgelenk: Extension				
Extensor Carpi Ulnaris	Handgelenk	laterales Epikondyl des Humerus	dorsale Oberfläche des 5. Metacarpals (Handrücken)	Handgelenk: Extension; Adduktion (unterstützt auch die Extension des Ellenbogens)
Extensor Carpi Radialis Brevis	Handgelenk	laterales Epikondyl des Humerus	dorsale Oberfläche des 3. Metakarpals	Handgelenk: Extension; Abduktion (unterstützt auch die Extension des Ellenbogens)
Extensor Carpi Radialis Longus	Handgelenk	laterales Epikondyl des Humerus	Basis der dorsalen Oberfläche des 2. Metakarpals	Handgelenk: Extension; Abduktion (unterstützt auch den Ellenbogen bei weicher Beugung)

Hauptmuskeln des Oberarms

Name	beanspruchte Gelenke	Ursprung	Insertion	Art der Bewegung
Bizepsgruppe				
Biceps Brachii	Schulter und Ellenbogen	Der Muskel hat zwei Köpfe. Langer Kopf: Supraglenoides Tuberkel, über der Glenoidpfanne; kurzer Kopf: Coracoid-Fortsatz der Scapula und Obere Lippe der Glenoidpfanne	Tuberiosität des Radius	Flexion des Ellenbogens (besonders bei supiniertem Unterarm); Supination des Unterarms; unterstützt Schulterflexion
Brachialis	Ellenbogen	distale Hälfte des anterioralen Humerus	Coranoid-Fortsatz der Ulna	Flexion des Ellenbogens
Brachioradialis	Ellenbogen	distaler Bereich des lateralen Kondylkamms des Humerus	laterale Oberfläche des distalen Radius, am Styloid-Fortsatz	Flexion des Ellenbogens; Pronation aus der supinierten in die neutrale P.; Supination aus pronierter position in die neutrale P.

Triceps Brachii bestehend aus drei Abschnitten mit einer einzigen Insertion: Langer Kopf; lateraler Kopf; medialer Kopf	Alle gehen über den Ellenbogen; der lange Kopf auch über die Schulter	langer Kopf: Laterale Seite der inferioralen Lippe der Glenoidpfanne der Scapula lateraler Kopf: Proximale Hälfte des posterioralen Humerus medialer Kopf: die beiden distalen Drittel des posterioralen Humerus	Olecranon-Fortsatz der Ulna	Extension des Ellbogens; der lange Kopf bewirkt auch die Extension der Schulter
Anconeus	Ellbogen	Posteriorales laterales Kondyl des Humerus	postariorale Oberfläche des Olecranon-Fortsatzes der Ulna	Extension des Ellbogens

Armmuskeln

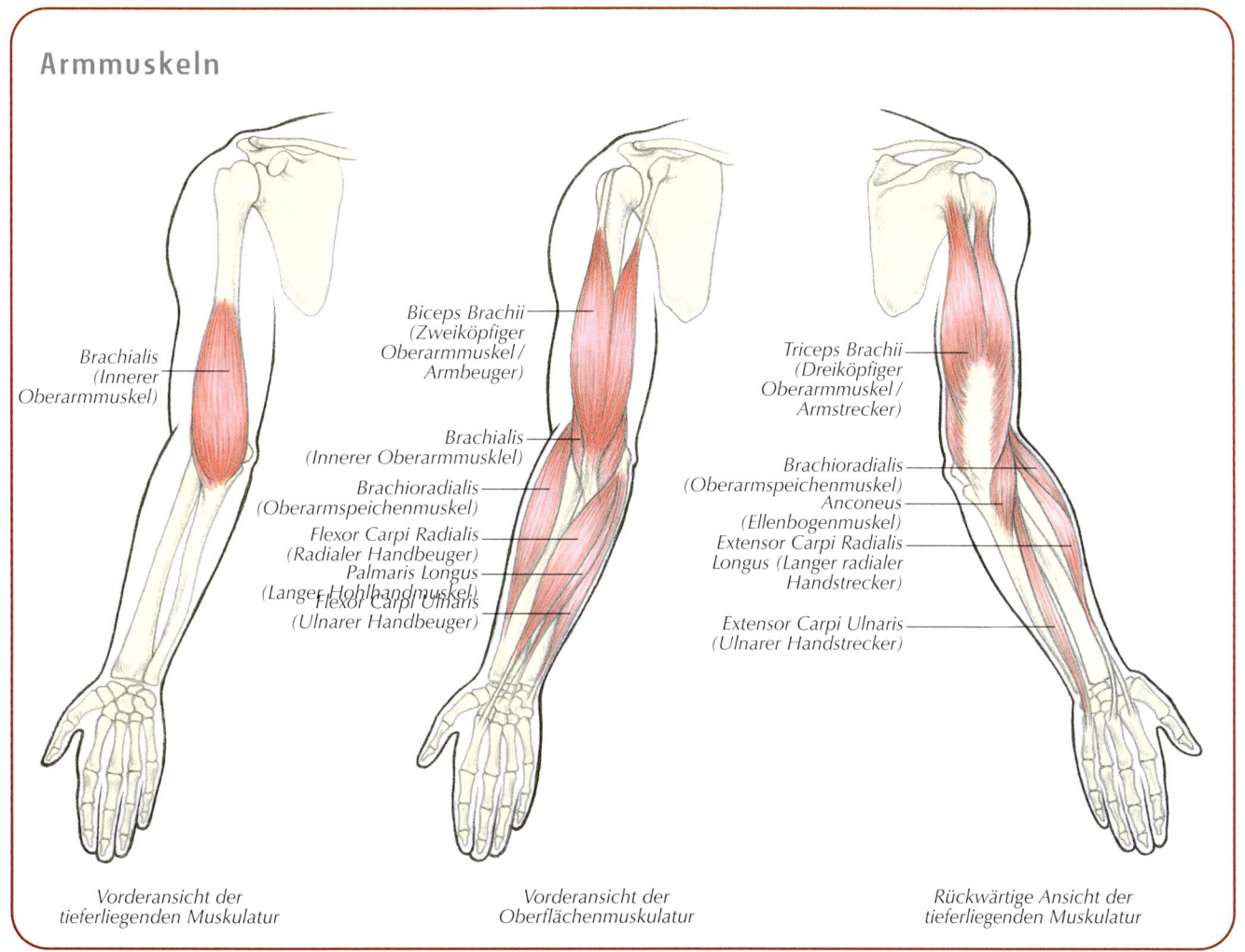

Brachialis (Innerer Oberarmmuskel)

Biceps Brachii (Zweiköpfiger Oberarmmuskel / Armbeuger)

Brachialis (Innerer Oberarmmusklel)

Brachioradialis (Oberarmspeichenmuskel)

Flexor Carpi Radialis (Radialer Handbeuger)

Palmaris Longus (Langer Hohlhandmuskel)

Flexor Carpi Ulnaris (Ulnarer Handbeuger)

Triceps Brachii (Dreiköpfiger Oberarmmuskel / Armstrecker)

Brachioradialis (Oberarmspeichenmuskel)

Anconeus (Ellenbogenmuskel)

Extensor Carpi Radialis Longus (Langer radialer Handstrecker)

Extensor Carpi Ulnaris (Ulnarer Handstrecker)

Vorderansicht der tieferliegenden Muskulatur

Vorderansicht der Oberflächenmuskulatur

Rückwärtige Ansicht der tieferliegenden Muskulatur

TRIZEPS-EXTENSION ÜBER KOPF MIT KURZHANTEL (IM SITZEN AUF EINEM BALL)

Standard-Übung • Einzel-Gelenk-Training • Drücken • Open Chain • Kurzhanteln • Erfahrene/Fortgeschrittene

Diese konventionelle Gym-Übung wird durch den Einsatz des Balls zum Zweck des Trainings der stabilisierenden Muskeln (wie der Abdominalen Muskulatur und dem Erector Spinae) zu einer umfassenderen und eher funktional ausgerichteten Übung ergänzt.

Kurzbeschreibung

Halten Sie die Ellenbogen nahe am Kopf; senken Sie die Kurzhanteln zum Rücken hin, indem Sie die Ellenbogen beugen. Kehren Sie in die Startposition zurück und wiederholen Sie die Bewegung.

Hinweise zur richtigen Technik

- Achten Sie auf langsame, kontrollierte Bewegungen; vermeiden Sie es, mit Schwung nachzuhelfen.
- Diese Übung erfordert besondere abdominale Stabilisierung, um die Wirbelsäule in neutraler Position zu halten. Achten Sie auf Aktivierung der Abdominalien; ziehen Sie den Bauchnabel zum Rückgrat hin.
- Verneiden Sie es, bei der Bewegung die Ellenbogen fallen oder nach außen flattern zu lassen. Der Oberarm muss während der gesamten Übung stationär bleiben, als wenn er Teil des Rückgrats wäre.
- Sie können die Handgelenke näher zusammenhalten, um zu verhindern, dass die Ellenbogen zu weit nach außen weisen.
- Halten Sie die Brust geweitet und vermeiden Sie es, die Schultern zu krümmen.
- Atmen Sie bei der Abwärtsphase ein und bei der Aufwärtsphase aus.

STARTPOSITION
- Setzen Sie sich in stabiler, aufrechter Haltung auf den Stabilisierungs-Ball; das Rückgrat ist in neutraler Position.
- Halten Sie die Kurzhantel über den Kopf; die Arme sind an der Schulter gestreckt. Halten Sie die Kurzhantel an einem Ende.

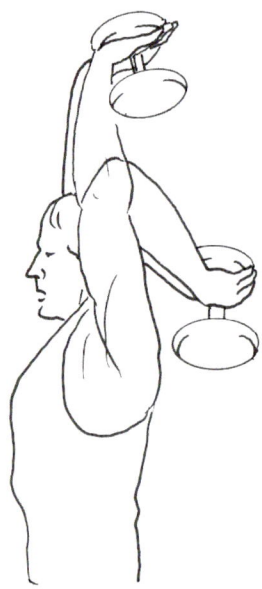

Aspekt der Analyse	Gelenk 1
Gelenk	Ellenbogen
Art der Bewegung	aufwärts: Extension abwärts: Flexion
mobilisierende Muskeln	Trizeps Brachii (Schwerpunkt auf dem langen Kopf); Anconeus

stabilisierende Muskeln	Abdominale Muskulatur; Latissimus Dorsi; Teres Major an Rumpf und Schulter. Schulter: Deltoid; Muskulatur der Rotationsmanschette; Pectoralis Major. Schulterblätter: Serratus Anterior; Rhomboid-Muskeln; unterer Trapezius. Unterarm: Handgelenkflexoren.

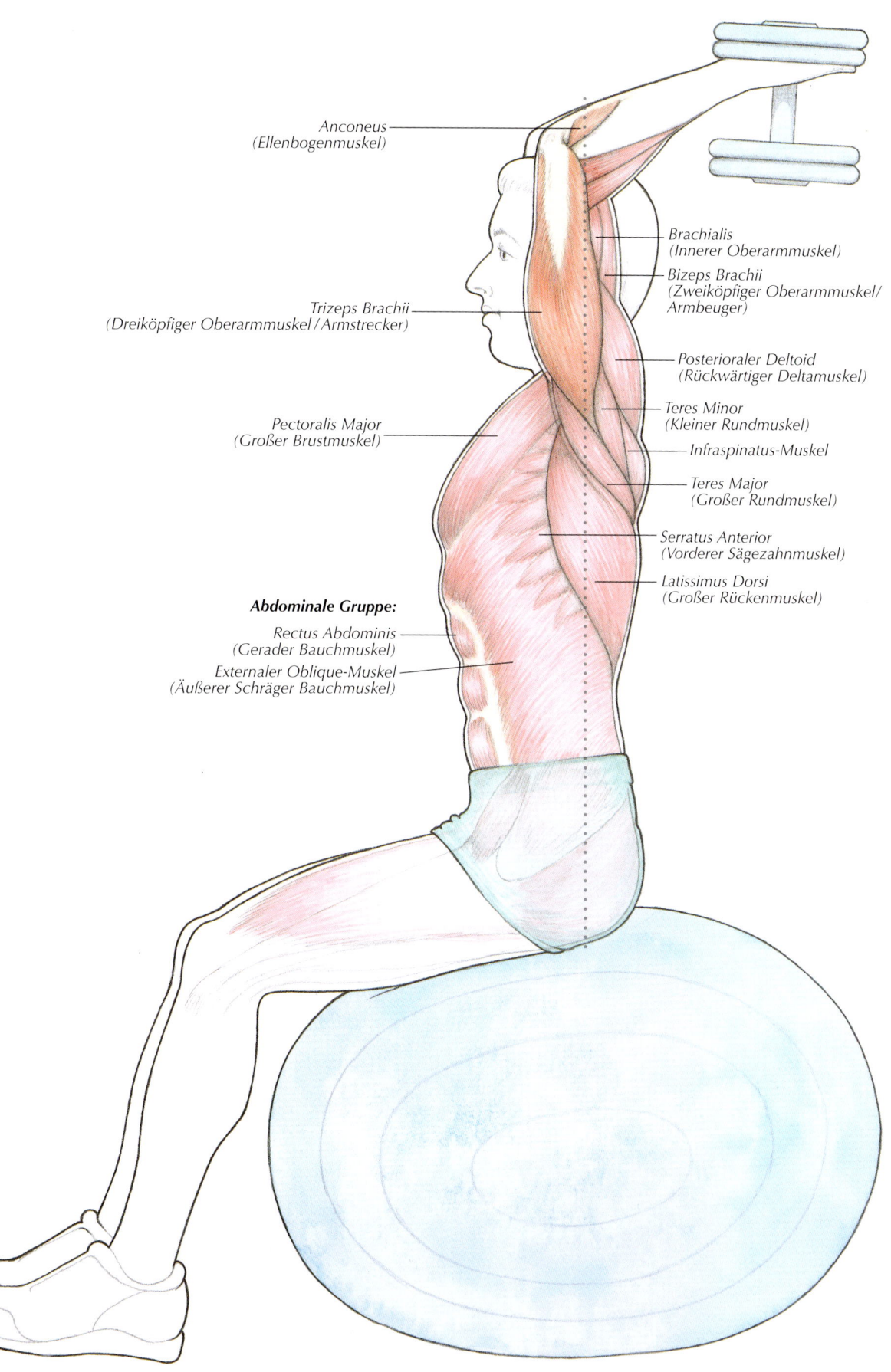

Anconeus
(Ellenbogenmuskel)

Brachialis
(Innerer Oberarmmuskel)

Bizeps Brachii
(Zweiköpfiger Oberarmmuskel/
Armbeuger)

Trizeps Brachii
(Dreiköpfiger Oberarmmuskel / Armstrecker)

Posterioraler Deltoid
(Rückwärtiger Deltamuskel)

Teres Minor
(Kleiner Rundmuskel)

Infraspinatus-Muskel

Pectoralis Major
(Großer Brustmuskel)

Teres Major
(Großer Rundmuskel)

Serratus Anterior
(Vorderer Sägezahnmuskel)

Latissimus Dorsi
(Großer Rückenmuskel)

Abdominale Gruppe:

Rectus Abdominis
(Gerader Bauchmuskel)

Externaler Oblique-Muskel
(Äußerer Schräger Bauchmuskel)

ÜBUNGEN FÜR DIE ARMMUSKULATUR

FRENCH CURL MIT LANGHANTEL IN RÜCKENLAGE

Standard Übung • Einzel-Gelenk-Training • Stemmen • Open Chain • Langhantel • Erfahrene/Fortgeschrittene

 Diese wirkungsvolle Trizeps-Übung wird oft liebevoll als „Headbanger" oder als „Scullcrusher" bezeichnet; aber diese Ausdrücke sind selbstverständlich nicht wörtlich gemeint!

Kurzbeschreibung

Senken Sie die Hantel in Richtung Stirn ab, indem Sie die Ellenbogen beugen; halten Sie knapp über Kopfhöhe. Kehren Sie in die Ausgangsposition zurück und wiederholen Sie die Übung.

Hinweise zur richtigen Technik

- Achten Sie auf langsame, kontrollierte Bewegungen; vermeiden Sie es, durch Schwung nachzuhelfen.
- Vermeiden Sie es, die Ellenbogen nach außen fallen oder flattern zu lassen. Der Oberarm muss während der Bewegung stationär bleiben.
- Vermeiden Sie es, ein Hohlkreuz zu bilden; drücken Sie den Nabel in Richtung Rückgrat.
- Halten Sie die Brust geweitet; vermeiden Sie es, die Schultern zu krümmen.
- Atmen Sie bei der Abwärtsphase ein und bei der Aufwärtsphase aus.

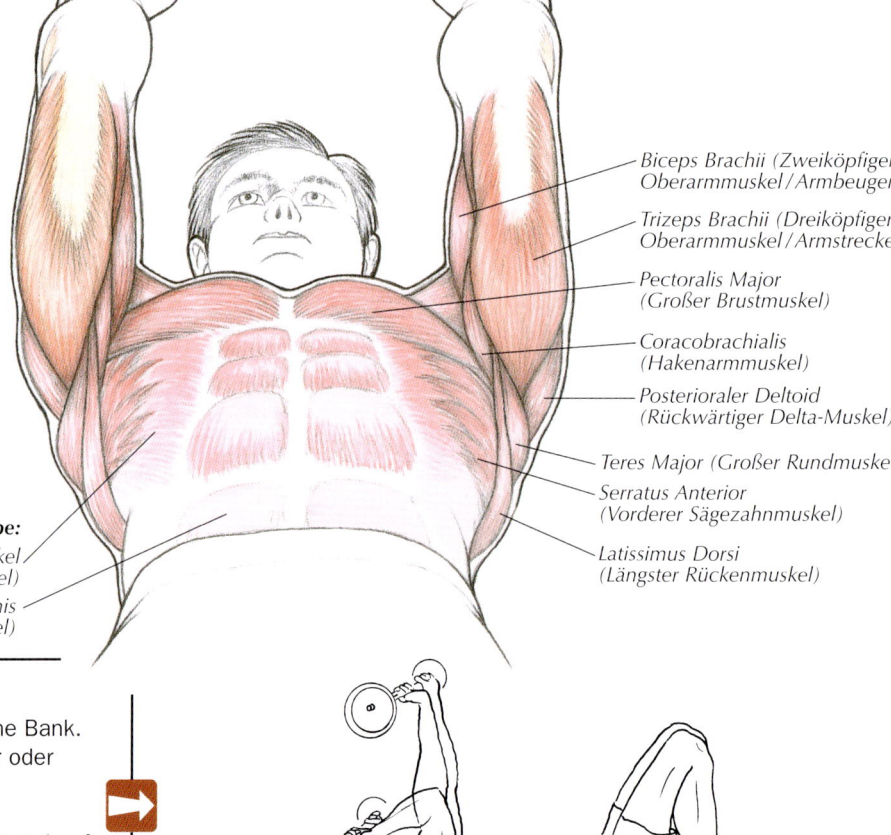

Biceps Brachii (Zweiköpfiger Oberarmmuskel/Armbeuger)

Trizeps Brachii (Dreiköpfiger Oberarmmuskel/Armstrecker)

Pectoralis Major (Großer Brustmuskel)

Coracobrachialis (Hakenarmmuskel)

Posterioraler Deltoid (Rückwärtiger Delta-Muskel)

Teres Major (Großer Rundmuskel)

Serratus Anterior (Vorderer Sägezahnmuskel)

Latissimus Dorsi (Längster Rückenmuskel)

Abdominale Gruppe:
Externaler Oblique-Muskel (Äußerer Schräger Bauchmuskel)
Rectus Abdominis (Gerader Bauchmuskel)

STARTPOSITION
- Legen Sie sich in supinaler Lage auf eine Bank.
- Die Arme sind schulterweit auseinander oder etwas enger. Greifen Sie die Hantel mit pronierten Händen.
- Halten Sie mit gestreckten Armen die Hantel auf Kopfhöhe.

Aspekt der Analyse	Gelenk 1
Gelenk	Ellenbogen
Art der Bewegung	aufwärts: Extension abwärts: Flexion
mobilisierende Muskeln	Trizeps Brachii (Schwerpunkt auf langem Kopf); Anconeus

stabilisierende Muskeln

Abdominale Muskulatur; Latissimus Dorsi; Teres Major an Rumpf und Schulter.
Schulter: Deltoid-Muskeln; Muskulatur der Rotationsmanschette; Pectoralis Major.
Schulterblätter: Serratus Anterior; Rhomboid-Muskeln; unterer Trapezius.
Unterarm: Handgelenkflexoren.

TRIZEPS-PRESSE MIT LANGHANTEL

Standard-Übung • Multi-Gelenk-Training • Pressen • Open Chain • Langhantel • Erfahrene/Fortgeschrittene

 Beim Barbell-Triceps-Press handelt es sich im Wesentlichen um ein Bankdrücken mit engstehenden Armen; bei dieser Übung wird der Schwerpunkt auf das Trizeps-Training gelegt. Das wird dadurch möglich, dacss hier der Ellenbogen stärker gebeugt wird und weniger Schulterbewegung stattfindet als beim Bankdrücken (siehe S. 26).

Hinweise zur richtigen Technik

- Vermeiden Sie es, mit Schwung nachzuhelfen; achten Sie auf langsame, kontrollierte Bewegungen.
- Atmen Sie beim Stemmen aus.
- Halten Sie die Brust geweitet; vermeiden Sie es, die Schultern zu krümmen.
- Vermeiden Sie es, die Ellenbogen nach außen fallen oder flattern zu lassen.

Kurzbeschreibung

Senken Sie die Hantel zum oberen Rücken, indem Sie die Ellenbogen beugen; halten Sie die Ellenbogen nahe am Körper. Kehren sie wieder in die Startposition zurück, indem Sie drücken, bis die Arme gestreckt sind. Wiederholen Sie die Bewegung.

STARTPOSITION
- Legen Sie sich in supinaler Lage auf eine Bank.
- Nehmen Sie mit schulterweitem (oder etwas engerem) Griff die Hantel vom Ständer.
- Greifen Sie die Hantel mit pronierten Händen.
- Halten Sie die Hantel auf der Höhe der oberen Brust, die Arme gestreckt.

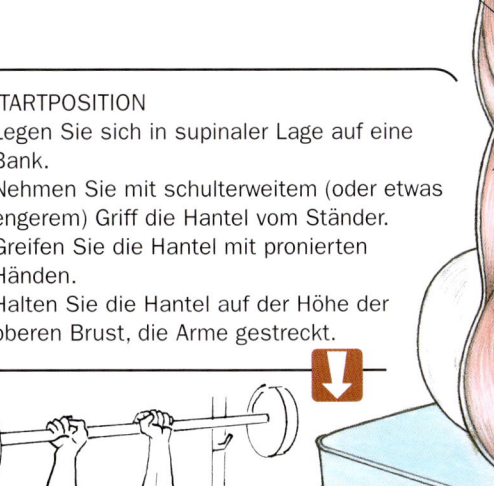

Extensor Digitorum (Fingerstrecker)
Brachioradialis (Oberarmspeichenmuskel)
Biceps Brachii (Zweiköpfiger Oberarmmuskel/Armbeuger)
Brachialis (Innerer Oberarmmuskel)

Flexor Digitorum (Fingerbeuger)
Flexor Carpi Ulnaris (Ulnarer Fingerbeuger)
Palmaris Longus (Langer Hohlhandmuskel)
Flexor Carpi Radialis (Radialer Handbeuger)
Brachioradialis (Oberarmspeichenmuskel)
Pronator Teres (Runder Einwärtsdreher)
Brachialis (Innerer Oberarmmmuskel)
Coracobrachialis (Hakenarmmuskel)
Trizeps Brachii (Dreiköpfiger Oberarmmuskel/Armstrecker)
Posterioraler Deltoid (Rückwärtiger Deltamuskel)
Teres Major (Großer Rundmuskel)
Latissimus Dorsi (Längster Rückenmuskel)

stabilisierende Muskeln

Schulter: Muskulatur der Rotationsmanschette.
Schulterblätter: Serratus Anterior und unterer Trapezius.
Unterarm: Handgelenkflexoren.

Aspekt der Analyse	Gelenk 1	Gelenk 2
Gelenk	Ellenbogen	Schulter
Art der Bewegung	aufwärts: Extension abwärts: Flexion	aufwärts: Flexion abwärts: Extension
mobilisierende Muskeln	Trizeps Brachii; Anconeus	Anterioraler Deltoid; Pectoralis Major (Schwerpunkt auf dem clavicularen Bereich)

BODYWEIGHT DIPS ZWISCHEN ZWEI BÄNKEN

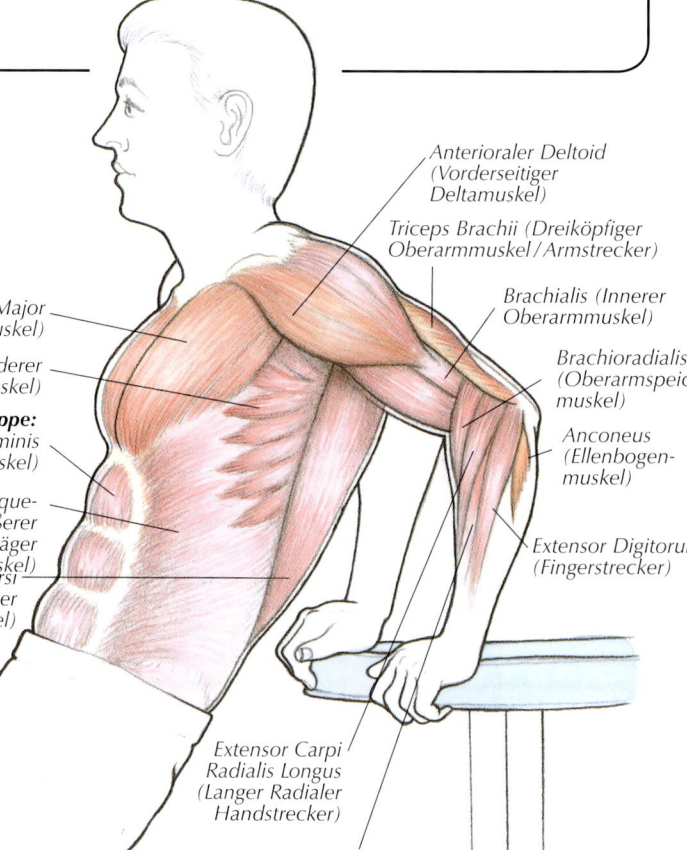

→ Ein Favorit der Alten Schule mit zahllosen Variationen. Eine gute Stabilisierung der Scapula-Thorax-Region ist besonders wichtig, um diese Version wirkungsvoll zu gestalten.

Standard-Übung • Multi-Gelenk-Training • Drücken • Closed Chain • Bodyweight • Erfahrene/Fortgeschrittene

Kurzbeschreibung

Senken Sie Ihren Körper, bis Ihre Oberarme parallel zum Boden sind. Kehren Sie in die Startposition zurück und wiederholen Sie die Bewegung.

Hinweise zur richtigen Technik

- Versuchen Sie, eine aufrechte Haltung zu bewahren und das Rückgrat in neutraler Position zu halten.
- Halten sie die Brust geweitet; vermeiden Sie es, die Schultern zu krümmen oder zu heben. Setzen Sie den Serratus und den unteren Trapezius ein, um das zu bewerkstelligen.
- Atmen Sie bei der Abwärtsphase ein und bei der Aufwärtsphase aus.
- Achten Sie auf langsame, kontrollierte Bewegungen; vermeiden Sie es, durch Schwung nachzuhelfen.
- Vermeiden Sie es, Ihren Körper zu tief abzusenken. Um die Schultergelenkpfanne zu schützen, senken Sie den Körper nur so weit ab, bis die Oberarme parallel zum Boden sind.
- Vermeiden Sie es, die Ellenbogen nach außen flattern zu lassen. Halten Sie die Ellenbogen nach hinten gebeugt.

Bildbeschriftungen:
Anterioraler Deltoid (Vorderseitiger Deltamuskel)
Triceps Brachii (Dreiköpfiger Oberarmmuskel / Armstrecker)
Brachialis (Innerer Oberarmmuskel)
Brachioradialis (Oberarmspeichenmuskel)
Anconeus (Ellenbogenmuskel)
Extensor Digitorum (Fingerstrecker)
Pectoralis Major (Großer Brustmuskel)
Serratus Anterior (Vorderer Sägezahnmuskel)
Abdominale Gruppe:
Rectus Abdominis (Gerader Bauchmuskel)
Externaler Oblique-Muskel (Äußerer Schräger Bauchmuskel)
Latissimus Dorsi (Längster Rückenmuskel)
Extensor Carpi Radialis Longus (Langer Radialer Handstrecker)
Extensor Carpi Radialis Brevis (Kurzer Radialer Handstrecker)

STARTPOSITION
- Setzen Sie beide Hände auf die Kante einer Bank die Füße auf eine gegenüberliegende Bank; oder auf den Boden (mit flachen Fersen).

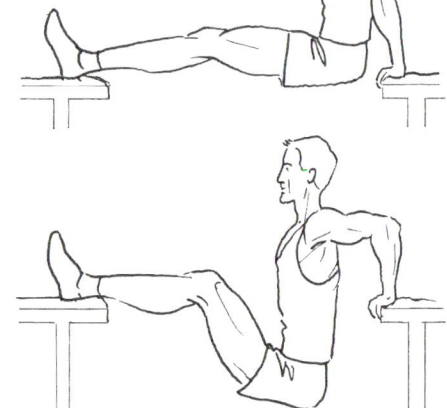

stabilisierende Muskeln
Schulter: Deltoid-Muskel; Muskulatur der Rotationsmanschette; Pectoralis Major. Schulterblätter: Serratus Anterior; Rhomboid-Muskeln; unterer Trapezius. Unterarm: Handgelenkflexoren.

Aspekt der Analyse	Gelenk 1	Gelenk 2
Gelenk	Ellenbogen	Schulter
Art der Bewegung	Aufwärts: Extension Abwärts: Flexion	Aufwärts: Flexion Abwärts: Extension
mobilisierende Muskeln	Trizeps Brachii; Anconeus	Anterioraler Deltoid; Pectoralis Major

TRIZEPS PUSHDOWN AM HOHEN BLOCK

Zusatz-Übung • Einzel-Gelenk-Training • Drücken • Open Chain • Am Gerät • Einsteiger/Fortgeschrittene

 Diese Übung zählt zu den grundlegenden Gym-Übungen für das Trizeps-Trainig, da sie auf den medialen Aspekt des Trizeps zielt. Um alle Bereiche des Trizeps wirksam zu trainieren, muss man einen zunehmend schweren Widerstand wählen.

Kurzbeschreibung

Drücken Sie den Bügel nach unten, indem Sie den Ellenbogen strecken. Kehren Sie mit kontrollierter Bewegung in die Startposition zurück, bis der Unterarm nahe am Oberarm ist; wiederholen Sie die Bewegung.

Hinweise zur richtigen Technik

- Beschreiben Sie einen weiten Bewegungsradius; stoppen Sie nicht schon, wenn der Unterarm parallel zum Boden ist.
- Zur besseren Balance bei schweren Gewichten lehnen Sie sich leicht nach vorn auf das rechte Bein.
- Vermeiden Sie es, die Ellenbogen nach außen flattern zu lassen; halten Sie den Oberarm stationär, als wenn er ein Teil des Rückgrats wäre.
- Drücken Sie aus dem Trizeps (nicht aus den Händen) heraus.
- Halten Sie die Brust geweitet, die Schultern entspannt und das Rückgrat in neutraler Position.

STARTPOSITION

- Stehen Sie mit den Beinen voreinander (nicht nebeneinander) mit dem Gesicht zum Hohen Block.
- Greifen Sie den Bügel mit pronierten Händen.
- Halten Sie die Ellenbogen an den Seiten.
- Die Schultern sind entspannt; das Rückgrat ist neutral.

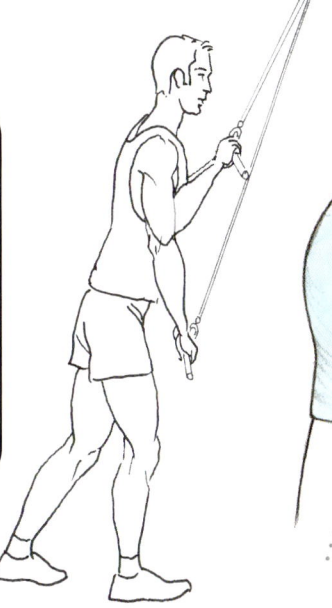

Acromion-Fortsatz (Schulterfortsatz der Scapula)

Humerus-Kopf (Oberarmkopf)

Scapula (Schulterblatt)

Trizeps Brachii (Armstrecker; langer Kopf)

Trizeps Brachii (Armstrecker; kurzer Kopf)

Bizeps Brachii (Zweiköpfiger Oberarmmuskel / Armbeuger)

Brachialis (Innerer Oberarmmuskel)

Extensor Carpi Radialis Longus (Langer Radialer Handstrecker)

Brachioradialis (Oberarmspeichenmuskel)

stabilisierende Muskeln	Rumpf: Abdominale Muskulatur; Erector Spinae; Quadratus Lumborum. Schulter: Deltoid; Muskulatur der Rotationsmanschette; Pectoralis Major. Schulterblätter: Serratius Anterior; Rhomboid-Muskeln; unterer Trapezius. Unterarm: Handgelenkflexoren.

Aspekt der Analyse	Gelenk 1
Gelenk	Ellenbogen
Art der Bewegung	aufwärts: Extension abwärts: Flexion
mobilisierende Muskeln	Trizeps Brachii; Anconeus

TRIZEPS PULLDOWN AM HOHEN BLOCK MIT SEIL

Zusatz-Übung • Einzel-Gelenk-Training • Drücken • Open Chain • Am Gerät • Einsteiger/Fortgeschrittene

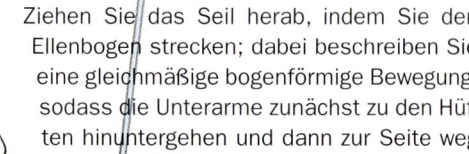 Diese weniger gängige Trizeps-Übung legt den Schwerpunkt tendenziell auf das Training des lateralen Aspekts des Trizeps Brachii.

Hinweise zur richtigen Technik

- Schöpfen Sie den vollen Bewegungsradius aus; stoppen Sie nicht, wenn der Unterarm parallel zum Boden ist.
- Achten Sie auf aufrechte Haltung; das Rückgrat steht in neutraler Position.
- Atmen Sie bei der Abwärtsphase ein und bei der Aufwärtsphase aus.
- Halten Sie die Brust geweitet, und vermeiden Sie es, die Schultern zu krümmen.
- Vermeiden Sie es, bei der Bewegung mit den Ellenbogen nach außen zu flattern; der Oberarm muss stationär bleiben, parallel zum Rückgrat.
- Achten Sie auf langsame, kontrollierte Bewegungen und vermeiden Sie es, mit Schwung nachzuhelfen.
- Pressen Sie aus dem Trizeps (nicht aus den Händen) heraus.

Kurzbeschreibung

Ziehen Sie das Seil herab, indem Sie den Ellenbogen strecken; dabei beschreiben Sie eine gleichmäßige bogenförmige Bewegung, sodass die Unterarme zunächst zu den Hüften hinuntergehen und dann zur Seite weg an den Hüften vorbeibewegt werden. Am Endpunkt sollte der kleine Finger vom Körper wegzeigen, und die Daumen sollten gegen die Seiten gerichtet sein. Kehren Sie in kontrollierter Bewegung in die Startposition zurück und wiederholen Sie die Bewegung.

STARTPOSITION

- Stehen Sie mit dem Gesicht zum Gerät.
- Greifen Sie das Halteseil mit beiden Händen; die Hände sind in pronierter Stellung.
- Halten Sie die Handgelenke gerade; die Daumen sind gegeneinander gerichtet.
- Halten Sie die Ellenbogen an Ihren Seiten.
- Die Schultern sind entspannt; das Rückgrat steht in neutraler Position.
- Achten Sie auf federnde Knie.

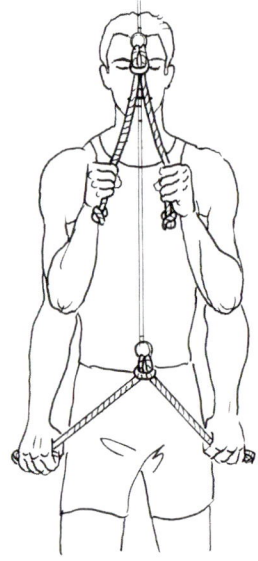

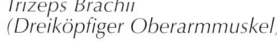 *Trizeps Brachii (Dreiköpfiger Oberarmmuskel)*

Anconeus (Ellenbogenmuskel)

stabilisierende Muskeln
Rumpf: Abdominale Muskulatur; Erector Spinae; Quadratus Lumborum.
Schulter: Deltoid; Muskulatur der Rotationsmanschette; Pectoralis Major.
Schulterblätter: Serratus Anterior; Rhomboid-Muskeln; unterer Trapezius.
Unterarm: Handgelenkflexoren.

Aspekt der Analyse	Gelenk 1
Gelenk	Ellenbogen
Art der Bewegung	Extension
mobilisierende Muskeln	Trizeps Brachii (Schwerpunkt auf dem lateralen Aspekt); Anconeus

ARMSTRECKEN NACH HIN-TEN MIT KURZHANTELN

Zusatz-Übung • Einzel-Gelenk-Training •
Drücken • Open Chain • Kurzhanteln •
Erfahrene/Fortgeschrittene

➡️ Diese Übung erfordert eine gute, stabile Basis, um wirksam durchgeführt werden zu können. Vermeiden Sie es, die Schultern anzuziehen oder zu krümmen. Verwenden Sie einen Spiegel, um Ihre Technik zu kontrollieren.

Kurzbeschreibung
Strecken Sie den Arm, bis der Ellenbogen gestreckt ist. Kehren Sie in die Ausgangsposition zurück und wiederholen Sie die Bewegung. Wechseln Sie die Seiten und wiederholen Sie die Bewegung.

Hinweise zur richtigen Technik
- Achten Sie auf eine stabile, aufrechte Haltung; das Rückgrat steht in neutraler Position.
- Atmen Sie bei der Abwärtsphase ein und bei der Aufwärtsphase aus.
- Halten Sie die Brust geweitet; vermeiden Sie es, die Schultern zu krümmen oder zu senken. Vermeiden Sie es auch, das Gesäß zu senken.
- Vermeiden Sie es, die Ellenbogen nach außen fallen oder flattern zu lassen. Der Oberarm muss stationär bleiben.
- Je höher Ihr Ellenbogen und je stärker die Extension der Schulter, desto schwerer wird Ihnen die Übung fallen.
- Achten Sie auf langsame, kontrollierte Bewegungen und vermeiden Sie es, durch Schwung nachzuhelfen.

Anconeus (Ellenbogenmuskel)
Trizeps Brachii (Dreiköpfiger Oberarmmuskel/Armstrecker)
Infraspinatus-Muskel
Supraspinatus-Muskel
Anterioraler Deltoid (Vorderseitiger Deltamuskel)
Serratus Anterior (Vorderer Sägezahnmuskel)
Pectoralis Major (Großer Brustmuskel)
Abdominale Gruppe
Rectus Abdominis (Gerader Bauchmuskel)
Externale Oblique-Muskeln (Äußere Schräge Bauchmuskeln)

STARTPOSITION
- Knien Sie auf der Bank; ein Arm unterstützt den Körper (als wenn Sie Holz sägen würden). Halten Sie das Rückgrat in neutraler Position.
- Halten Sie die Kurzhantel in der gegenüberliegenden Hand; strecken Sie die Schulter, sodass der Oberarm parallel zum Boden und der Ellenbogen gebeugt ist.

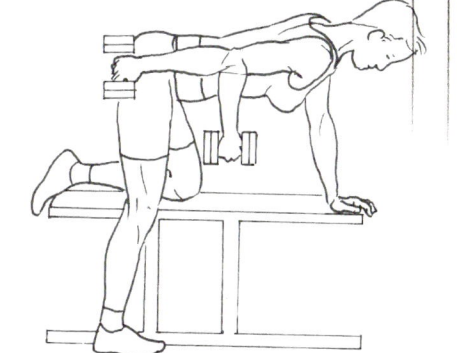

Aspekt der Analyse	Gelenk 1
Gelenk	Ellenbogen
Art der Bewegung	aufwärts: Extension abwärts: Flexion
mobilisierende Muskeln	Trizeps Brachii; Anconeus

stabilisierende Muskeln

Rumpf: Abdominale Muskulatur; Erector Spinae; Quadratus Lumborum.
Schulter: Posterioraler Deltoid; Muskulatur der Rotationsmanschette; Latissimus Dorsi.
Schulterblätter: Serratus Anterior; Rhomboid-Muskulatur; unterer und mittlerer Trapezius.
Unterarm: Handgelenkflexoren und -extensoren.

ARMBEUGEN MIT LANG-HANTEL MIT SUPINIERTEN UNTERARMEN IM STEHEN

Standard-Übung • Einzel-Gelenk-Training • Ziehen • Open Chain • Langhantel • Einsteiger/Fortgeschrittene

 Dies ist eine der wirksamsten allgemeinen Übungen zum Bizeps-Training. Die Ellenbogenflexion fordert den Bizeps Brachii vor allem dann am besten, wenn man die Unterarme supiniert.

Hinweise zur richtigen Technik

- Achten Sie auf aufrechte Haltung; halten Sie die Wirbelsäule in neutraler Position.
- Achten Sie auf langsame, kontrollierte Bewegungen; vermeiden Sie es, mit Schwung nachzuhelfen (sichtbar an der typischen Schaukelbewegung um den unteren Rücken).
- Schöpfen Sie den vollen Bewegungsradius aus; stoppen Sie nicht, wenn der Unterarm parallel zum Boden ist.
- Atmen Sie bei der Aufwärtsphase ein und bei der Abwärtsphase aus.
- Halten Sie die Brust geweitet; vermeiden Sie es, die Schultern zu heben.
- Die Oberarme müssen im Verlauf der gesamten Bewegung stationär bleiben, als wenn sie Teil des Rückgrats wären. Wenn die Ellenbogen vollständig gebeugt sind, sollten sie nur leicht nach vorn weisen, sodass die Unterarme höchstens vertikal sind.

Kurzbeschreibung

Heben Sie die Hantel, indem Sie die Ellenbogen beugen, bis die Unterarme die Oberarme beinahe berühren. Kehren Sie in die Startposition zurück, indem Sie die Hantel langsam senken, bis die Arme gestreckt sind. Wiederholen Sie die Bewegung.

Anterioraler Deltoid (Vorderseitiger Delta-Muskel)
Pectoralis Major (Großer Brustmuskel)
Biceps Brachii (Zweiköpfiger Oberarmmuskel/Armbeuger)
Serratus Anterior (Vorderer Sägezahnmuskel)
Triceps Brachii (Dreiköpfiger Oberarmmuskel/Armstrecker)
Brachialis (Innerer Oberarmmuskel)
Brachioradialis (Oberarmspeichenmuskel)
Extensor Carpi Radialis Longus (Langer Radialer Handstrecker)
Flexor Carpi Ulnaris (Ulnarer Handbeuger)
Palmaris Longus (Langer Hohlhandmuskel)
Flexor Digitorum (Fingerbeuger)

STARTPOSITION

- Stehen Sie und halten Sie die Hantel mit schulterbreitem Griff.
- Halten Sie die Ellenbogen an der Seite; die Schultern sind entspannt; das Rückgrat ist in neutraler Position; die Knie federn.

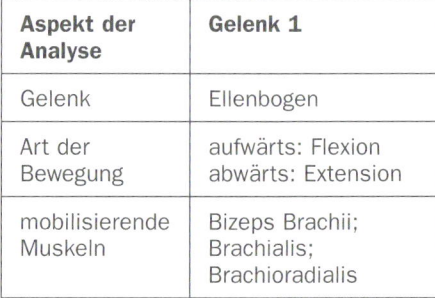

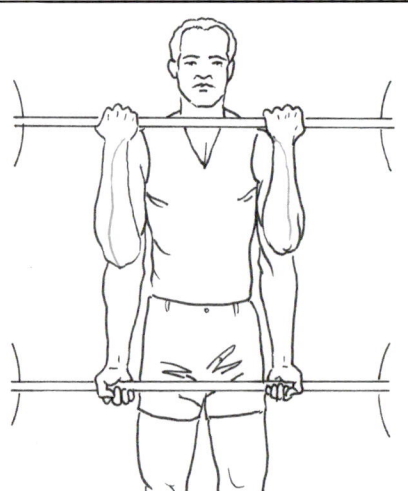

Aspekt der Analyse	Gelenk 1
Gelenk	Ellenbogen
Art der Bewegung	aufwärts: Flexion abwärts: Extension
mobilisierende Muskeln	Bizeps Brachii; Brachialis; Brachioradialis

stabilisierende Muskeln

Rumpf: Abdominale Muskulatur; Erector Spinae; Quadratus Lumborum.
Schulter: Deltoid; Muskulatur der Rotationsmanschette; Pectoralis Major.
Schulterblätter: Serratus Anterior; Rhomboid-Muskeln; unterer und mittlerer Trapezius.
Unterarm: Handgelenkflexoren.

ARMBEUGEN MIT KURZHANTELN IM SITZEN

Standard-Übung • Einzel-Gelenk-Training
• Ziehen • Open Chain • Kurzhanteln •
Einsteiger/Fortgeschrittene

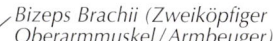

Bei der Bizeps-Arbeit mit Langhantel kann der stärkere Arm den schwächeren kompensieren. Der Einsatz separater Kurzhanteln hat den Vorteil, dass die Schwäche eines Arms erkennbar wird.

Kurzbeschreibung
Heben Sie eine Kurzhantel, indem Sie den Ellenbogen beugen. Supinieren (drehen) Sie zugleich den Unterarm, bis er in vertikaler Position ist und die Handfläche zur Schulter weist. Kehren Sie in die Startposition zurück und wiederholen Sie die Bewegung; wechseln Sie dabei die Arme ab.

Hinweise zur richtigen Technik
• Achten Sie auf aufrechte Haltung; das Rückgrat steht in neutraler Position.
• Achten Sie auf langsame, kontrollierte Bewegungen; vermeiden Sie es, mit Schwung nachzuhelfen.
• Schöpfen Sie den vollen Radius der Bewegung aus; stoppen Sie nicht, wenn der Unterarm parallel zum Boden ist.
• Atmen Sie bei der Aufwärtsphase ein und bei der Abwärtsphase aus.
• Halten Sie die Brust geweitet; vermeiden Sie es, die Schultern zu krümmen oder zu heben.
• Die Oberarme müssen stationär bleiben, als wenn sie Teil des Rückgrats wären. Wenn die Ellenbogen vollständig gebeugt sind, sollten sie nur leicht nach vorn weisen, sodass die Unterarme höchstens vertikal sind.
• Pressen Sie den Bizeps; ziehen Sie nicht aus den Händen heraus.

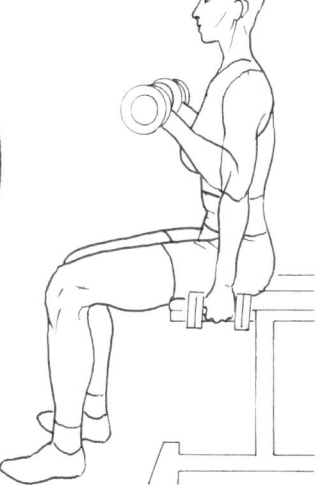

Bizeps Brachii (Zweiköpfiger Oberarmmuskel/Armbeuger)

Brachialis (Innerer Oberarmmuskel)

Brachioradialis (Oberarmspeichenmuskel)

Extensor Carpi Radialis Longus (Langer Radialer Handstrecker)

Anconeus (Ellenbogenmuskel)

Aspekt der Bewegung	Gelenk 1
Gelenk	Ellenbogen
Art der Bewegung	aufwärts: Flexion abwärts: Extension
mobilisierende Muskeln	Bizeps Brachii; Brachialis; Brachioradialis

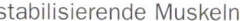

stabilisierende Muskeln

Rumpf: Abdominale Muskulatur; Erector Spinae; Quadratus Lumborum.
Schulter: Deltoid; Muskulatur der Rotationsmanschette; Latissimus Dorsi; Pectoralis Major.
Schulterblätter: Serratus Anterior; Rhomboid-Muskeln; unterer und mittlerer Trapezius.
Unterarm: Handgelenkflexoren.

STARTPOSITION
• Setzen Sie sich auf eine Bank; stellen Sie die Füße flach auf den Boden und halten Sie das Rückgrat in neutraler Stellung. Sitzen Sie auf den Sitzknochen.
• Halten Sie eine Kurzhantel in jeder Hand.
• Halten Sie die Arme an den Seiten; die Handflächen sind nach innen gedreht.

ARMBEUGEN AM BIZEPS-GERÄT „LARRY SCOTT"

Zusatz-Übung • Einzel-Gelenk-Training • Ziehen • Open Chain • Am Gerät • Einsteiger / Fortgeschrittene

➡ Diese Geräte sind nicht die wirksamste Möglichkeit für ein gezieltes Bizeps-Training; für viele Menschen sind sie oft zu groß. Ein Kissen oder ein erhöhter Sitz können helfen.

Kurzbeschreibung

Heben Sie die Last, indem Sie den Ellenbogen beugen. Kehren Sie in die Startposition zurück und wiederholen Sie die Bewegung.

Hinweise zur richtigen Technik

- Achten Sie auf aufrechte Haltung; das Rückgrat steht in neutraler Position.
- Achten Sie auf langsame, kontrollierte Bewegungen; vermeiden Sie es, mit Schwung nachzuhelfen.
- Atmen Sie bei der Aufwärtsphase ein und bei der Abwärtsphase aus.
- Halten Sie die Brust geweitet; vermeiden Sie es, die Schultern zu krümmen oder zu heben.
- Pressen Sie den Bizeps; ziehen Sie nicht aus den Händen heraus.

Deltoid-Muskeln

Bizeps Brachii (Zweiköpfiger Oberarmmuskel / Armbeuger)

Brachialis (Innerer Oberarmmuskel)

Triceps Brachii (Dreiköpfiger Oberarmmuskel / Armstrecker)

Brachioradialis (Oberarmspeichenmuskel)

STARTPOSITION

- Setzen Sie sich in das Gerät, auf die Sitzknochen.
- Halten Sie in jeder Hand einen Griff des Geräts.
- Halten Sie die Füße flach und das Rückgrat in neutraler Stellung.

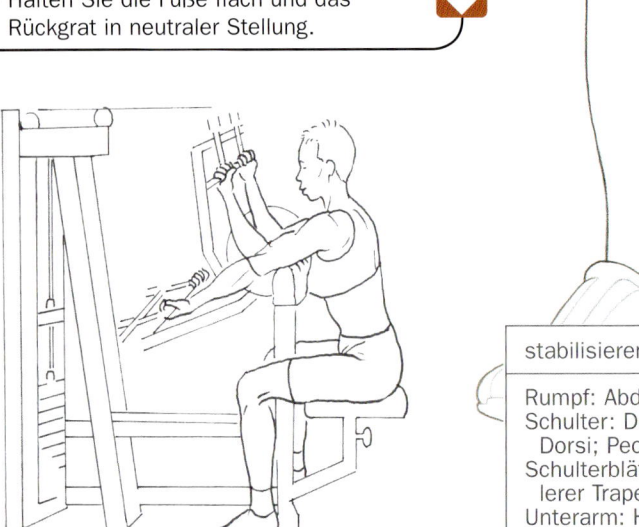

Aspekt der Analyse	Gelenk 1
Gelenk	Ellenbogen
Art der Bewegung	aufwärts: Flexion; abwärts: Extension.
mobilisierende Muskeln	Bizeps Brachii; Brachialis; Brachioradialis

stabilisierende Muskeln

Rumpf: Abdominale Muskulatur; Erector Spinae; Quadratus Lumborum.
Schulter: Deltoid; Muskulatur der Rotationsmanschette; Latissimus Dorsi; Pectoralis Major.
Schulterblätter: Serratus Anterior; Rhomboid-Muskeln; unterer und mittlerer Trapezius.
Unterarm: Handgelenkflexoren.

ARMBEUGE MIT KURZHANTEL NACH INNEN

 Der Name dieser Übung betont zugleich, dass der Bizeps das Ziel der Übung ist und dass er besonders intensiv trainiert wird.

Zusatz-Übung • Einzel-Gelenk-Training • Ziehen • Open Chain • Kurzhantel • Erfahrene/Fortgeschrittene

Kurzbeschreibung

Heben Sie die Kurzhantel zur Vorderseite der Schulter, indem Sie den Ellenbogen beugen. Kehren Sie in die Startposition zurück, indem Sie die Hantel senken, bis der Arm vollständig gestreckt ist. Wiederholen Sie die Bewegung. Fahren Sie mit dem entgegengesetzten Arm fort.

Hinweise zur richtigen Technik

- Achten Sie auf aufrechte Haltung; das Rückgrat steht in neutraler Position.
- Achten Sie auf langsame, kontrollierte Bewegungen; vermeiden Sie es, durch Schwung nachzuhelfen.
- Atmen Sie bei der Aufwärtsphase ein und bei der Abwärtsphase aus.
- Halten Sie die Brust geweitet; vermeiden Sie es, die Schultern zu krümmen oder zu heben.
- Pressen Sie den Bizeps; ziehen Sie nicht aus der Hand heraus.

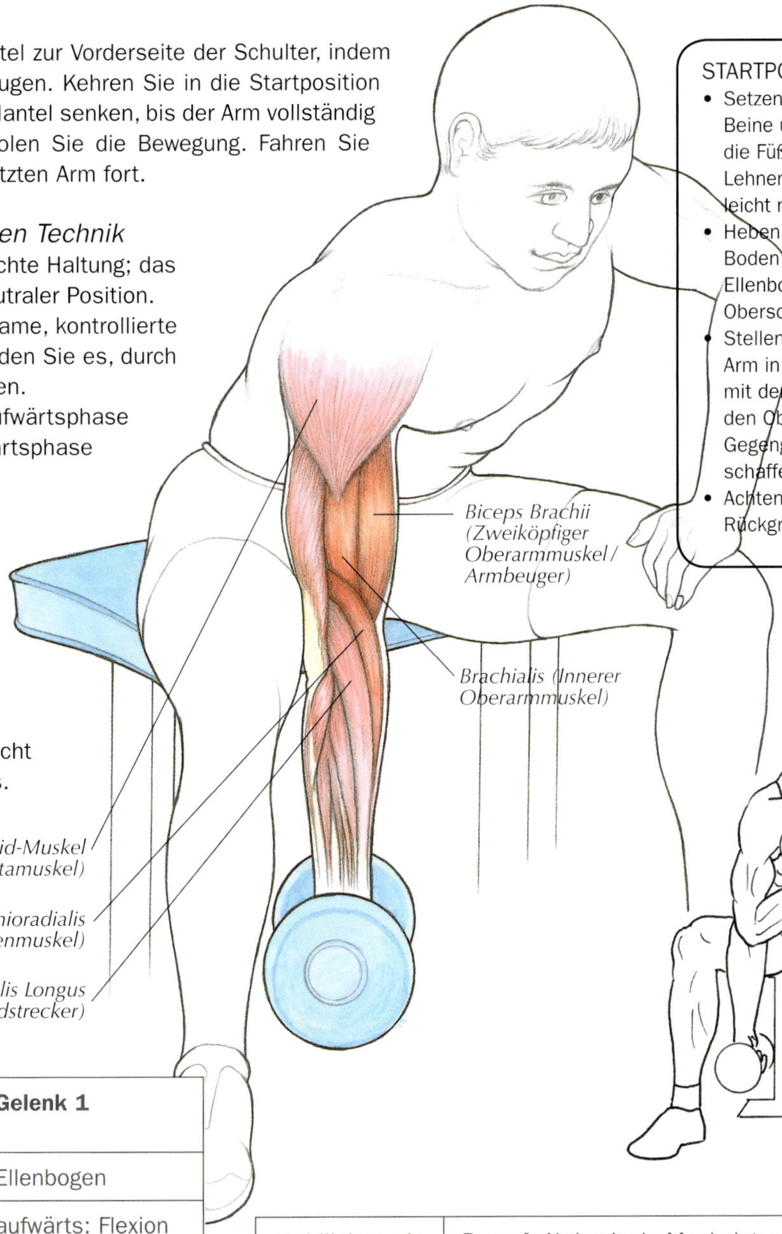

STARTPOSITION

- Setzen Sie sich auf eine Bank, die Beine um 45° nach außen gespreizt, die Füße flach auf dem Boden. Lehnen Sie sich von den Hüften ab leicht nach vorn.
- Heben Sie eine einzelne Hantel vom Boden auf und setzen Sie den Ellenbogen auf den inneren Oberschenkel.
- Stellen Sie den gegenüberliegenden Arm in nach innen gedrehter Haltung mit der Handfläche nach unten auf den Oberschenkel, um ein Gegengewicht für Ihre Haltung zu schaffen.
- Achten Sie darauf, dass das Rückgrat in neutraler Position bleibt.

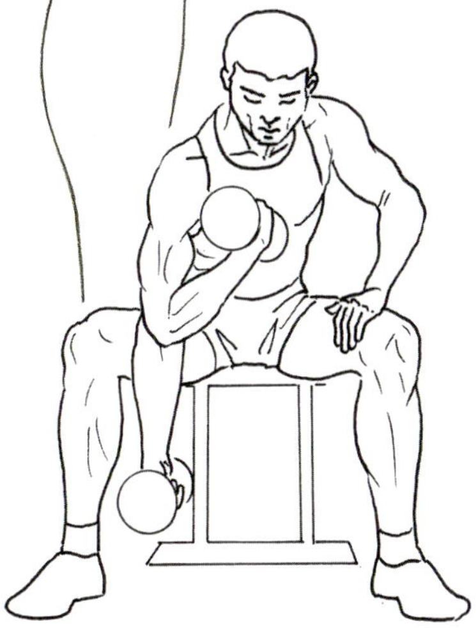

Biceps Brachii (Zweiköpfiger Oberarmmuskel/Armbeuger)

Brachialis (Innerer Oberarmmuskel)

Deltoid-Muskel (Deltamuskel)

Brachioradialis (Oberarmspeichenmuskel)

Extensor Carpi Radialis Longus (Langer Radialer Handstrecker)

Aspekt der Analyse	Gelenk 1
Gelenk	Ellenbogen
Art der Bewegung	aufwärts: Flexion abwärts: Extension
mobilisierende Muskeln	Biceps Brachii; Brachialis; Brachioradialis

stabilisierende Muskeln	Rumpf: Abdominale Muskulatur; Erector Spinae; Quadratus Lumborum. Schulter: Deltoid; Muskulatur der Rotationsmanschette; Latissimus Dorsi; Pectoralis Major. Schulterblätter: Serratus Anterior; Rhomboid-Muskeln; unterer und mittlerer Trapezius. Unterarm: Handgelenkflexoren.

HANDGELENKBEUGE MIT SUPINIERTEN UNTERARMEN

Zusatz-Übung • Einzel-Gelenk-Training
• Ziehen • Open Chain • Langhantel •
Einsteiger/Fortgeschrittene

Viele Leute machen anfangs die Erfahrung, dass ihre Handgelenke für das Training mit freien Gewichten (wie z.B. Bankdrücken) nicht stark genug sind. Diese Übung kann helfen, die Handgelenke zu stärken.

Kurzbeschreibung

Lassen Sie die Langhantel aus den Handflächen in die Finger rollen. Kehren Sie in die Startposition zurück, indem Sie die Handgelenke beugen und die Hantel wieder in die Hand rollen lassen. Wiederholen Sie die Bewegung.

Hinweise zur richtigen Technik

- Achten Sie auf aufrechte Haltung; das Rückgrat steht in neutraler Position.
- Achten sie auf langsame, kontrollierte Bewegungen; vermeiden Sie es, mit Schwung nachzuhelfen.

STARTPOSITION
- Sitzen Sie in nach vorn gelehnter Haltung. Halten Sie die Hantel mit einem engen, schulterweiten Griff mit supinierten Unterarmen.
- Stellen Sie die Unterarme auf die Oberschenkel, die Handgelenke in gebeugter Haltung knapp über dem Knie.

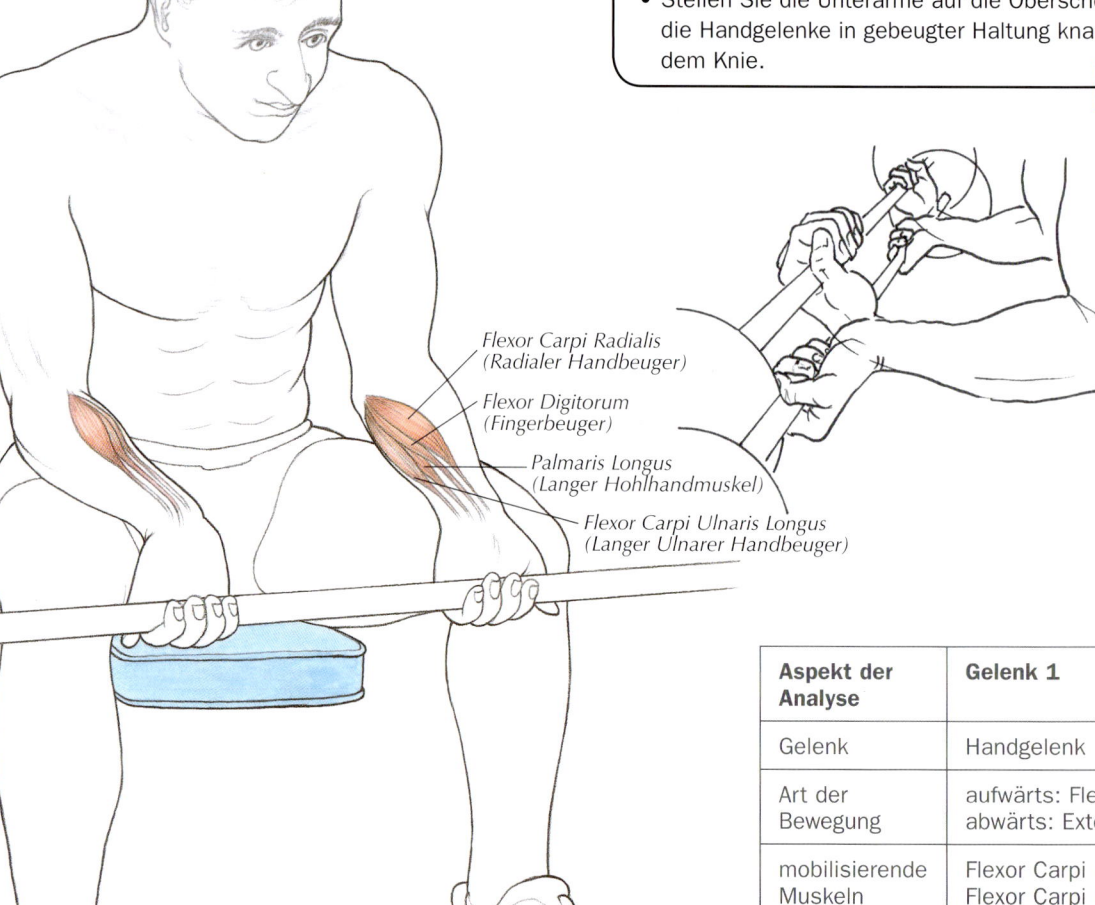

Flexor Carpi Radialis
(Radialer Handbeuger)

Flexor Digitorum
(Fingerbeuger)

Palmaris Longus
(Langer Hohlhandmuskel)

Flexor Carpi Ulnaris Longus
(Langer Ulnarer Handbeuger)

Aspekt der Analyse	Gelenk 1
Gelenk	Handgelenk
Art der Bewegung	aufwärts: Flexion abwärts: Extension
mobilisierende Muskeln	Flexor Carpi Radialis; Flexor Carpi Ulnaris; Palmaris Longus

stabilisierende Muskeln
Stabilisierung durch die gesamte Rumpfmuskulatur.

HANDGELENKBEUGE MIT PRONIERTEN UNTERARMEN

Zusatz-Übung • Einzel-Gelenk-Training • Ziehen • Open Chain • Langhantel • Einsteiger/Fortgeschrittene

 Diese Übung bildet die ideale Ergänzung zum Barbell Wrist Curl (siehe gegenüber).

Kurzbeschreibung

Strecken Sie das Handgelenk, indem Sie die Langhantel heben. Kehren Sie in die Startposition zurück und wiederholen Sie die Bewegung.

Hinweise zur richtigen Technik

- Achten Sie auf aufrechte Haltung; das Rückgrat steht in neutraler Position.
- Achten sie auf langsame, kontrollierte Bewegungen; vermeiden Sie es, mit Schwung nachzuhelfen.

STARTPOSITION

- Sitzen Sie in nach vorn gelehnter Haltung. Halten Sie die Hantel mit einem engen, schulterweiten Griff mit pronierten Unterarmen.
- Stellen Sie die Unterarme auf die Oberschenkel, die Handgelenke in gebeugter Haltung knapp über dem Knie.

Extensor Carpi Radialis Longus (Langer Radialer Handstrecker)

Extensor Carpi Radialis Brevis (Kurzer Radialer Handstrecker)

Extensor Digitorum (Fingerstrecker)

Aspekt der Analyse	Gelenk 1
Gelenk	Handgelenk
Art der Bewegung	aufwärts: Extension abwärts: Flexion
Mobilisierende Muskeln	Extensor Carpi Radialis Longus; Extensor Carpi Radialis Brevis; Extensor Carpi Ulnaris

stabilisierende Muskeln
Stabilisierung durch die gesamte Rumpfmuskulatur.

ABDOMINALE MUSKULATUR: STABILISIERUNG UND GLEICHGEWICHT

Hauptmuskeln des unteren vorderseitigen Rumpfes

Name	beanspruchte Gelenke	Ursprung	Insertion	Art der Bewegung
Rectus Abdominis	anteriorales Rückgrat	Kamm des Schambeins	Xiphoid-Fortsatz (Schwertfortsatz des Brustbeins) und Cartilagen der 5. 6. und 7. Rippe	Flexion der Lenden (beide Seiten); laterale Flexion nach rechts (rechte Seite); laterale Flexion nach links (linke Seite). Bewirkt die posteriorale Kippung des Beckens (gemeinsam mit den ext. Oblique-Muskeln)
Externale Oblique-Muskeln	anteriorales Rückgrat	laterale Ränder der unteren acht Rippen	vier Aspekte: Anteriorale Seite des Ilium-Kamms; inguinales Ligament; Schambeinkamm; untere anteriorale Fascia des Rectus Abdominis	Flexion der Lenden (beide Seiten); laterale Flexion der Lenden nach rechts und Rotation nach links (rechte Seite); laterale Flexion der Lenden nach links und Rotation nach rechts (linke Seite); bewirkt die posteriorale Kippung des Beckens (gemeinsam mit dem Rectus Abdominis)
Internale Oblique-Muskeln	anteriorales Rückgrat	drei Aspekte: Obere Sektion des inguinalen Ligaments; anteriorale 2/3 des Ilium-Kamms; die Fascia Lumbalis	Costalcartilagen der 8 bis 10. Rippe und die Linea Alba (man stelle sich eine V-Form zwischen Hüfte und Rippen vor)	Flexion der Lenden (beide Seiten);laterale Flexion und Rotation der Lenden nach rechts (rechte Seite); laterale Flexion der Lenden und Rotation nach links (linke Seite)
Transversale Abdominal-Muskulatur	anteriorales Rückgrat	vier Aspekte: Inguinales Ligament; medialer Rand des Beckenkamms; mediale Oberfläche der unteren sechs Rippencartilagen; die Fascia Lumbalis	drei Aspekte: Schambeinkamm; iliopectineale Linie; Linea Alba; hier trifft sie auf den transversalen Abdominal-Muskel, der von der anderen Seite her kommt	Die beste Art der Kontraktion ist bei diesem Muskel die isometrische, die das Abdomen nach innen zur Wirbelsäule zieht.

Anmerkungen:

Diese Liste steigt von der Oberflächenmuskulatur zur tieferliegenden Muskulatur hin ab.

Bei einem rotierenden Rumpf ergänzen sich die internalen und externalen Oblique-Muskeln. (Wenn z.B. der linke Ellenbogen sich zum rechten Knie bewegt, arbeiten die linken externalen Oblique-Muskeln und die rechten internalen Oblique-Muskeln zusammen, um den Rumpf zu drehen.)

Die Funktionen anderer stabilisierender Muskeln werden in den entsprechenden Abschnitten beschrieben.

Stahlharte Abdominalmuskulatur gilt vielen Sportlern als Sinnbild körperlicher Vollendung schlechthin. Die Abdominalmuskulatur ist die entscheidende stabilisierende Muskelgruppe, die hilft, eine neutrale, aufrechte Haltung (vor allem des Beckens und des Rückens) einzunehmen. Sie stabilisiert die strukturelle Integrität des Verdauungs- und des Atmungssystems, die tief unter der abdominalen Muskulatur liegen. Beispielsweise kann eine Schlaffheit der Abdominalmuskulatur Verstopfung begünstigen, und schwache Atemmuskulatur begünstigt Müdigkeit.

Zu den Muskeln, die wichtige stabilisierende Funktionen erfüllen, zählen ferner die Gluteusgruppe, der Tensor Fasciae Latae, der Rectus Femoris, die Kniekehlengruppe, der Iliopsoasmuskel, die Adduktorgruppe, der Tibialis Posterior in den Beinen und Hüften, der Erector Spinae, der untere und mittlere Trapezius, der Serratus Anterior, die Rhomboid-Muskeln und die Muskulatur der Rotationsmanschette an Rücken und Schultern. Das sind Muskeln, deren vorrangiger Zweck im Körper (oder bei einer gegebenen Bewegung) darin besteht, die aufrechte Haltung zu stabilisieren, sodass die mobilisierenden Muskeln die Bewegung bewirken können.

Bei einem Standing Barbell Curl (siehe S. 94) beispielsweise stabilisiert die Muskulatur der Rotationsmanschette das Schultergelenk, die abdominale Gruppe stabilisiert die Wirbelsäule, und die Bizepsgruppe vollzieht die isotonische Kontraktion. Bestimmte Muskeln sind gemäß ihrer Anordnung, Gestalt, Ausrichtung und Bauweise eher geeignet, eine stabilisierende Funktion zu erfüllen, und dienen eher nicht als Mobilisatoren.

Beim funktionalen Fitness-Training (Fitness für den Alltag) kommt es darauf an, die Muskeln so zu trainieren, wie sie naturgemäß eingesetzt werden sollen; das bedeutet, dass man Stabilisatoren zur Stabilisierung und Mobilisatoren zur Mobilisierung einsetzt.

Das Training der Stabilisatoren wird in der Regel vernachlässigt. Zum Zweck des gezielten Trainings dieser Muskulatur bieten sich isometrische Kontraktionen oder Bewegungen von geringem Ausmaß gegen schweren Widerstand oder gegen Körpergewicht an. Sie sollten möglichst langsam und ausdauernd trainiert werden. Deshalb konzentrieren sich die Übungen in diesem Kapitel vor allem auf diese Art des Trainings.

Abdominale Muskulatur

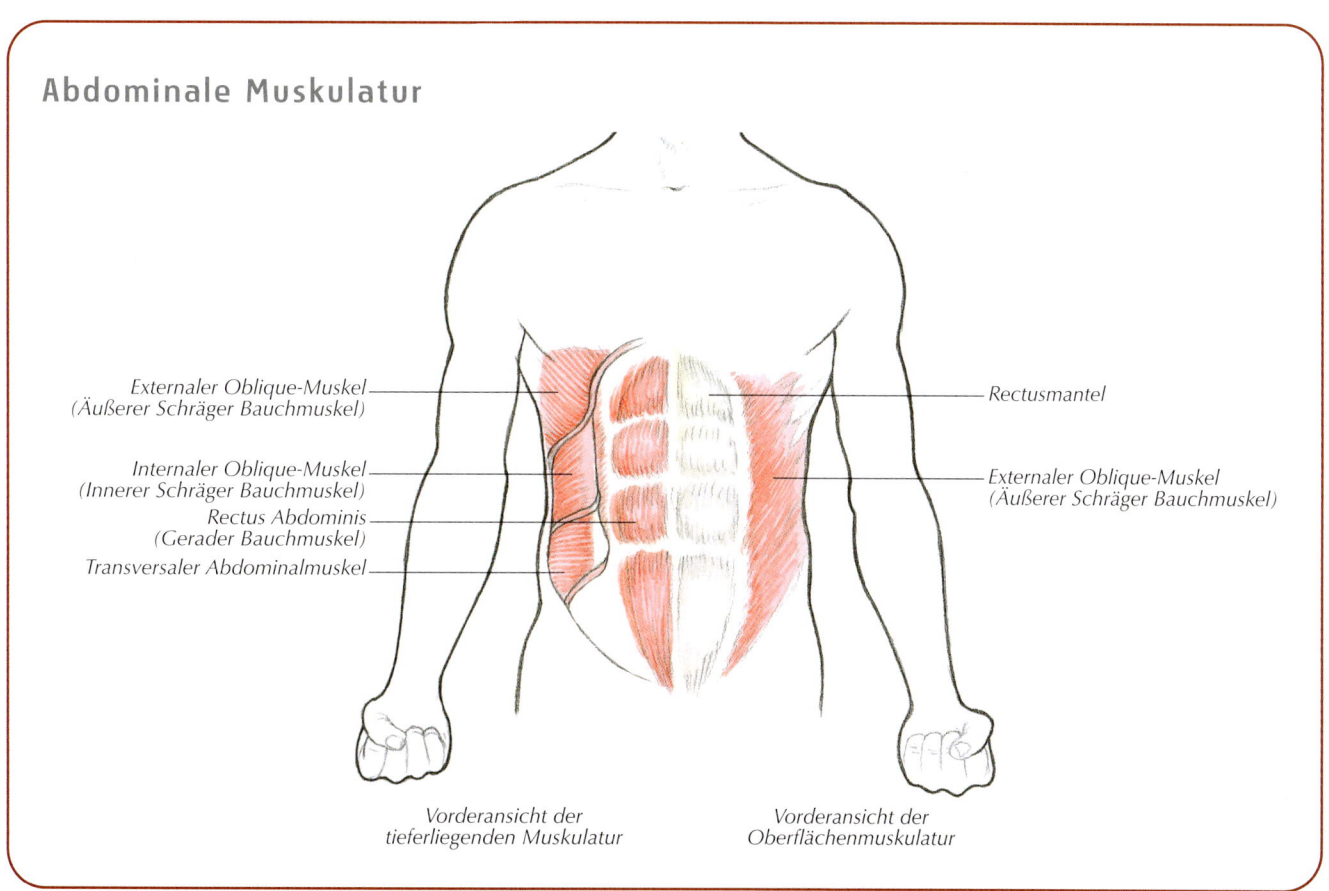

Externaler Oblique-Muskel
(Äußerer Schräger Bauchmuskel)

Internaler Oblique-Muskel
(Innerer Schräger Bauchmuskel)

Rectus Abdominis
(Gerader Bauchmuskel)

Transversaler Abdominalmuskel

Rectusmantel

Externaler Oblique-Muskel
(Äußerer Schräger Bauchmuskel)

Vorderansicht der
tieferliegenden Muskulatur

Vorderansicht der
Oberflächenmuskulatur

STABILISIERUNG DES ABDOMENS: SITZEN UND STEHEN

Standard-Übung • Ganz-Körper-Stabilisierung • Einsteiger/Fortgeschrittene

 Stabilisierende Muskulatur, wie die abdominale Muskulatur, hilft, eine Haltung einzunehmen, die gegenüber der Schwerkraftwirkung im Gleichgewicht ist. Auf diese Weise müssen die Muskeln am wenigsten Arbeit einsetzen, um die Haltung aufrechtzuerhalten. Eine solche Haltung bezeichnen wir als „neutral".

Stabilisierungsübungen für die neutrale Position:

Stehen

- Balancieren Sie Ihr Gewicht so, dass der Schwerpunkt senkrecht zwischen Ihren Füßen liegt.
- Halten Sie Ihre Fersen am Boden und stellen Sie sich vor, Sie würden Ihre Fußgelenke und Schienbeine heben.
- Achten Sie auf federnde Knie.
- „Ziehen" Sie Ihren Quadrizeps vom Knie ab nach oben. Drehen Sie Ihren Oberschenkel zugleich sanft nach innen. Spüren Sie, wie sich in Ihrem unteren Rücken ein Freiraum bildet.
- Verlängern Sie Ihre Wirbelsäule vom Becken ab sanft nach oben. Heben und weiten Sie Ihre Brust, ohne den unteren Rand Ihrer Rippen nach vorne zu strecken.
- Senken und weiten Sie Ihre Schulterblätter. Sie spüren die Dehnung unter Ihren Armen.
- Entspannen Sie Arme und Schultern.
- Dehnen Sie sanft den Hals von den Schultern ab; halten Sie dabei Ihren Kopf senkrecht über den Füßen im Gleichgewicht. Die Augen sollten leicht nach oben gerichtet sein.

Sitzen

- Setzen Sie sich auf einen Stabilisierungs-Ball; es gelten dieselben Vorgaben wie in der stehenden Position.
- Aktivieren Sie die abdominalen Stabilisatoren, indem Sie Ihren Nabel sanft in Richtung Wirbelsäule pressen, ohne den Atem anzuhalten.
- Heben Sie einen Fuß vom Boden, um Ihren Gleichgewichtssinn und Ihre stabilisierende Muskulatur noch stärker zu fordern.

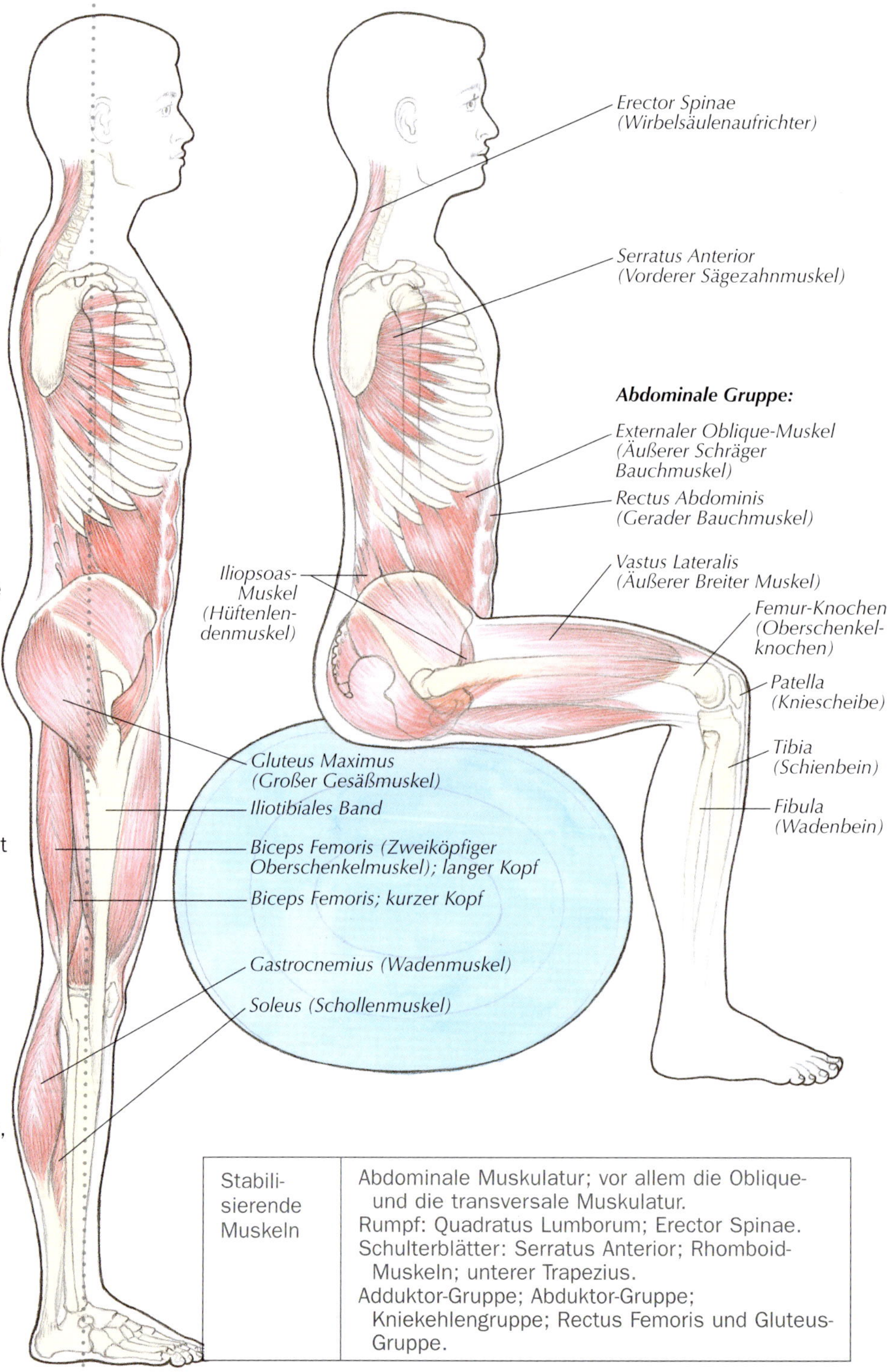

Erector Spinae (Wirbelsäulenaufrichter)

Serratus Anterior (Vorderer Sägezahnmuskel)

Abdominale Gruppe:

Externaler Oblique-Muskel (Äußerer Schräger Bauchmuskel)

Rectus Abdominis (Gerader Bauchmuskel)

Vastus Lateralis (Äußerer Breiter Muskel)

Femur-Knochen (Oberschenkelknochen)

Patella (Kniescheibe)

Tibia (Schienbein)

Fibula (Wadenbein)

Iliopsoas-Muskel (Hüftenlendenmuskel)

Gluteus Maximus (Großer Gesäßmuskel)

Iliotibiales Band

Biceps Femoris (Zweiköpfiger Oberschenkelmuskel); langer Kopf

Biceps Femoris; kurzer Kopf

Gastrocnemius (Wadenmuskel)

Soleus (Schollenmuskel)

Stabilisierende Muskeln	Abdominale Muskulatur; vor allem die Oblique- und die transversale Muskulatur. Rumpf: Quadratus Lumborum; Erector Spinae. Schulterblätter: Serratus Anterior; Rhomboid-Muskeln; unterer Trapezius. Adduktor-Gruppe; Abduktor-Gruppe; Kniekehlengruppe; Rectus Femoris und Gluteus-Gruppe.

DAS RICHTIGE MUSKELTRAINING

AKTIVIERUNG DER TRANSVERSALEN ABDOMENMUSKULATUR IN KNIENDER HALTUNG AUF ALLEN VIEREN

Ganzkörper-Stabilisierung • Isoliertes Training eines Muskels • Closed Chain • Bodyweight • Konzentration aufs Abdomen • Einsteiger/Fortgeschrittene

 Diese Übung hilft, das Bewusstsein für den tiefliegendsten Abdominalmuskel, den Transversalen Abdominus, zu wecken und diesen zu stärken. Dieser Muskel trägt dazu bei, das Abdomen flach zu halten, und aktiviert die Bauchhöhle bei Ausscheidung und Atmung.

STARTPOSITION
- Knien Sie auf allen Vieren; Knie und Hände direkt unter den Hüften und Schultern.
- Halten Sie das Rückgrat in neutraler Position.
- Halten Sie die Brust geweitet. Versuchen Sie, die Schulterblätter entlang des Rückens zu senken und zu weiten, um den Serratus Anterior zu aktivieren.

Kurzbeschreibung
Atmen Sie tief ein. Pressen Sie den Nabel beim Ausatmen gegen das Rückgrat, sodass Sie die Aufwärtsbewegung der Abdominalmuskulatur spüren können, während das Rückgrat selbst in neutraler Position verharrt. Entspannen Sie die Muskulatur und wiederholen Sie die Bewegung.

Hinweise zur richtigen Technik
- Achten Sie auf langsame, kontrollierte Bewegungen und schöpfen Sie den vollen Bewegungsspielraum aus.
- Vermeiden Sie es, den mittleren oder den unteren Rücken zu beugen oder ein Hohlkreuz zu bilden. Halten Sie das Becken in neutraler Position und achten Sie auf aufrechte Haltung des Rückgrats.
- Halten Sie die Brust geweitet und die Schulterblätter gesenkt.
- Wenn sich der Transversale Abdominus in Richtung des Rückgrats bewegt, wird die Taille direkt über dem Beckenkamm (Hüftknochen) scheinbar schmaler werden.

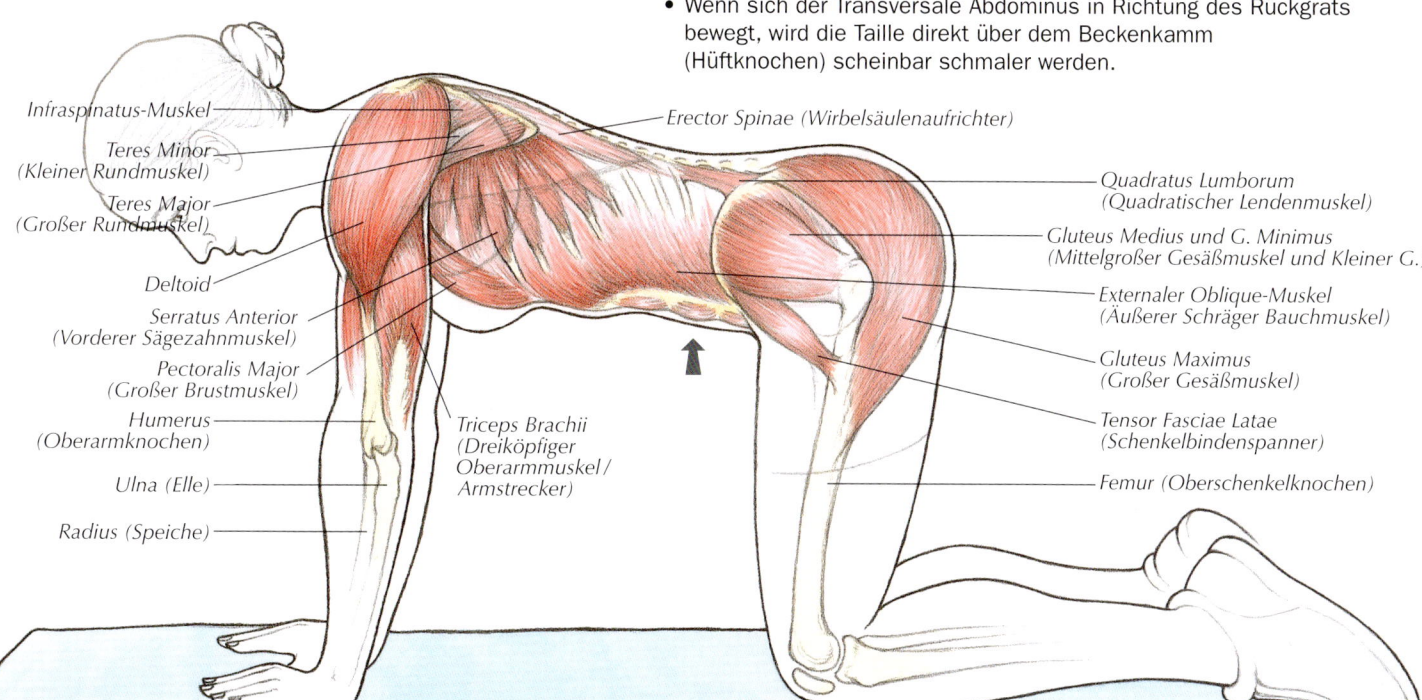

Infraspinatus-Muskel

Teres Minor (Kleiner Rundmuskel)

Teres Major (Großer Rundmuskel)

Deltoid

Serratus Anterior (Vorderer Sägezahnmuskel)

Pectoralis Major (Großer Brustmuskel)

Humerus (Oberarmknochen)

Ulna (Elle)

Radius (Speiche)

Triceps Brachii (Dreiköpfiger Oberarmmuskel / Armstrecker)

Erector Spinae (Wirbelsäulenaufrichter)

Quadratus Lumborum (Quadratischer Lendenmuskel)

Gluteus Medius und G. Minimus (Mittelgroßer Gesäßmuskel und Kleiner G.)

Externaler Oblique-Muskel (Äußerer Schräger Bauchmuskel)

Gluteus Maximus (Großer Gesäßmuskel)

Tensor Fasciae Latae (Schenkelbindenspanner)

Femur (Oberschenkelknochen)

Aspekt der Analyse	Gelenk 1
Gelenk	Rumpf
Art der Bewegung	Keine Gelenkbewegung
mobilisierende Muskeln	Transversaler Abdominus

stabilisierende Muskeln

Rumpf: Abdominale Muskulatur (vor allem der Rectus); Externale und Internale Oblique-Muskeln; Quadratus Lumborum; Erector Spinae; Adduktorengruppe; Gluteus Medius und G. Minimus.
Schultergelenk: Anterioraler Deltoid-Muskel; Pectoralis Major; Muskulatur der Rotationsmanschette.
Schulterblätter: Serratus Anterior; Rhomboid-Muskeln; unterer Trapezius.
Arm: Trizeps.

STABILISIERUNG DES ABDOMENS IN DER „PLANK POSE"

Ganzkörper-Stabilisierung • Konzentration auf Abdominalmuskulatur und Stabilisatoren des mittleren Rückens • Closed Chain • Bodyweight • Erfahrene/Fortgeschrittene

 Übungen wie die „Plank Pose" helfen, die Ausdauer der Stabilisator-Muskulatur des Abdomens zu stärken. Das kann dazu beitragen, die typischen Schmerzen im unteren Rücken zu reduzieren, die mit einer schwachen Stabilität der Rumpfmuskulatur zusammenhängen.

Kurzbeschreibung

Das vorrangige Ziel besteht darin, über eine gewisse Zeitspanne hinweg eine stabile, gerade Haltung aufrechtzuhalten. Beginnen Sie mit Intervallen von zehn Sekunden und steigern Sie die Zeiten bis auf 60 Sekunden.

Hinweise zur richtigen Technik

• Vermeiden Sie es, den Rücken zu krümmen oder ein Hohlkreuz zu bilden. Halten Sie das Becken in neutraler Position und das Rückgrat gerade.
• Vermeiden Sie es, die Schulterblätter hängen zu lassen oder zu heben. Halten Sie die Brust geweitet und die Schulterblätter gesenkt.
• Halten Sie nicht den Atem an. Achten Sie auf entspannte Atmung.

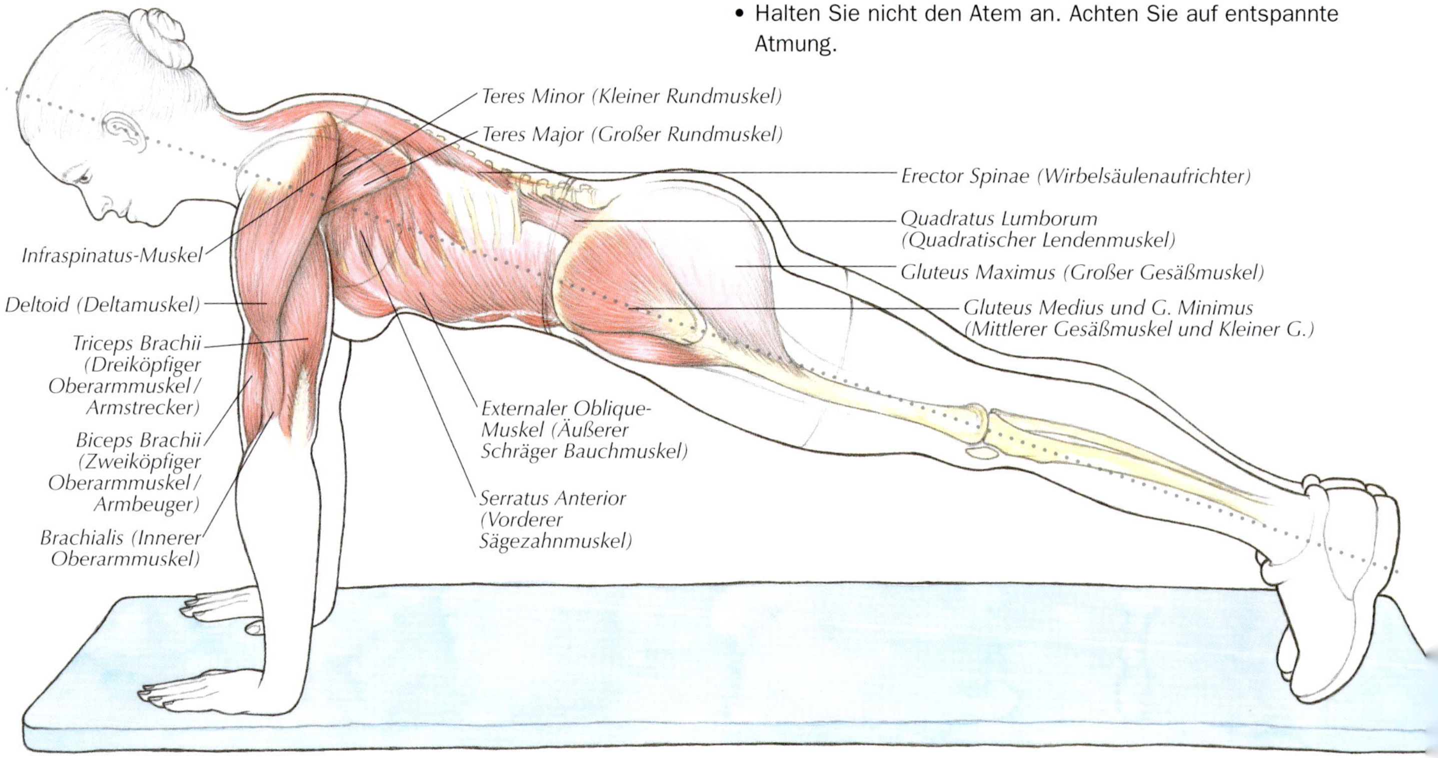

Teres Minor (Kleiner Rundmuskel)

Teres Major (Großer Rundmuskel)

Erector Spinae (Wirbelsäulenaufrichter)

Quadratus Lumborum (Quadratischer Lendenmuskel)

Gluteus Maximus (Großer Gesäßmuskel)

Gluteus Medius und G. Minimus (Mittlerer Gesäßmuskel und Kleiner G.)

Infraspinatus-Muskel

Deltoid (Deltamuskel)

Triceps Brachii (Dreiköpfiger Oberarmmuskel / Armstrecker)

Biceps Brachii (Zweiköpfiger Oberarmmuskel / Armbeuger)

Brachialis (Innerer Oberarmmuskel)

Externaler Oblique-Muskel (Äußerer Schräger Bauchmuskel)

Serratus Anterior (Vorderer Sägezahnmuskel)

STARTPOSITION

• Der Körper ist in pronaler Position auf Hände und Füße aufgestützt (diese sind in Hüftweite auseinandergestellt).
• Die Arme sind gestreckt (etwas weiter auseinander als Schulterbreite) auf der Höhe der oberen Brust aufgestützt.
• Halten Sie das Rückgrat gerade; aktivieren Sie die abdominale Stabilisierung, indem Sie Ihren Nabel gegen das Rückgrat ziehen.
• Halten Sie die Brust geweitet. Versuchen Sie, die Schulterblätter entlang des Rückens zu senken und zu weiten, um den Serratus Anterior und den unteren Trapezius zu aktivieren.

Stabilisierende Muskeln

Abdominale Gruppe.
Rumpf: Quadratus Lumborum; Erector Spinae; Adduktorengruppe; Gluteus Medius und G. Minimus.
Schultergelenk: Anterioraler Deltoid; Pectoralis Major; Muskulatur der Rotationsmanschette.
Schulterblätter: Serratus Anterior; Rhomboid-Muskeln; unterer Trapezius.
Arm: Bizeps-Gruppe; Triceps Brachii.

BALLROLLEN NACH VORN BEI STABILER RÜCKENHALTUNG

Ganzkörper-Stabilisierung • Konzentration auf Abdominalmuskulatur und Stabilisatoren des mittleren Rückens und der Schultern • Open Chain • Bodyweight • Erfahrene/Fortgeschrittene

Das Stabilitäts-Training mit Ball wird mit einem belastbaren aufblasbaren Vinyl-Ball durchgeführt, der dauerhaften Gebrauch aushalten kann. Im Jahre 1909 wurde er zur Physiotherapie für Kinder mit zerebraler Lähmung eingeführt und später auch zur Therapie von Rückgratverletzungen und zur Rückenrehabilitation eingesetzt; im Fitnesstraining ist er seit den 1990er-Jahren in Gebrauch.

Kurzbeschreibung

Rollen Sie auf dem Ball langsam vorwärts und halten sie dabei das Rückgrat in neutraler Position; aktivieren Sie dabei das transversale Abdomen und die Schulter/Scapula-Stabilisatoren. Kehren Sie in die Ausgangsposition zurück und wiederholen Sie die Bewegung.

Hinweise zur richtigen Technik

- Vermeiden Sie es, mit Schwung nachzuhelfen. Achten Sie auf langsame, kontrollierte Bewegungen und schöpfen Sie den vollen Bewegungsradius aus.
- Je weiter Sie nach vorn gehen, desto länger der Hebel und desto schwerer die Übung. Gehen Sie jeweils nur so weit, wie sie eine wirksame Stabilisierung aufrechterhalten können, und bauen Sie Ihre Leistung nach und nach auf.
- Vermeiden Sie es, die Schultern zu heben oder zu krümmen, die Hüften hängen zu lassen oder ein Hohlkreuz zu bilden.
- Atmen Sie bei der Vorwärtsphase ein.
- Beginnen Sie mit wenigen Wiederholungen und bauen Sie Ihre Leistung allmählich auf.

Supraspinatus-Muskel

Infraspinatus-Muskel

Teres Minor (Kleiner Rundmuskel)

Teres Major (Großer Rundmuskel)

Biceps Brachii (Zweiköpfiger Oberarmmuskel/Armbeuger)

Brachialis (Innerer Oberarmmuskel)

Triceps Brachii (Dreiköpfiger Oberarmmuskel/Armstrecker)

Abdominale Gruppe:

Externaler Oblique-Muskel (Äußerer Schräger Bauchmuskel)

Rectus Abdominis (Gerader Bauchmuskel)

superioraler anterioraler Ilium-Kamm (oberer vorderseitiger Beckenkamm)

Serratus Anterior (Vorderer Sägezahnmuskel)

Latissimus Dorsi (Längster Rückenmuskel)

Quadratus Lumborum (Quadratischer Lendenmuskel)

Ilium-Kamm (Beckenkamm)

Ilium (Becken)

Coccyx (Steißbein)

Ischium (Sitzbein)

Ischiale Tuberiositäten (Sitzbeinhöcker)

STARTPOSITION

- Knien Sie, mit den Beinen im Abstand der Hüftweite, vor dem Trainings-Ball.
- Legen Sie die Unterarme auf den Ball und lehnen Sie sich nach vorn auf den Ball.
- Achten Sie auf stabile, aufrechte Haltung.
- Entspannen Sie die Schultern; halten Sie die Brust geweitet und die Schulterblätter gesenkt.

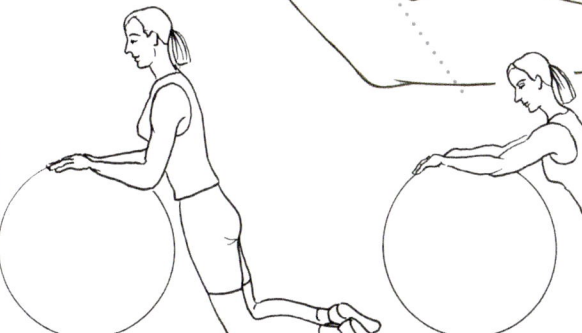

Aspekt der Analyse	Gelenk 1
Gelenk	Schulter
Art der Bewegung	vorwärts: Flexion rückwärts: Extension
mobilisierende Muskeln	Latissimus Dorsi; Teres Major; Pectoralis Major; Posterioraler Deltoid.

stabilisierende Muskeln

Abdominale Gruppe.
Rumpf: Quadratus Lumborum; Erector Spinae; Adduktoren-Gruppe;
  Gluteus Medius und Minimus.
Schultergelenk: Anterioraler Deltoid; Pectoralis Major; Muskulatur der
  Rotationsmanschette.
Schulterblätter: Serratus Anterior; Rhomboid-Muskeln; unterer Trapezius.
Arm: Trizeps Brachii.

AUFSTÜTZEN DES OBER-KÖRPERS IN SEITENLAGE

Ganzkörper-Stabilisierung • Konzentration auf Abdominalmuskulatur und Stabilisatoren des mittleren und unteren Rückens • Closed Chain • Bodyweight • Erfahrene/Fortgeschrittene

 Diese Übung aktiviert die „Seitwärts"-Stabilisatoren wie den Gluteus Medius, den Gluteus Minimus und die Adduktorengruppe. VORSICHT: Diese Übung ist bei Schulter- oder Rückenproblemen oder bei schwacher Stabilisatoren-Muskulatur nicht zu empfehlen.

Kurzbeschreibung

Das vorrangige Ziel besteht darin, über eine gewisse Zeitspanne hinweg eine stabile, gerade Haltung aufrechtzuerhalten. Beginnen Sie mit Intervallen von fünf Sekunden und steigern Sie die Zeiten bis auf 30 Sekunden.

Hinweise zur richtigen Form

- Entspannen Sie die Schultern; senken Sie die Schulterblätter und stabilisieren Sie die abdominale Muskulatur.
- Vermeiden Sie es, die obere Hüfte nach vorn zu neigen.
- Eine einfachere Version besteht darin, dass Sie sich auf den rechten Ellenbogen aufstützen.
- Halten Sie Kopf und Hals mit dem Rückgrat auf einer Linie.
- Trainieren Sie abwechselnd die rechte und die linke Seite.

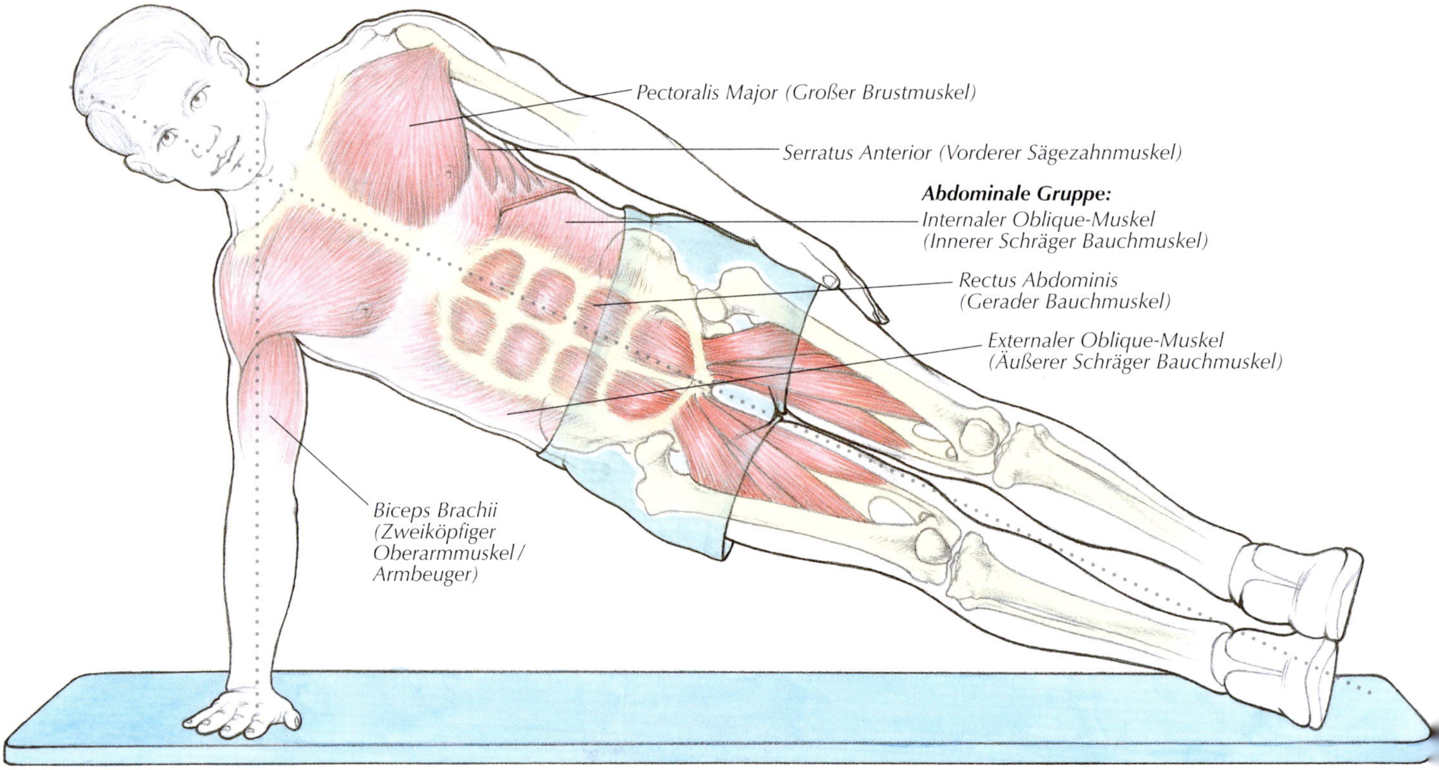

Pectoralis Major (Großer Brustmuskel)

Serratus Anterior (Vorderer Sägezahnmuskel)

Abdominale Gruppe:
Internaler Oblique-Muskel (Innerer Schräger Bauchmuskel)

Rectus Abdominis (Gerader Bauchmuskel)

Externaler Oblique-Muskel (Äußerer Schräger Bauchmuskel)

Biceps Brachii (Zweiköpfiger Oberarmmuskel / Armbeuger)

stabilisierende Muskeln

Der Schwerpunkt der Stabilisierung liegt auf der abdominalen Gruppe, vor allem auf den Oblique-Muskeln, dem transversalen Abdominus und dem Quadratus Lumborum.
Rumpf: Erector Spinae; Adduktorengruppe; Gluteus Medius und G. Minimus.
Schultergelenke: Deltoid; Muskulatur der Rotationsmanschette.
Schulterblätter: Serratus Anterior; Rhomboid-Muskeln; unterer Trapezius.
Arme: Bizeps-Gruppe und Triceps Brachii.

STARTPOSITION
- Setzen Sie sich auf Ihre rechte Hüfte, die Knie gebeugt.
- Halten Sie Schulter, Hüfte und Knie in einer Linie.
- Lehnen Sie sich auf Ihre rechte Hand; positionieren Sie diese unter Ihrer rechten Schulter.
- Heben die den Körper an der Hüfte, sodass die Mittellinie des Körpers gerade ist.

SEITLICHE BEUGUNG DES OBERKÖRPERS MIT HANTELN

Zusatz-Übung • Isoliertes Training eines Muskels • Ziehen • Open Chain • Kurzhanteln • Einsteiger/Fortgeschrittene

 Diese einfache Übung wird oft missverstanden oder falsch ausgeführt. Der Schlüssel zum Erfolg besteht in einer langsamen, kontrollierten und bedachten Aktivierung der mobilisierenden Muskeln, um Schwung zu minimieren und die aktiven Muskeln gezielt (und isoliert) zu trainieren.

Kurzbeschreibung

Senken Sie den Körper langsam zur rechten Seite hin ab, indem Sie den Rumpf zur Seite beugen. Kehren Sie langsam in die Ausgangsposition zurück und wiederholen Sie die Bewegung. Wechseln Sie die Seiten und wiederholen Sie die Bewegung auf der linken Seite.

Hinweise zur richtigen Technik

- Vermeiden Sie es, mit Schwung nachzuhelfen. Achten sie auf langsame, kontrollierte Bewegungen.
- Vermeiden Sie es, die Schultern zu heben oder zu krümmen. Halten Sie die Brust geweitet und die Schulterblätter gesenkt.
- Halten Sie die Hüften in stabiler Haltung senkrecht über den Füßen.
- Atmen Sie bei der Abwärtsbewegung ein.
- Konzentrieren Sie sich auf die gezielte (isolierte) Aktivierung der Muskulatur des Abdomens und des unteren Rückens auf der gegenüberliegenden Seite der Kurzhantel.
- Diese Muskeln sind bei Auf- und Abwärtsbewegungen gleichermaßen aktiv. Dehnen Sie diese auf dem Weg nach unten langsam aus und aktivieren Sie sie, um auf dem Weg nach oben die gegenüberliegenden Rippen nach oben zu ziehen.

Rhomboid-Muskel

Supraspinatus-Muskel

Infraspinatus-Muskel

Posterioraler Deltoid-Muskel

Teres Major (Großer Rundmuskel)

Teres Minor (Kleiner Rundmuskel)

Erector Spinae (Wirbelsäulen-Aufrichter)

Triceps Brachii (Dreiköpfiger Oberarmmuskel/Armstrecker)

Quadratus Lumborum (Quadratischer Lendenmuskel)

Gluteus Medius und G. Minimus (Mittelgroßer Gesäßknochen und Kleiner G.)

Femur-Knochen (Oberschenkelknochen)

Aspekt der Analyse	Gelenk 1
Gelenk	Rückgrat
Art der Bewegung	abwärts: Laterale Flexion zur rechten Seite aufwärts: Dasselbe rückwärts
mobilisierende Muskeln	Rectus Abdominis; Externaler Oblique-Muskel; Internaler Oblique-Muskel; Quadratus Lumborum. (Alle auf der Seite gegenüber der Hantel)

stabilisierende Muskeln
Abdominale Gruppe. Rumpf: Quadratus Lumborum; Erector Spinae; Adduktoren-Gruppe; Gluteus Medius und G. Minimus. Schultergelenk: Muskulatur der Rotationsmanschette. Schulterblätter: Serratus Anterior; Rhomboid-Muskeln; unterer Trapezius.

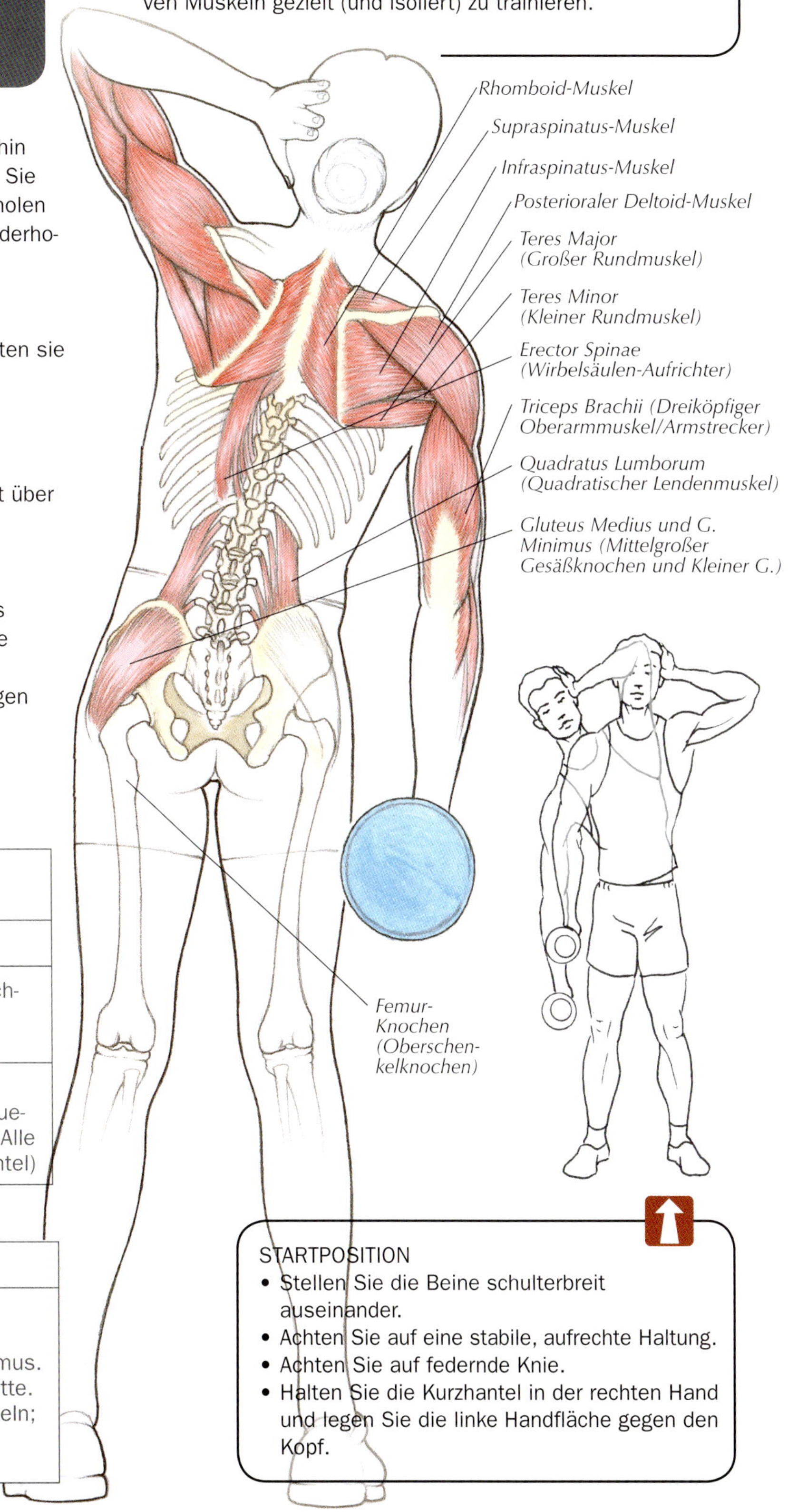

STARTPOSITION

- Stellen Sie die Beine schulterbreit auseinander.
- Achten Sie auf eine stabile, aufrechte Haltung.
- Achten Sie auf federnde Knie.
- Halten Sie die Kurzhantel in der rechten Hand und legen Sie die linke Handfläche gegen den Kopf.

RUMPFAUFRICHTEN SEITWÄRTS

Zusatz-Übung • Isoliertes Training eines Muskels • Ziehen • Open Chain • Bodyweight • Einsteiger/Fortgeschrittene

 Der Oblique-Crunch ist eine einfache Variation des Crunch, die gezielt die Internalen und Externalen Oblique-Muskeln trainiert.

Kurzbeschreibung

Krümmen Sie den Oberkörper langsam nach oben und bewegen Sie den rechten Ellenbogen zum linken Knie, indem Sie den Rumpf nach links beugen und drehen. Das Schulterblatt sollte sich von der Matte heben, während der untere Rücken in stabiler und neutraler Haltung darauf liegen bleibt. Verharren Sie kurz, kehren Sie in die Startposition zurück und wiederholen Sie die Bewegung. Beenden Sie das Set und wechseln Sie die Seiten.

Hinweise zur richtigen Technik

- Achten Sie auf langsame, kontrollierte Bewegungen und nutzen Sie den vollen Bewegungsradius aus; vermeiden Sie es, mit Schwung nachzuhelfen.
- Vermeiden Sie es, das Kinn nach vorne zu zwingen, wenn Sie den Körper heben. Halten Sie bei der Aufwärtskrümmung das Kinn eingezogen und seine Position im Verhältnis zur Halswirbelsäule unverändert.
- Vermeiden Sie es, den Rumpf mit der Hand hochzuziehen oder die Schulterbewegung einzusetzen, um den Ellenbogen zum Knie zu bewegen. Aktivieren Sie stattdessen gezielt die Abdominalmuskulatur.
- Heben Sie nicht die Schultern. Halten Sie die Brust geweitet und die Schulterblätter gesenkt.
- Atmen Sie bei der Aufwärtsphase aus.

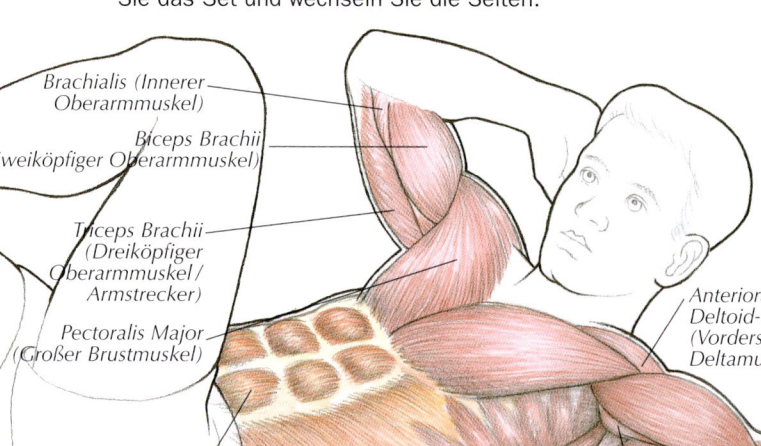

Brachialis (Innerer Oberarmmuskel)

Biceps Brachii (Zweiköpfiger Oberarmmuskel)

Triceps Brachii (Dreiköpfiger Oberarmmuskel / Armstrecker)

Pectoralis Major (Großer Brustmuskel)

Anterioraler Deltoid-Muskel (Vorderseitiger Deltamuskel)

Coracobrachialis (Hakenarmmuskel)

Teres Major (Großer Rundmuskel)

Latissimus Dorsi (Längster Rückenmuskel)

Serratus Anterior (Vorderseitiger Sägezahnmuskel)

Rectus Abdominis (Gerader Bauchmuskel)

Externaler Oblique-Muskel (Äußerer Schräger Bauchmuskel)

STARTPOSITION

- Legen Sie sich mit gebeugten Knien und flachen Füßen in supinaler Stellung auf eine Matte.
- Legen Sie einen Fuß auf das gegenüberliegende Knie.
- Halten Sie den Arm auf der Seite des angehobenen Beins nach außen gestreckt und legen Sie die andere Hand unter Ihren Kopf.
- Achten Sie auf neutrale Haltung der Halswirbelsäule.
- Aktivieren Sie die abdominalen Stabilisatoren.

Aspekt der Analyse	Gelenk 1
Gelenk	Rückgrat
Art der Bewegung	aufwärts: Flexion; Rotation nach einer Seite abwärts: Extension; Rotation zurück zur andern Seite
mobilisierende Muskeln	Rectus Abdominalis und Oblique-Muskeln

Stabilisierende Muskeln
Abdominale Gruppe. Hals: Sternocleidomastoid. Schulterblätter: Serratus Anterior; Rhomboid-Muskeln; unterer Trapezius.

RUMPFAUFRICHTEN NACH VORN

Zusatz-Übung • Isoliertes Training eines Muskels • Ziehen • Open Chain • Bodyweight • Einsteiger/Fortgeschrittene

 Crunch-Übungen setzen vorrangig die abdominale Muskulatur zur Mobilisierung ein. Die vielen unterschiedlichen Variationen sind in vielen Programmen für das Abdomen-Training gut einsetzbar. (Hinweis: Straffe Rückenstreck-Muskeln, wie der Erector Spinae, werden beim Crunch die höchstmögliche Kontraktion erfahren.)

Hinweise zur richtigen Technik

- Vermeiden Sie es, mit Schwung nachzuhelfen. Achten Sie auf langsame, kontrollierte Bewegungen und schöpfen Sie den vollen Bewegungsspielraum aus.
- Vermeiden Sie es, den Hals oder das Kinn nach oben zu zwingen. Halten Sie bei der Aufwärtskrümmung das Kinn leicht eingezogen und seine Position im Verhältnis zur Halswirbelsäule unverändert.
- Vermeiden Sie es, den Rumpf mit den Händen nach oben zu ziehen. Aktivieren Sie stattdessen gezielt die abdominale Muskulatur.
- Vermeiden Sie es, die Schultern zu heben. Halten Sie die Brust geweitet und die Schulterblätter gesenkt.
- Atmen Sie bei der Aufwärtsphase aus.

Kurzbeschreibung

Krümmen Sie langsam den Oberkörper nach vorn, indem Sie den Rumpf beugen. Das Schulterblatt sollte sich von der Matte heben, aber der untere Rücken bleibt in stabiler und neutraler Haltung auf dieser liegen. Verharren Sie kurz, kehren Sie in die Startposition zurück und wiederholen Sie die Bewegungen. (Wenn man die Arme vor der Brust verschränkt, fällt die Übung leichter; aber es fehlt dann die Unterstützung des Halses.)

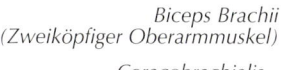

Biceps Brachii (Zweiköpfiger Oberarmmuskel)

Coracobrachialis (Hakenarmmuskel)

Pectoralis Major (Großer Brustmuskel)

Externaler Oblique-Muskel (Äußerer Schräger Bauchmuskel)

Rectus Abdominis (Gerader Bauchmuskel)

Schambein

Hüftgelenkpfanne

Coccyx (Steißbein)

Sacrum (Kreuzbein)

Teres Minor (Kleiner Rundmuskel)

Infraspinatus-Muskel

Teres Major (Großer Rundmuskel)

Serratus Anterior (Vorderer Sägezahnmuskel)

Trapezius (Trapezmuskel)

Latissimus Dorsi (Längster Rückenmuskel)

STARTPOSITION

- Legen Sie sich in supinaler Lage auf eine Matte, die Knie gebeugt und die Füße flach.
- Verschränken Sie die Hände hinter dem Hals.
- Achten Sie auf neutrale Haltung des Halswirbelbereichs.
- Achten Sie auf die Aktivierung der abdominalen Stabilisatoren.

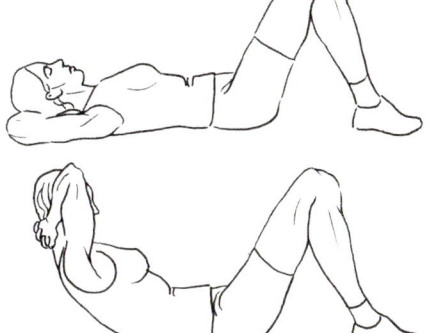

Aspekt der Analyse	Gelenk 1
Gelenk	Rückgrat
Art der Bewegung	aufwärts: Flexion abwärts: Extension
mobilisierende Muskeln	Rectus Abdominalis und Oblique-Muskeln

stabilisierende Muskeln	Abdominale Gruppe Hals: Sternocleidomastoid Schulterblätter: Serratus Anterior; Rhomboid-Muskeln; unterer Trapezius

RUMPFAUFRICHTEN (SIT-UPS) OHNE HILFSMITTEL

Standard-Übung • Multi-Gelenk-Training • Ziehen • Open Chain • Bodyweight • Erfahrene/Fortgeschrittene

Sit-Ups haben einen schlechten Ruf, vor allem wegen falscher Technik und Anleitung. Bei richtiger Ausführung kann diese Übung jedoch ein wirksames und umfassendes Training für Fortgeschrittene gewähren. Der Schwerpunkt sollte auf der Qualität der Bewegung liegen, nicht auf hoher Geschwindigkeit oder häufigen Wiederholungen.

Hinweise zur richtigen Technik

- Vermeiden Sie es, mit Schwung nachzuhelfen. Achten Sie auf langsame, kontrollierte Bewegungen und schöpfen Sie den vollen Bewegungsradius aus.
- Vermeiden Sie es, den Hals und das Kinn nach vorn zu zwingen, während Sie den Körper heben. Halten Sie bei der Aufwärtsbeugung das Kinn leicht eingezogen und seine Position im Verhältnis zur Halswirbelsäule unverändert.
- Vermeiden Sie es, den Rumpf mit den Händen nach oben zu ziehen. Aktivieren Sie stattdessen gezielt die abdominale Muskulatur.
- Vermeiden Sie es, die Schultern zu heben. Halten Sie die Brust geweitet und die Schulterblätter gesenkt.
- Atmen Sie bei der Aufwärtsphase aus.
- Machen Sie eher weniger Wiederholungen ohne Hilfe als mehr davon mit fixierten Füßen. Bei fixierten Füßen werden Sie mehr Schwung und Tempo generieren, wodurch eine Hebelwirkung gegen den unteren Rücken entsteht, was eine Verletzungsgefahr zur Folge hat.

Kurzbeschreibung

Krümmen Sie den Oberkörper langsam nach oben, indem Sie den Rumpf beugen. Vollenden Sie die Rumpfbeugung, indem Sie den Oberkörper zu den Knien hin beugen. Verharren Sie kurz und kehren Sie langsam wieder in die Startposition zurück. Wiederholen Sie die

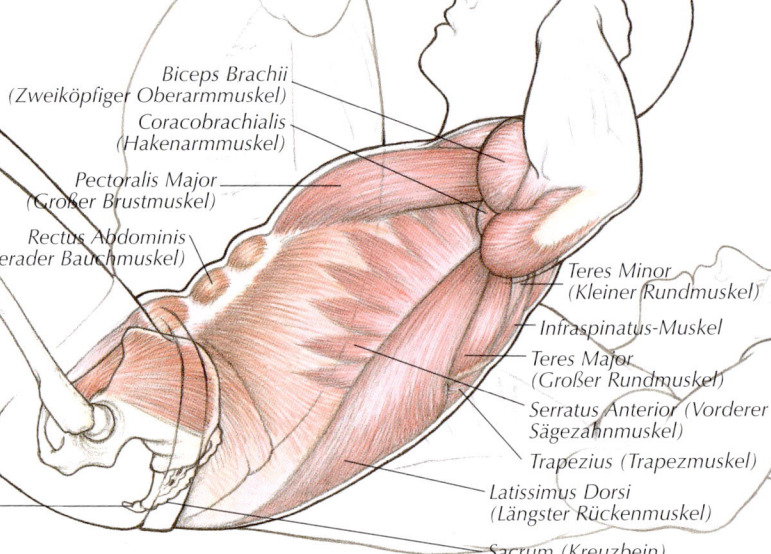

Biceps Brachii (Zweiköpfiger Oberarmmuskel)
Coracobrachialis (Hakenarmmuskel)
Pectoralis Major (Großer Brustmuskel)
Rectus Abdominis (Gerader Bauchmuskel)
Teres Minor (Kleiner Rundmuskel)
Infraspinatus-Muskel
Teres Major (Großer Rundmuskel)
Serratus Anterior (Vorderer Sägezahnmuskel)
Trapezius (Trapezmuskel)
Latissimus Dorsi (Längster Rückenmuskel)
Sacrum (Kreuzbein)
Coccyx (Steißbein)

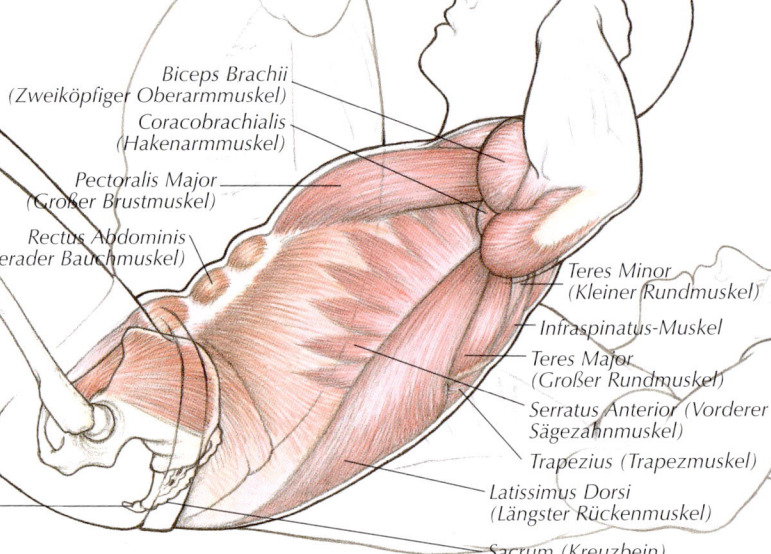

STARTPOSITION
- Legen Sie sich in supinaler Stellung auf eine Matte, die Knie gebeugt und die Füße flach auf den Boden gelegt.
- Falten Sie die Hände hinter dem Kopf.
- Achten Sie auf eine neutrale Haltung des Halswirbelbereichs.
- Aktivieren Sie die abdominalen Stabilisatoren.

Aspekt der Analyse	Phase 1 (die ersten 30° wie beim Crunch)	Phase 2 (der übrige Winkel bis zur vollen Höhe)
Gelenk	Rückgrat	Hüfte
Art der Bewegung	aufwärts: Flexion; abwärts: Extension	aufwärts: Flexion; Abwärts: Extension
mobilisierende Muskeln	Gerade Abdominal-Muskeln; Oblique-Muskeln	Iliopsoas; Rectus Femoris
stabilisierende Muskeln	Hals: Sternocleidomastoid Schulterblätter: Serratus Anterior; Rhomboid-Muskeln; unterer Trapezius	Hals: Gerade Abdominal-Muskeln; Oblique-Muskeln; Sternocleidomastoid Schulterblätter: Serratus Anterior; Rhomboid-Muskeln; unterer Trapezius

HÜFTBEUGEN AM GERÄT

Ganzkörperstabilisierung • Konzentration auf Abdominal-Muskulatur, mittleren und unteren Rücken; Schultergelenk-Stabilisatoren • Open Chain • Bodyweight • Erfahrene/Fortgeschrittene

 Über das Hip-Flexor-Gerät wird oft gesagt, dass es dem Training der unteren Abdominal-Muskulatur dient; aber das ist irreführend. Zwar spürt man eine deutliche lokale Ermüdung der Muskulatur in der unteren Abdomenregion; aber tatsächlich ist die abdominale Muskulatur insgesamt als Einheit gefordert, um die neutrale Haltung des Rückgrats zu stabilisieren.

Hinweise zur richtigen Technik
- Vermeiden Sie es, mit Schwung nachzuhelfen. Achten Sie auf langsame, kontrollierte Bewegungen.
- Lassen Sie nicht das Schulterblatt in der Mitte durchhängen, sodass sich die Schultern heben. Heben Sie den Körper nach oben, indem Sie durch Aktivierung des unteren Trapezius und des Serratus Anterior die Scapula senken.
- Halten Sie in der Startposition die Brust geweitet.
- Atmen Sie bei der Aufwärtsphase ein.
- Menschen mit schwachen abdominalen Stabilisatoren werden nicht in der Lage sein, diese Übung ohne akute Schmerzen im unteren Rücken oder Unbequemlichkeit auszuführen.

Kurzbeschreibung
Heben Sie die Knie bis auf Hüfthöhe und halten Sie dabei den Rumpf stabil. Kehren Sie in die Startposition zurück und wiederholen Sie die Bewegung.

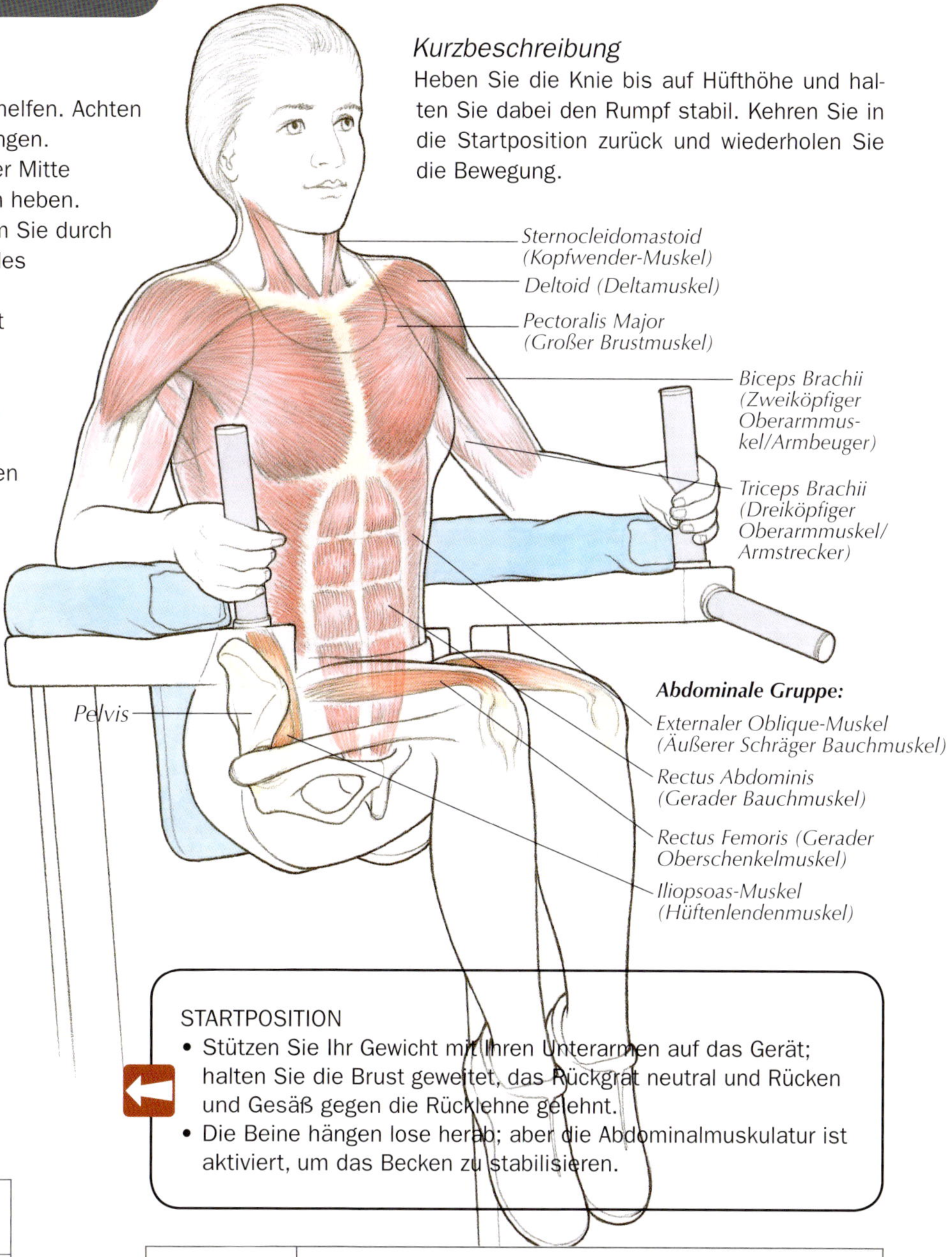

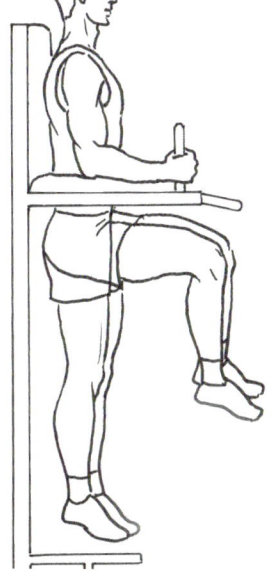

Sternocleidomastoid (Kopfwender-Muskel)

Deltoid (Deltamuskel)

Pectoralis Major (Großer Brustmuskel)

Biceps Brachii (Zweiköpfiger Oberarmmuskel/Armbeuger)

Triceps Brachii (Dreiköpfiger Oberarmmuskel/Armstrecker)

Pelvis

Abdominale Gruppe:

Externaler Oblique-Muskel (Äußerer Schräger Bauchmuskel)

Rectus Abdominis (Gerader Bauchmuskel)

Rectus Femoris (Gerader Oberschenkelmuskel)

Iliopsoas-Muskel (Hüftenlendenmuskel)

STARTPOSITION
- Stützen Sie Ihr Gewicht mit Ihren Unterarmen auf das Gerät; halten Sie die Brust geweitet, das Rückgrat neutral und Rücken und Gesäß gegen die Rücklehne gelehnt.
- Die Beine hängen lose herab; aber die Abdominalmuskulatur ist aktiviert, um das Becken zu stabilisieren.

Aspekt der Analyse	Gelenk 1
Gelenk	Hüfte
Art der Bewegung	aufwärts: Flexion abwärts: Extension
mobilisierende Muskulatur	Iliopsoas; Rectus Femoris

stabilisierende Muskulatur	Abdominale Gruppe Hals: Sternocleidomastoid. Schulterblätter: Serratus Anterior; Rhomboid-Muskeln; unterer Trapezius. Schultern: Muskulatur der Rotationsmanschette. Arme: Biceps Brachii; Triceps Brachii.

HEBEN DER BEINE IN HÄNGENDER HALTUNG

Ganzkörperstabilisierung • Konzentration auf Abdominal-Muskulatur, mittleren und unteren Rücken; Schultergelenk-Stabilisatoren • Closed Chain • Bodyweight • Fortgeschrittene

 Diese wirksame Übung für fortgeschrittene Kraftsportler ist nicht geeignet für Sportler mit schwacher Stabilisator-Muskulatur oder mit Schulter- oder Rückenproblemen.

Kurzbeschreibung

Heben Sie die Knie bis auf Hüfthöhe und halten Sie dabei den Rumpf stabil. Kehren Sie in die Startposition zurück und wiederholen Sie die Bewegung.

Hinweise zur richtigen Technik

- Vermeiden Sie es, mit Schwung nachzuhelfen. Achten Sie auf langsame, kontrollierte Bewegungen.
- Lassen Sie nicht das Schulterblatt in der Mitte durchhängen, sodass sich die Schultern heben. Heben Sie den Körper nach oben, indem Sie durch Aktivierung des unteren Trapezius und des Serratus Anterior die Scapula senken.
- Halten Sie die Brust geweitet.

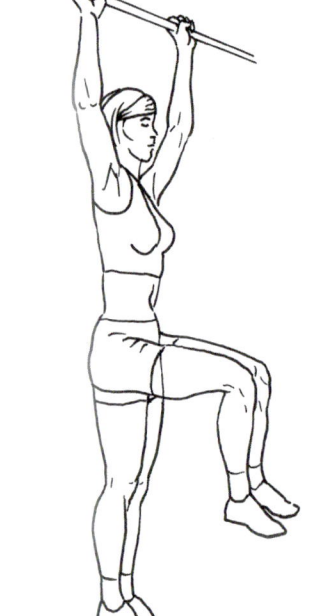

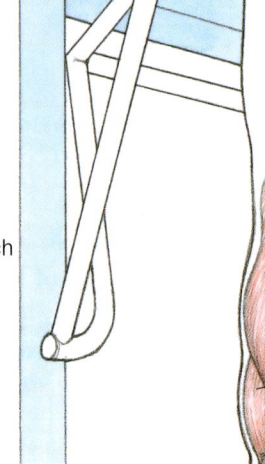

STARTPOSITION
- Hängen Sie sich an eine Klimmzug-Stange; der Abstand der Hände beträgt etwas mehr als Schulterbreite.
- Halten Sie die Brust geweitet, das Rückgrat neutral und die Schulterblätter gesenkt.
- Die Beine hängen lose herab, aber die Abdominal-Muskulatur ist aktiviert, um das Becken zu stabilisieren.

Trizeps Brachii (Dreiköpfiger Oberarmmuskel)

Posterioraler Deltoid (Rückwärtiger Deltamuskel)

Teres Major (Großer Rundmuskel)

Pectoralis Major (Großer Brustmuskel)

Latissimus Dorsi (Längster Rückenmuskel)

Serratus Anterior (Vorderer Sägezahnmuskel)

Abdominale Gruppe:
Externaler Oblique-Muskel (Äußerer Schräger Bauchmuskel)

Rectus Abdominis (Gerader Bauchmuskel)

Aspekt der Analyse	Gelenk 1
Gelenk	Hüfte
Art der Bewegung	aufwärts: Flexion; abwärts: Extension.
mobilisierende Muskeln	Iliopsoas; Rectus Femoris

stabilisierende Muskeln
Abdominale Gruppe. Schulterblätter: Serratus Anterior; Rhomboid-Muskeln; unterer Trapezius. Schultern: Latissimus Dorsi; Muskulatur der Rotationsmanschette.

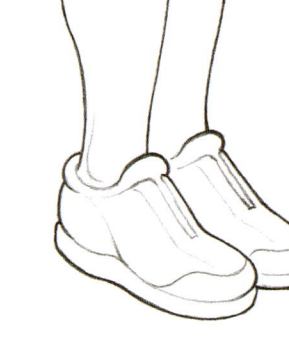

STABILISIERUNG DER SCHULTERBLATTMUSKULATUR IN BAUCHLAGE

Oberkörper-Stabilisierung • Schwerpunkt auf Stabilisatoren des mittleren Rückens • Open Chain • Bodyweight • Erfahrene/Fortgeschrittene

 Die scapularen Stabilisatoren halten die Schulterblätter flach gegen den Rücken gedrückt und bei Oberkörperübungen gesenkt. Wenn sie schwach sind, werden die Schultern gehoben, die Brust verengt, und die Scapula bildet einen „Flügel". Das führt zu Halsschmerzen und Schulterverspannung.

Kurzbeschreibung

Legen Sie sich in pronaler Lage (Bauchlage) auf eine schräggestellte Bank und heben Sie die Arme mit gebeugten Ellenbogen langsam nach vorn und nach außen. Die Handflächen weisen zum Kopf, die Daumen zur Decke. Halten Sie im Verlauf der gesamten Bewegung die Schulterblätter gesenkt und die Schultern entspannt; verharren Sie für fünf Sekunden und kehren Sie dann wieder in die Startposition zurück. Wiederholen Sie die Bewegung.

Hinweise zur richtigen Form

- Vermeiden Sie es, mit Schwung nachzuhelfen. Achten Sie auf langsame, kontrollierte Bewegungen.
- Vermeiden Sie es, die Schultern zu heben. Halten Sie die Brust geweitet, Kopf und Rückgrat in neutraler Haltung und die Schulterblätter gesenkt.
- Die Ellenbogen sollten nicht fallen.

Biceps Brachii (Zweiköpfiger Oberarmmuskel/ Armbeuger)

Brachialis (Innerer Oberarmmuskel)

Oberer Trapezius (Oberer Trapezmuskel)

Triceps Brachii (Dreiköpfiger Oberarmmuskel/ Armstrecker)

Teres Minor (Kleiner Rundmuskel)

Infraspinatus-Muskel

Posterioraler Deltoid (Rückwärtiger Deltamuskel)

Supraspinatus-Muskel

Teres Major (Großer Rundmuskel)

Rhomboid-Muskeln (Rautenmuskeln)

Rhomboid-Muskeln (Rautenmuskeln)

Unterer Trapezius-Muskel (Unterer Trapezmuskel)

Latissimus Dorsi (Längster Rückenmuskel)

STARTPOSITION

- Legen Sie sich in pronaler Lage auf eine schräggestellte Bank, sodass der Kopf höher ist als die Füße.
- Stützen Sie die Füße auf den Boden und halten Sie die Knie gefedert.
- Achten Sie auf stabile, aufrechte Haltung.
- Die Arme sind auf den Seiten.

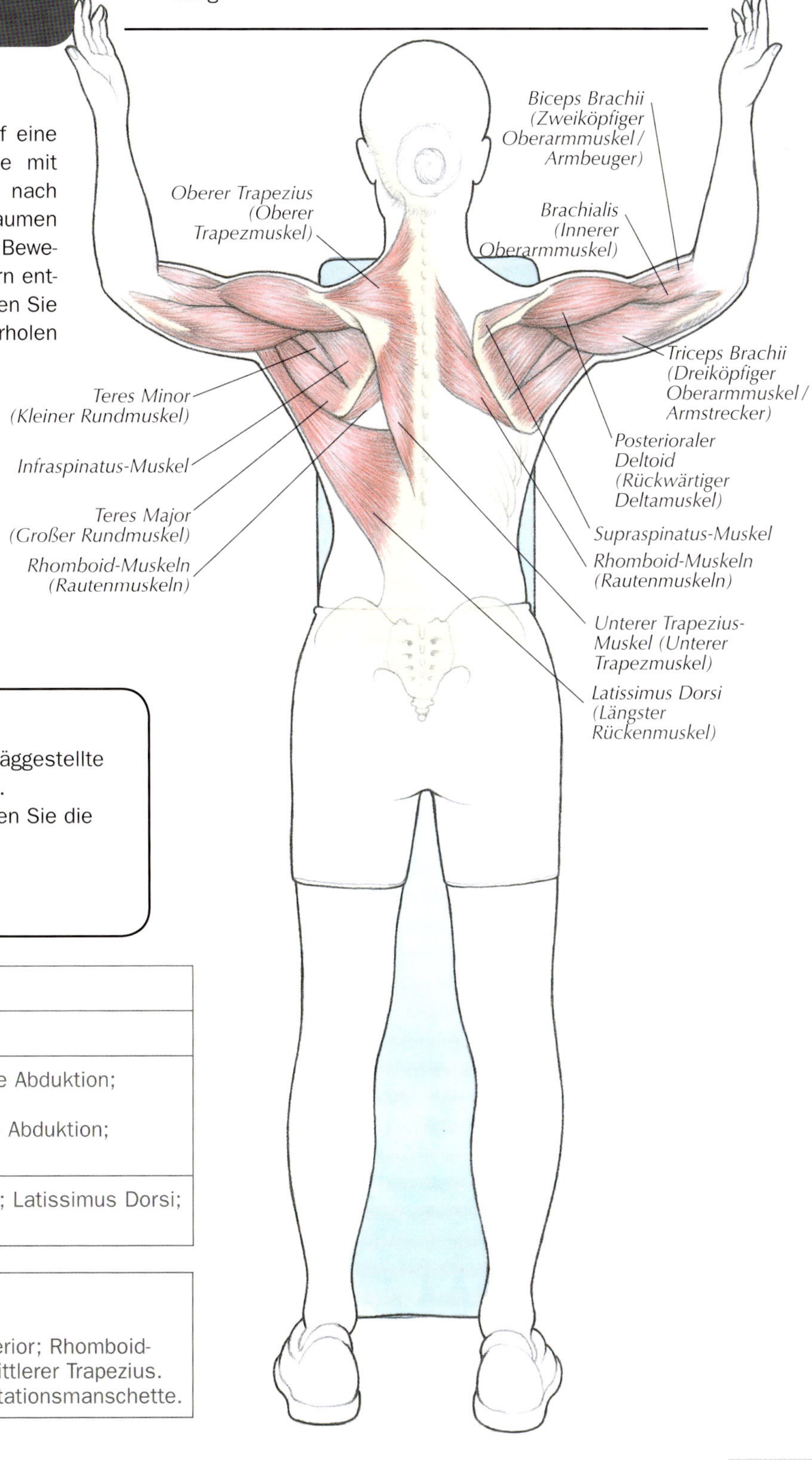

Aspekt der Analyse	Gelenk 1
Gelenk	Schulter
Art der Bewegung	aufwärts: Horizontale Abduktion; Flexion. abwärts: Horizontale Abduktion; Extension
mobilisierende Muskeln	Posterioraler Deltoid; Latissimus Dorsi; Teres Major

stabilisierende Muskeln	Abdominale Gruppe. Hals: Sternocleidomastoid. Schulterblätter: Serratus Anterior; Rhomboid-Muskeln und unterer und mittlerer Trapezius. Schultern: Muskulatur der Rotationsmanschette.

STABILISATOR-TRAINING MIT YOGA-TECHNIK

Ganzkörper-Stabilisator-Training •
Bodyweight • Erfahrene/Fortgeschrittene

Yoga-Positionen (Asanas), Atemübungen und Meditationsübungen reduzieren Stress, senken den Blutdruck, regulieren die Herzfrequenz und können sogar den Alterungsprozess verlangsamen. Diese Vorteile folgen aus verbessertem Körperbewusstsein, verbesserter Haltung, Beweglichkeit von Körper und Verstand und geistiger Ruhe.

Beginnen Sie mit der Mountain Pose (Tadasana)

- Beginnen Sie in der Grundhaltung (siehe unten links).
- Setzen Sie die Sohle Ihres linken Fußes auf die Innenseite Ihres oberen rechten Oberschenkels.
- Drehen Sie Ihr linkes Knie nach links.
- Halten Sie die Hüften waagerecht und kontraktieren Sie die Oberschenkelmuskeln des Standbeins. Legen Sie die Handflächen zusammen und halten Sie diese auf der Höhe Ihres Sternums (siehe unten rechts).
- Wenn Sie im Gleichgewicht sind, gehen Sie in die Tree Pose über.

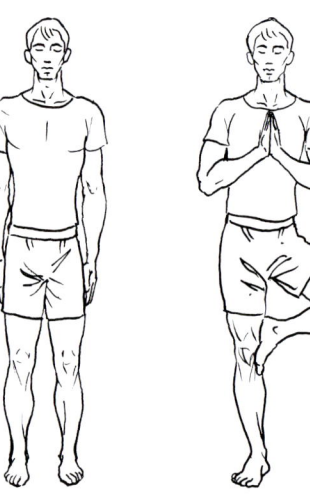

Tree Pose (Vrksasana)

- In der Mountain Pose (oben rechts) halten Sie das Gleichgewicht; heben Sie dann die Arme über den Kopf und legen Sie die Handflächen zusammen (rechts).
- Drücken Sie das Knie zurück, ohne die Hüften zu bewegen. Verharren Sie für 30 Sekunden und wechseln Sie dann die Seiten. Wiederholen Sie zwei bis drei Sätze.

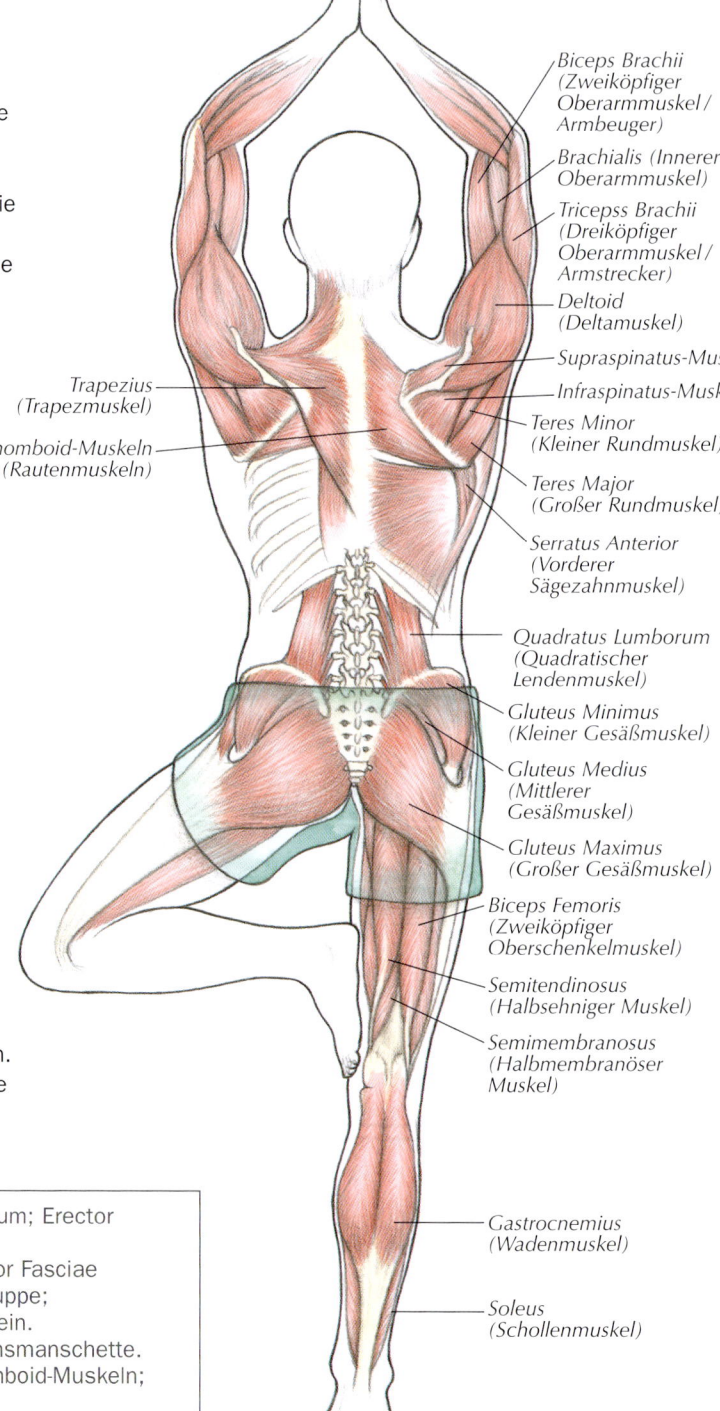

Biceps Brachii (Zweiköpfiger Oberarmmuskel/ Armbeuger)

Brachialis (Innerer Oberarmmuskel)

Tricepss Brachii (Dreiköpfiger Oberarmmuskel/ Armstrecker)

Deltoid (Deltamuskel)

Supraspinatus-Muskel

Infraspinatus-Muskel

Teres Minor (Kleiner Rundmuskel)

Teres Major (Großer Rundmuskel)

Serratus Anterior (Vorderer Sägezahnmuskel)

Quadratus Lumborum (Quadratischer Lendenmuskel)

Gluteus Minimus (Kleiner Gesäßmuskel)

Gluteus Medius (Mittlerer Gesäßmuskel)

Gluteus Maximus (Großer Gesäßmuskel)

Biceps Femoris (Zweiköpfiger Oberschenkelmuskel)

Semitendinosus (Halbsehniger Muskel)

Semimembranosus (Halbmembranöser Muskel)

Gastrocnemius (Wadenmuskel)

Soleus (Schollenmuskel)

Trapezius (Trapezmuskel)

Rhomboid-Muskeln (Rautenmuskeln)

Stabilisierende Muskeln	Abdominale Gruppe: Quadratus Lumborum; Erector Spinae am Rumpf. Adduktor-Gruppe; Gluteus-Gruppe; Tensor Fasciae Latae; Rectus Femoris; Kniekehlen-Gruppe; Fußgelenkstabilisatoren am unteren Bein. Schultergelenk: Muskulatur der Rotationsmanschette. Schulterblätter: Serratus Anterior; Rhomboid-Muskeln; unterer Trapezius.

KNIEBEUGEN IM STEHEN
(AUF DEM „BOSU BALANCE"-KISSEN)

Ganzkörperstabilisierung und Konzentration auf Gleichgewichts-Training • Closed Chain • Bodyweight • Erfahrene/Fortgeschrittene

 BOSU ist ein Kürzel für „Both Sides Up". Dieses Balance-Kissen ist wie ein halbierter Stabilitäts-Trainings-Ball, mit einer Plattform auf der Unterseite. Wenn man die gewölbte Seite nach oben stellt, dient es für das Training des Gleichgewichts und der Stabilität des unteren Körpers; wenn man die flache Seite nach oben legt, trainiert es die Oberkörper-Muskulatur.

Kurzbeschreibung
Stellen Sie sich auf das BOSU-Kissen, beugen Sie Ihre Knie und senken Sie den Oberkörper, als wenn Sie sich auf einen Stuhl setzen wollten. Strecken Sie Ihre Arme nach vorn, um Ihr Gleichgewicht zu halten. Kehren Sie in die stehende Position zurück und wiederholen Sie die Übung.

Hinweise zur richtigen Technik
• Wenn die stabile Haltung des Beckens nicht gehalten werden kann, beugen Sie Ihre Knie um weniger als 90°. Beginnen Sie mit einer Beugung um 45°.

STARTPOSITION
• Stellen Sie sich mit den Füßen etwas vor den Mittelpunkt des BOSU.
• Achten Sie auf federnde Knie sowie auf stabile, aufrechte Haltung.

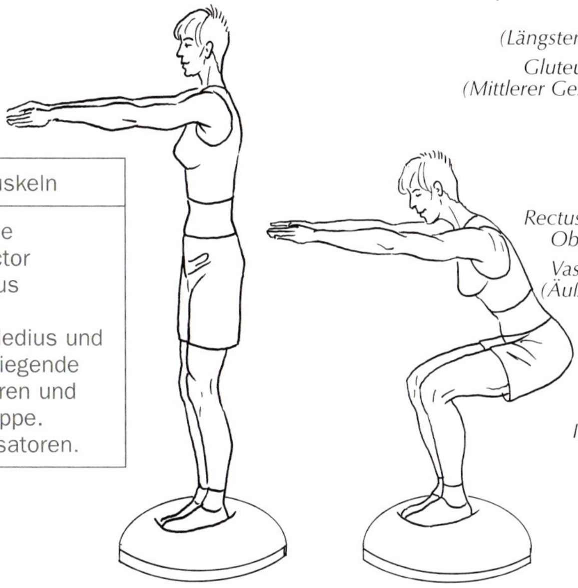

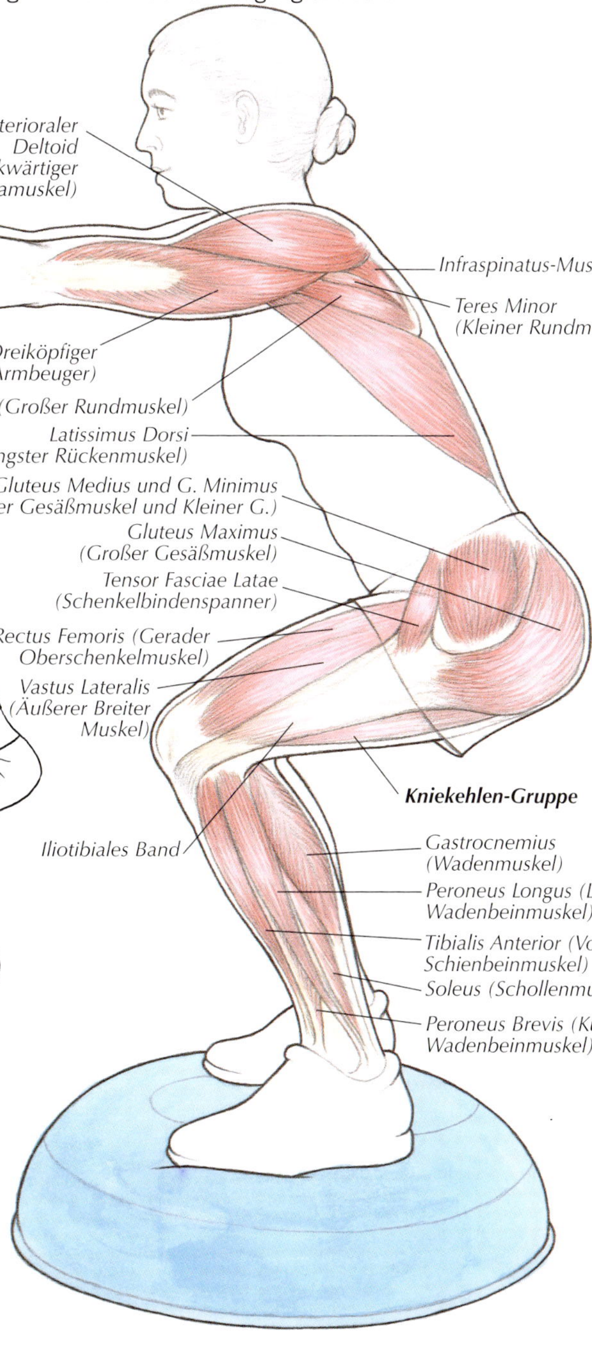

stabilisierende Muskeln
Rumpf: Abdominale Muskulatur; Erector Spinae; Quadratus Lumborum.
Hüften: Gluteus Medius und G. Minimus; tiefliegende externe Rotatoren und die Adduktor-Gruppe. Fußgelenkstabilisatoren.

Labels (Muskeldiagramm):
- Posterioraler Deltoid (Rückwärtiger Deltamuskel)
- Infraspinatus-Muskel
- Teres Minor (Kleiner Rundmuskel)
- Triceps Brachii (Dreiköpfiger Oberarmmuskel/Armbeuger)
- Teres Major (Großer Rundmuskel)
- Latissimus Dorsi (Längster Rückenmuskel)
- Gluteus Medius und G. Minimus (Mittlerer Gesäßmuskel und Kleiner G.)
- Gluteus Maximus (Großer Gesäßmuskel)
- Tensor Fasciae Latae (Schenkelbindenspanner)
- Rectus Femoris (Gerader Oberschenkelmuskel)
- Vastus Lateralis (Äußerer Breiter Muskel)
- Kniekehlen-Gruppe
- Iliotibiales Band
- Gastrocnemius (Wadenmuskel)
- Peroneus Longus (Langer Wadenbeinmuskel)
- Tibialis Anterior (Vorderer Schienbeinmuskel)
- Soleus (Schollenmuskel)
- Peroneus Brevis (Kurzer Wadenbeinmuskel)

Aspekt der Analyse	Gelenk 1	Gelenk 2
Gelenk	Knie	Hüfte
Art der Bewegung	abwärts: Flexion aufwärts: Extension	abwärts: Flexion aufwärts: Extension
mobilisierende Muskeln	Quadrizeps-Gruppe	Kniekehlen-Gruppe; Gluteus Maximus

Dehnungen und Stretching-Übungen

Flexibilität wird in der Regel definiert als das Ausmaß der Bewegungsmöglichkeiten (Range of Motion / ROM) im Umkreis eines Gelenks. Für jedes Gelenk gilt ein bestimmtes Maß an Beweglichkeit, das als normal und als optimal für den Alltagsgebrauch angesehen wird. Viele Aktivitäten, z.B. Gymnastik und Sprinten sowie Tanz- oder Kampfsport, erfordern ein größeres ROM-Maß als der normale Alltag.

In der Regel werden in Übungshandbüchern vier Arten von Stretching-Übungen unterschieden: statische Übungen; mobilisierende Übungen; Proprioceptive Neuromuscular Facilitation (PNF) und ballistische Übungen (siehe Abb. gegenüber).

Bei statischen Übungen wird eine andauernde milde Dehnung in einer bestimmten Position ausgeführt. (Die meisten Dehnübungen, die in diesem Kapitel analysiert werden, sind statischer Art.) Mobilisierendes Stretching schöpft den vollständigen Bewegungsradius eines Gelenks aus. PNF-Techniken, die oft einen Partner erfordern, zielen darauf ab, Muskeln und Sehnen für einen weitgespannten Bewegungsradius zu stimulieren. Ballistisches Stretching, das auch ein leichtes Hüpfen in einer statischen Stretch-Position umfassen kann, wird oft (zu Unrecht) abgewertet; es eignet sich gut als Aufwärm- und Lockerungsübung für das Krafttraining.

Statisches Stretching ist relativ sicher und eignet sich für den Einstieg. Es bildet auch eine ideale Cool-Down-Übung nach einer Übungssequenz. Mobilisierendes Stretching ist besonders funktional. PNF und ballistisches Stretching sind für Fortgeschrittene geeignet und bergen ein höheres Verletzungsrisiko; deshalb gilt es nicht als empfehlenswert, diese ohne Empfehlung und Anleitung eines Spezialisten anzuwenden.

Vorteile des Flexibilitätstrainings

Zwar gehen die Meinungen über die Vorteile einer verbesserten Beweglichkeit auseinander; aber mangelhafte Beweglichkeit ist eine entscheidende Ursache von kompensierenden Fehlhaltungen. Die eingeschränkte Bewegungsfreiheit erhöht außerdem das Risiko von Muskelüberdehnungen und Verletzungen. Manche Menschen sind von Natur aus beweglicher als andere, was auch durch Faktoren wie Geschlecht, Erbanlage, Alter und körperliche Aktivität beeinflusst wird. Leute, die weniger aktiv sind, büßen tendenziell an Beweglichkeit ein; und wer viel im Sitzen arbeitet, verliert vor allem im Alter stark an Beweglichkeit.

Die Vorteile regelmäßiger Stretching-Übungen umfassen die Verbesserung der Beweglichkeit, die Haltungskorrektur sowie Vorbeugung gegen altersbedingte Versteifung, gegen Verletzungen und gegen Überdehnungen.

Widersprechende Befunde aus der Forschung über das Stretching übersehen z.T. die entscheidende Beziehung zwischen Kraft und Beweglichkeit: Muskeln arbeiten sowohl in agonistischen als auch in antagonistischen Beziehungen zusammen, d.h. manche wirken zusammen in eine Richtung und andere wirken in entgegengesetzte Richtungen.

Bei entgegengesetzten Gruppen wird die Unausgeglichenheit einer Muskelgruppe die entgegengesetzte beeinflussen. Beispielsweise wird eine Spannung im Erector Spinae (Wirbelsäulenaufrichter) die Beweglichkeit der abdominalen Muskulatur beeinträchtigen, und ein angespannter Bizeps wird den Trizeps in eine leicht ausgedehnte Haltung zwingen.

In Fällen starker Unausgeglichenheit der Haltung werden manche Muskeln stark angespannt sein und andere nur schwach. Angespannte Muskeln müssen gedehnt und schwache Muskeln gestärkt werden. Viele Experten des funktionalen Trainings stimmen darin überein, dass man einen wegen unausgeglichener Haltung angespannten Muskel am besten dadurch dehnt, dass man die entgegengesetzte Muskelgruppe stärkt. (Dabei darf man aber keinesfalls vergessen, dass ausgebildetes Fachpersonal entscheiden muss, welche Stretching- und Kraftübungen im individuellen Fall jeweils zu empfehlen sind.)

Richtlinien für das Stretching

- Stretching-Übungen sollten stets bei aufgewärmter Muskulatur ausgeführt werden, weil so das Verletzungsrisiko entscheidend gesenkt wird.
- Achten Sie in der Startposition besonders auf korrekte und aufrechte Haltung.
- Atmen Sie in entspannter Weise; vermeiden Sie es, den Atem anzuhalten, angestrengt zu atmen oder Muskeln anzuspannen
- Die Intensität sollte auf einer Skala von 1 bis 10 ungefähr die Stufen 4 bis 7 erreichen. Auf dieser Stufe sollten Sie eine milde, aber angenehme Spannung spüren; 8 und mehr entsprechen stechendem Schmerz.
- Achten Sie darauf, wie der Muskel sich dehnt, sich entspannt und beruhigt. Statische Dehnungen sollten für 30 bis 90 Sekunden gehalten werden.

Statisch

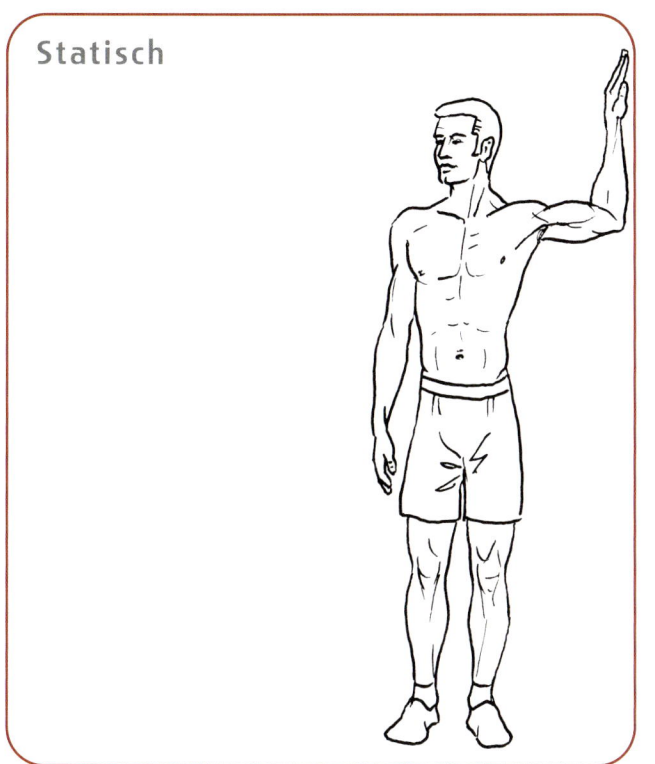

Mobilisierend

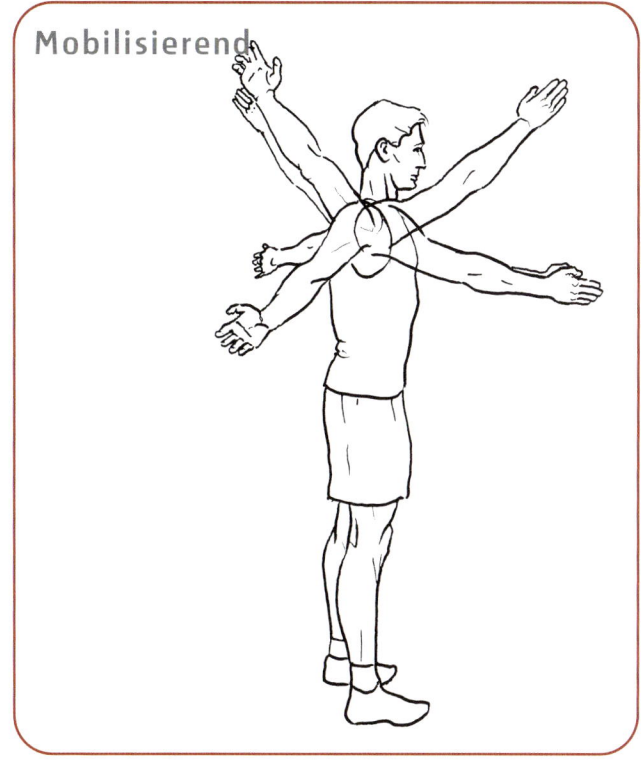

Proprioceptive Neuromuscular Facilitation (PNF)

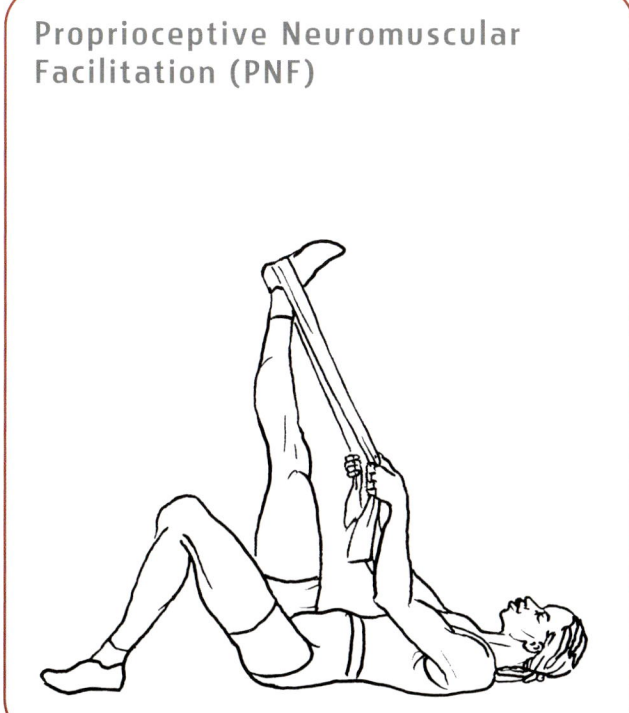

Ballistisch

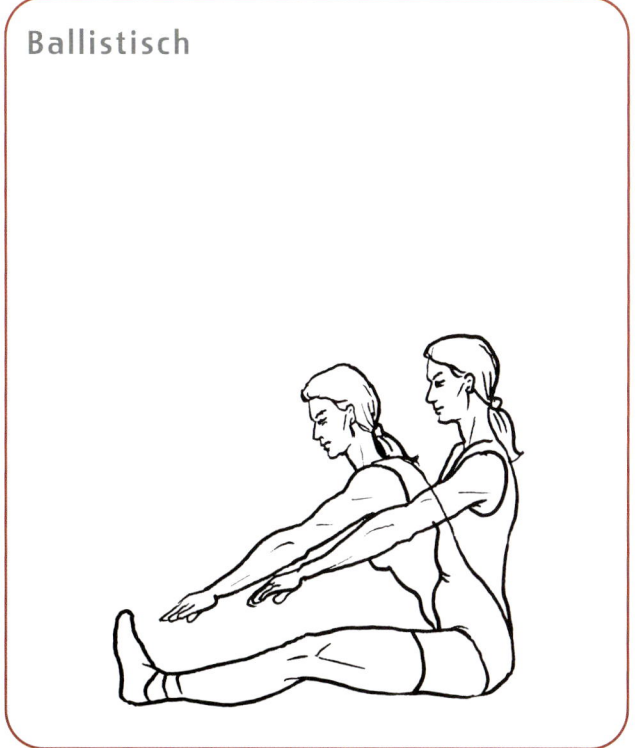

DEHNUNG DER BRUST UND DER SCHULTERVOR-DERSEITE IM STEHEN

Statische Übung • Einzel-Gelenk-Training • Closed Chain • Bodyweight
Einsteiger/Fortgeschrittene

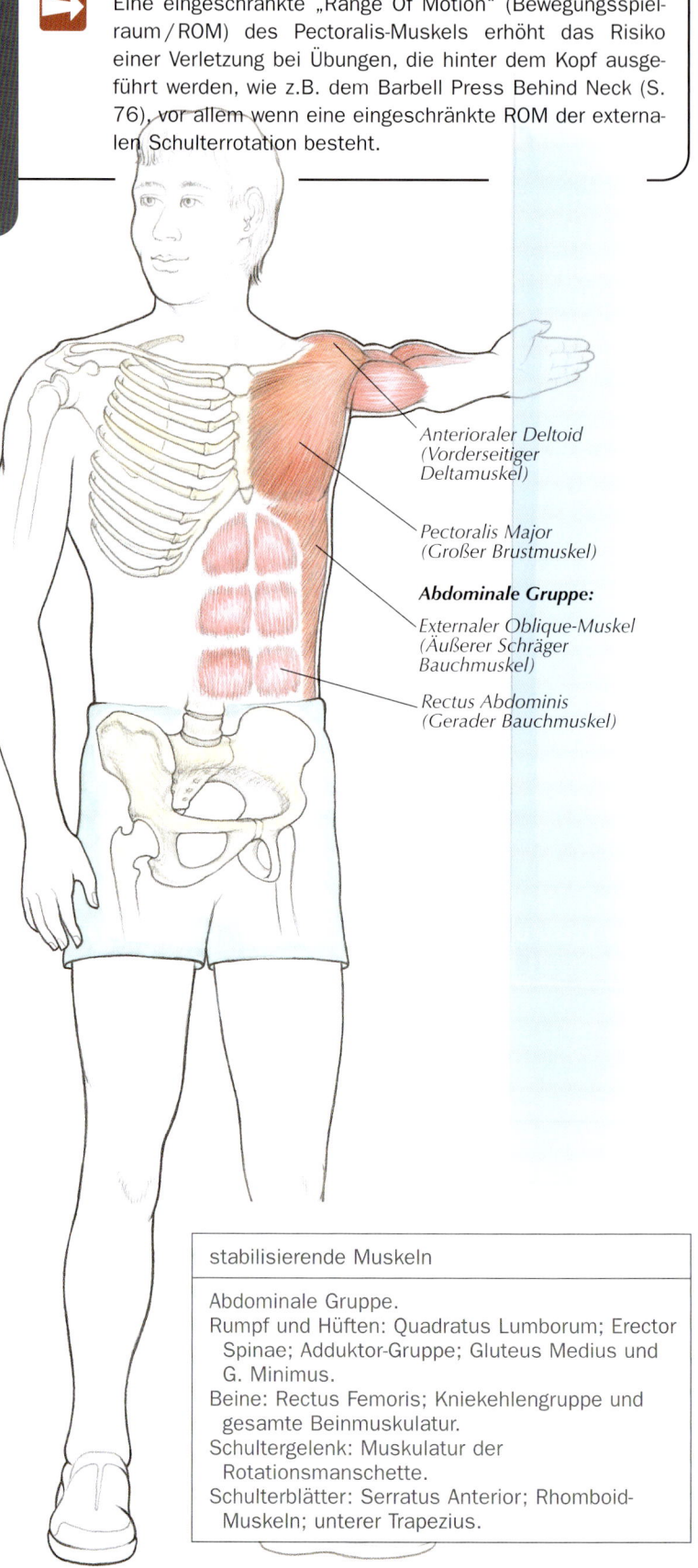

➡ Eine eingeschränkte „Range Of Motion" (Bewegungsspielraum / ROM) des Pectoralis-Muskels erhöht das Risiko einer Verletzung bei Übungen, die hinter dem Kopf ausgeführt werden, wie z.B. dem Barbell Press Behind Neck (S. 76), vor allem wenn eine eingeschränkte ROM der externalen Schulterrotation besteht.

Kurzbeschreibung

Stellen Sie die Füße in Schulterweite auseinander; die Knie federnd (nicht eingerastet). Achten Sie auf stabile, aufrechte Haltung. Strecken Sie den Arm in Schulterhöhe und legen sie die Handfläche an einen Türrahmen. Drehen Sie den Körper leicht, bis sie eine leichte Dehnung der Brustmuskulatur verspüren (Stärke 4 bis 7 auf einer Skala von 1 bis 10). Halten Sie die Dehnung. Wiederholen Sie die Übung mit dem anderen Arm.

Hinweise zur richtigen Technik

- Vermeiden Sie es, die Dehnung zu erzwingen. Achten Sie auf eine entspannte Technik.
- Atmen Sie in entspannter Weise.
- Heben oder krümmen Sie beim Stretchen nicht die Schultern. Halten Sie die Brust geweitet, die Schultern entspannt und die Schulterblätter gesenkt.
- Vermeiden Sie es, den Ellenbogen einrasten zu lassen; halten Sie die Ellenbogen bei einem Winkel um rund 10° gebeugt.

Anterioraler Deltoid (Vorderseitiger Deltamuskel)

Pectoralis Major (Großer Brustmuskel)

Abdominale Gruppe:

Externaler Oblique-Muskel (Äußerer Schräger Bauchmuskel)

Rectus Abdominis (Gerader Bauchmuskel)

Aspekt der Analyse	Gelenk 1
Gelenk	Schulter
Position des Gelenks	Horizontal abduziert; external rotiert
Hauptsächlich gedehnte Muskeln	Pectoralis Major; Anterioraler Deltoid; Externaler Oblique-Muskel auf der Seite des gedehnten Arms

stabilisierende Muskeln

Abdominale Gruppe.
Rumpf und Hüften: Quadratus Lumborum; Erector Spinae; Adduktor-Gruppe; Gluteus Medius und G. Minimus.
Beine: Rectus Femoris; Kniekehlengruppe und gesamte Beinmuskulatur.
Schultergelenk: Muskulatur der Rotationsmanschette.
Schulterblätter: Serratus Anterior; Rhomboid-Muskeln; unterer Trapezius.

TRIZEPS-DEHNUNG IM STEHEN

Statische Übung • Multi-Gelenk-Training • Closed Chain • Bodyweight • Einsteiger/Fortgeschrittene

 Zwar neigt der Trizeps Brachii im Allgemeinen nicht zur Verkürzung, aber viele der Strukturen, die ihn umgeben, tun das durchaus. Diese Stretching-Übung trainiert die Beweglichkeit von Brust und Schulter und bezieht auch die Haltungsstabilisatoren mit ein.

Kurzbeschreibung

Stellen Sie die Füße in Schulterweite auseinander und achten Sie auf federnde Knie. Achten Sie auf eine stabile, aufrechte Haltung. Positionieren Sie Ihren rechten Unterarm über den Kopf und beugen Sie den Ellenbogen, sodass die rechte Hand auf die Rückseite der rechten Schulter reicht. Legen Sie die linke Hand um den rechten Ellenbogen und ziehen Sie sanft nach hinten und in Richtung des Kopfes. Halten Sie die Dehnung bei einer Stärke von rund 4 bus 7 auf einer Skala von 1 bis 10. Wiederholen Sie die Übung mit dem anderen Arm.

Hinweise zur richtigen Technik

• Vermeiden Sie es, die Dehnung zu erzwingen. Achten Sie auf eine entspannte Technik.
• Atmen Sie in entspannter Weise.
• Heben oder krümmen Sie beim Stretchen nicht die Schultern. Halten Sie die Brust geweitet, die Schultern entspannt und die Schulterblätter gesenkt.
• Vermeiden Sie es, die Hüften zu drehen. Aktivieren Sie die Stabilisatoren des Abdomens und der Hüfte und halten Sie die Hüften senkrecht über den Füßen.

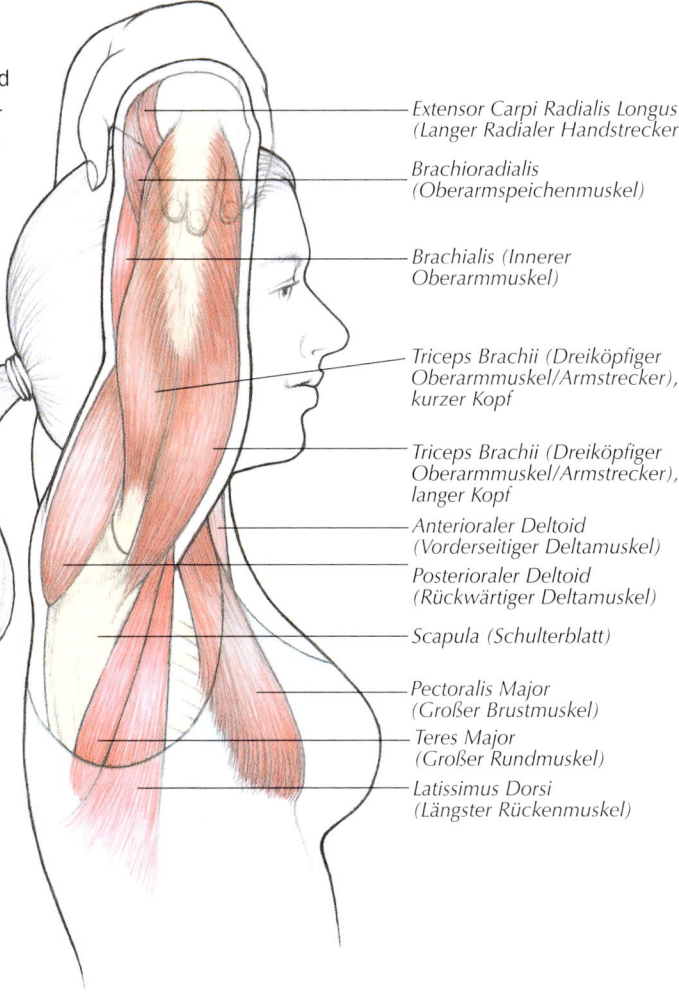

Extensor Carpi Radialis Longus (Langer Radialer Handstrecker)

Brachioradialis (Oberarmspeichenmuskel)

Brachialis (Innerer Oberarmmuskel)

Triceps Brachii (Dreiköpfiger Oberarmmuskel/Armstrecker), kurzer Kopf

Triceps Brachii (Dreiköpfiger Oberarmmuskel/Armstrecker), langer Kopf

Anterioraler Deltoid (Vorderseitiger Deltamuskel)

Posterioraler Deltoid (Rückwärtiger Deltamuskel)

Scapula (Schulterblatt)

Pectoralis Major (Großer Brustmuskel)

Teres Major (Großer Rundmuskel)

Latissimus Dorsi (Längster Rückenmuskel)

Aspekt der Analyse	Gelenk 1	Gelenk 2
Gelenk	Schulter	Scapula
Position des Gelenks	vollständig gebeugt (vertikale Stellung); external rotiert	aufwärts rotiert; leicht gehoben und protraktiert
Hauptsächlich gedehnte Muskeln	Trizeps Brachii; Latissimus Dorsi; Teres Major; Posterioraler Deltoid; Pectoralis Major (Schwerpunkt auf unterem posteriorem Aspekt)	Unterer Trapezius; untere Rhomboid-Muskeln

stabilisierende Muskeln

Abdominale Gruppe
Rumpf und Hüften: Quadratus Lumborum; Erector Spinae; Adduktoren-Gruppe; Gluteus Medius und G. Minimus.
Beine: Rectus Femoris; Kiekehlen-Gruppe und gesamte Beinmuskulatur.
Schultergelenk: Muskulatur der Rotationsmanschette.
Schulterblätter: Serratus Anterior; Rhomboid-Muskeln; unterer Trapezius.

BEINE AN DIE BRUST PRESSEN (IN RÜCKENLAGE)

Statische Übung • Multi-Gelenk-Übung •
Bodyweight • Einsteiger/Fortgeschrittene

Diese grundlegende Stretchübung ist bestens geeignet, um Spannungen im unteren Rücken zu lösen, die sich durch die Belastung durch Fehlhaltungen im Alltag aufbauen. Sie eignet sich aber auch gut als Aufwärm-Stretch-Übung für andere Stretch-Übungen in Rückenlage, die auf den unteren Körperbereich zielen.

Kurzbeschreibung

Legen Sie sich in supinaler Haltung (in Rückenlage, mit dem Gesicht nach oben) auf eine Matte; legen Sie die Arme um die Beine und drücken Sie diese an die Brust. Halten Sie die Position bei einer Intensität von rund 4 bis 7 auf einer Skala von 1 bis 10. (Hinweis: Die Hauptabbildung zeigt die Haltung in Seitenlage, um die relevante Muskulatur abzubilden. Tatsächlich wird die Übung in Rückenlage ausgeführt, wie es die kleine Abbildung unten zeigt.)

Hinweise zur richtigen Technik

- Vermeiden Sie es, die Dehnung zu erzwingen. Achten Sie auf eine entspannte Technik.
- Vermeiden Sie es, die Schultern zu heben. Halten Sie die Brust geweitet, die Schultern entspannt und die Schulterblätter gesenkt.
- Atmen Sie in entspannter Weise.

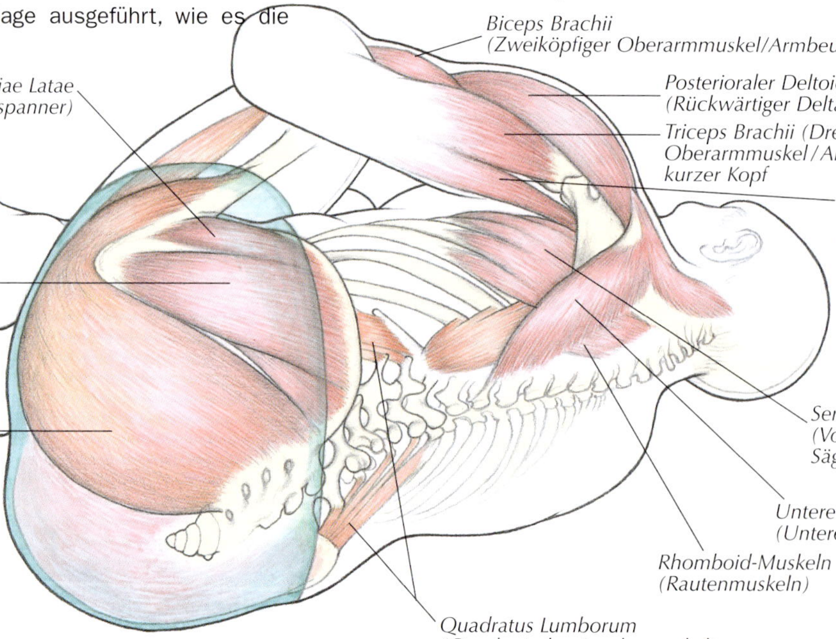

Biceps Brachii
(Zweiköpfiger Oberarmmuskel/Armbeuger)

Posterioraler Deltoid-Muskel
(Rückwärtiger Deltamuskel)

Triceps Brachii (Dreiköpfiger
Oberarmmuskel/Armstrecker);
kurzer Kopf

Triceps Brachii
(Dreiköpfiger
Oberarmmuskel/
Armstrecker);
langer Kopf

Tensor Fasciae Latae
(Schenkelbindenspanner)

Gluteus Medius
(Mittelgroßer Gesäßmuskel)

Gluteus Maximus
(Großer Gesäßmuskel)

Serratus Anterior
(Vorderer
Sägezahnmuskel)

Unterer Trapezius
(Unterer Trapezmuskel)

Rhomboid-Muskeln
(Rautenmuskeln)

Quadratus Lumborum
(Quadratischer Lendenmuskel)

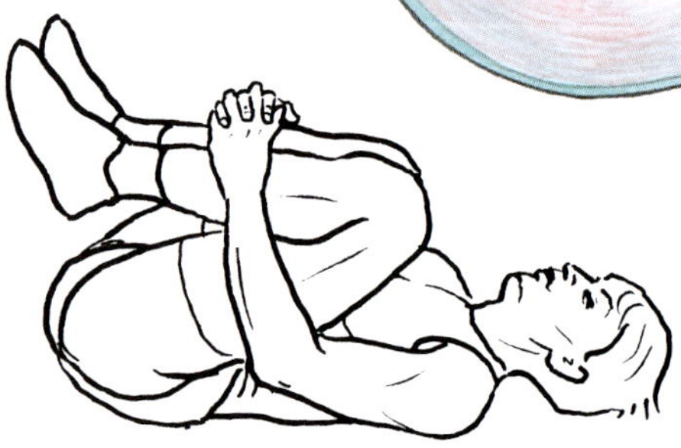

Aspekt der Analyse	Gelenk 1	Gelenk 2
Gelenk	Lendenwirbel	Hüften
Position des Gelenks	gebeugt	gebeugt
Hauptsächlich gedehnte Muskeln	unterer Erector Spinae; Quadratus Lumborum	Kniekehlengruppe; Gluteus Maximus

stabilisierende Muskeln

Arm: Bizeps-Gruppe.
Abdominale Gruppe.
Schultergelenk: Posterioraler Deltoid; Latissimus Dorsi; Teres Major; Muskulatur der Rotationsmanschette.
Schulterblätter: Serratus Anterior; Rhomboid-Muskeln; unterer Trapezius.

GESÄSSMUSKELDEHNUNG IN RÜCKENLAGE

Statische Übung • Multi-Gelenk-Training • Closed Chain • Bodyweight • Einsteiger/Fortgeschrittene

➡ Der Gluteus Maximus neigt zu Verkürzung und Schwächung, was eine ungewöhnliche Kombination ist. Verkürzung erhöht das Risiko einer Überspannung des unteren Rückens und von Verletzungen bei typischen Hüftflexionen bei Knieflexions-Übungen, wie Squats und Beinpressen.

Hinweise zur richtigen Technik

- Vermeiden Sie es, die Dehnung zu erzwingen. Achten Sie auf eine entspannte Technik.
- Atmen Sie in entspannter Weise.
- Heben oder krümmen Sie beim Stretchen nicht die Schultern. Halten Sie die Brust geweitet, die Schultern entspannt und die Schulterblätter gesenkt.
- Wenn Sie das Bein nicht zur Brust ziehen können, lassen Sie diese Phase aus, bis Sie Ihre Beweglichkeit verbessert haben. Lassen Sie stattdessen das rechte Bein über das linke gelegt und drücken Sie das rechte Knie mit der rechten Hand leicht weg.

Kurzbeschreibung

Legen Sie sich in Rückenlage, beide Knie gebeugt und die Füße flach auf dem Boden. Legen Sie das rechte Bein über das linke, sodass der rechte Fuß über dem linken Knie liegt. Legen Sie beide Hände um den linken Oberschenkel und ziehen sie ihn in Richtung Brust, bis Sie eine Dehnung mit Intensitätsgrad von rund 4 bis 7 auf einer Skala von 1 bis 10 spüren. Verharren Sie in dieser Position; wiederholen Sie dann die Übung mit dem anderen Bein.

Semimembranosus (Halbmembranöser Muskel)

Semitendinosus (Halbsehniger Muskel)

Vastus Lateralis (Äußerer Breiter Muskel)

Biceps Femoris (Zweiköpfiger Oberschenkelknochen/ Schenkelbeuger)

Schambein

Becken

Sacrum (Kreuzbein)

Iliotibiales Band

Vastus Lateralis (Äußerer Breiter Muskel)

Biceps Femoris (Zweiköpfiger Oberschenkelmuskel/ Schenkelbeuger)

Semimembranosus (Halbmembranöser Muskel)

Triceps Brachii (Dreiköpfiger Oberarmmuskel/ Armstrecker)

Teres Major (Großer Rundmuskel)

Latissimus Dorsi (Längster Rückenmuskel)

Tensor Fasciae Latae (Schenkelbindenspanner)

Gluteus Medius und G. Minimus (Mittelgroßer Gesäßmuskel und Kleiner G.)

Gluteus Maximus (Großer Gesäßmuskel)

Stabilisierende Muskeln

Arm: Bizeps-Gruppe.
Schultergelenk: Posterioraler Deltoid-Muskel; Teres Major; Latissimus Dorsi; Muskulatur der Rotationsmanschette.
Schulterblätter: Serratus Anterior; Rhomboid-Muskeln; unterer Trapezius.
Abdominale Gruppe.

Aspekt der Analyse	Gelenk 1	Gelenk 2
Gelenk	Hüfte (rechter Oberschenkel)	Hüfte (linker Oberschenkel)
Position des Gelenks	gebeugt, adduziert und external rotiert	gebeugt
Hauptsächlich gedehnte Muskeln	Gluteus Maximus Hüfte: Kniekehlen-Gruppe auf dem lateralen Aspekt	Gluteus Maximus; Kniekehlen-Gruppe

DEHNUNG DER KNIEKEHLENMUSKULATUR IN RÜCKENLAGE

Statische Übung • Multi-Gelenk-Übung • Open Chain • Bodyweight • Einsteiger/Fortgeschrittene

Versteifung der Kniekehlenmuskulatur erhöht das Risiko einer Überdehnung des unteren Rückens, vor allem bei Übungen, bei denen die Knie gestreckt und die Hüften gebeugt werden. Wenn die Kniekehlenmuskulatur verkürzt ist, wird der Lendenwirbelbereich stärker als sonst gebeugt werden (das nennt man Haltungskompensation), was die Gelenke belastet und die Bandscheiben nach hinten drückt.

Kurzbeschreibung

Setzen Sie sich auf eine Matte und legen Sie ein Band um die Mitte der rechten Fußsohle. Halten Sie das Band gleichmäßig mit beiden Händen, legen Sie sich in supinaler Position auf den Rücken und heben Sie das rechte Bein. Ziehen Sie das Bein senkrecht nach oben und halten Sie das Knie gestreckt (aber nicht überdehnt). Halten Sie das andere Bein am Knie gebeugt, den Fuß flach auf den Boden gestellt. Dehnen Sie die Muskulatur mit einer Intensität von rund 4 bis 7 auf einer Skala von 1 bis 10. Verharren Sie in dieser Lage. Wiederholen Sie die Übung mit dem anderen Bein.

Hinweise zur richtigen Technik

• Vermeiden Sie es, die Dehnung zu erzwingen. Achten Sie auf eine entspannte Technik.
• Atmen Sie in entspannter Weise.
• Heben oder krümmen Sie beim Stretchen nicht die Schultern. Halten Sie die Brust geweitet, die Schultern entspannt und die Schulterblätter gesenkt.
• Wenn die Kniekehlenmuskulatur sehr steif ist, beugen Sie das Knie des gedehnten Beins, um die Dehnung abzumildern. Das gilt auch, wenn die Wade zu steif ist, um eine wirksame Dehnung der Kniekehle zu gestatten.

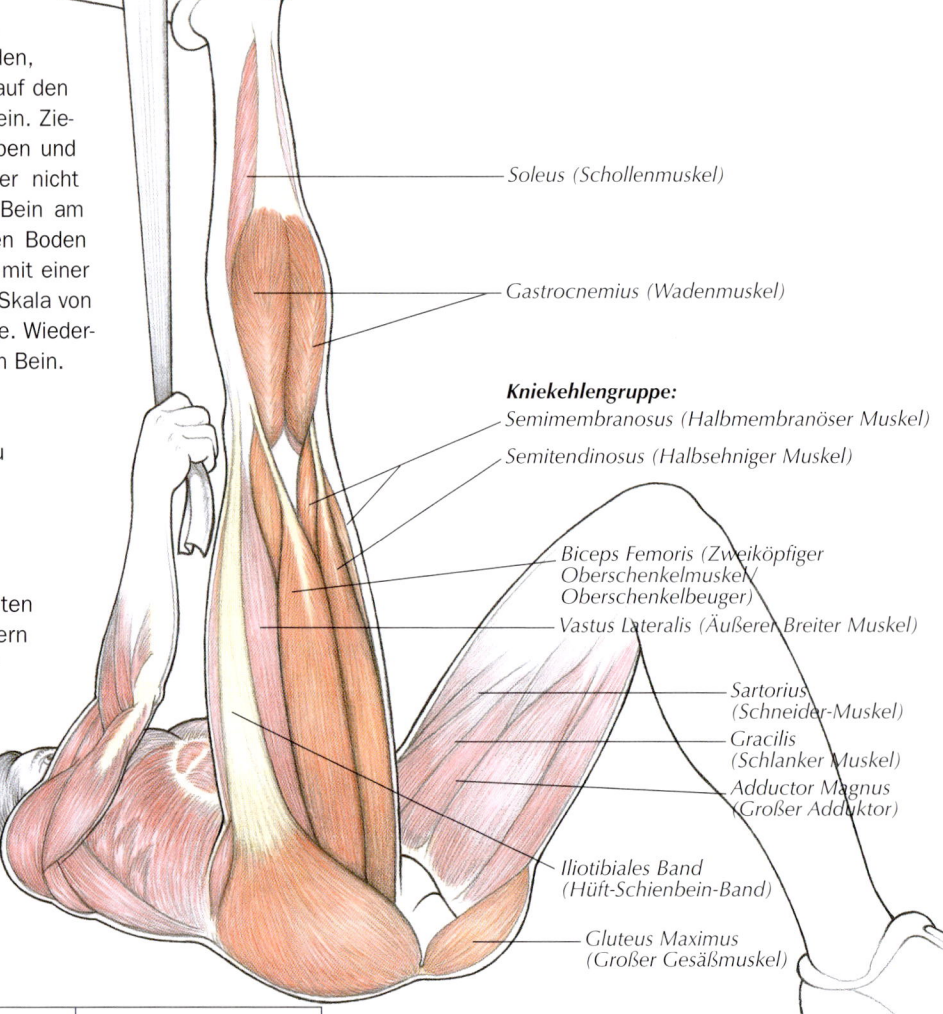

Soleus (Schollenmuskel)

Gastrocnemius (Wadenmuskel)

Kniekehlengruppe:
Semimembranosus (Halbmembranöser Muskel)
Semitendinosus (Halbsehniger Muskel)

Biceps Femoris (Zweiköpfiger Oberschenkelmuskel/ Oberschenkelbeuger)
Vastus Lateralis (Äußerer Breiter Muskel)

Sartorius (Schneider-Muskel)
Gracilis (Schlanker Muskel)
Adductor Magnus (Großer Adduktor)

Iliotibiales Band (Hüft-Schienbein-Band)

Gluteus Maximus (Großer Gesäßmuskel)

Aspekt der Analyse	Gelenk 1	Gelenk 2
Gelenk	Hüfte	Knie
Position des Gelenks	gebeugt	gestreckt
Hauptsächlich gedehnte Muskeln	Kniekehlen-Gruppe; Gluteus Maximus	Kniekehlen-Gruppe; Gastrocnemius

Stabilisierende Muskeln

Arm: Bizeps-Gruppe.
Abdominale Gruppe.
Schultergelenk: Posterioraler Deltoid-Muskel; Latissimus Dorsi; Teres Major; Muskulatur der Rotationsmanschette.
Schulterblätter: Serratus Anterior; Rhomboid-Muskeln; unterer Trapezius.

DEHNUNG DER ÄUSSEREN BEINMUSKULATUR DURCH ROTATION (IN RÜCKENLAGE)

Statische Übung • Gezielte Dehnung eines einzelnen Muskels • Bodyweight • Erfahrene/Fortgeschrittene

 Eine Versteifung der tiefliegenden lateralen Rotatoren der Hüfte kommt in der Regel im dominanten Bein vor, wo sie den Hauptnerv (den sciatischen Nerv) belasten kann; die Folgen sind Taubheit und ein kitzelndes Gefühl entlang des Beins (auch bekannt als Piriformis-Syndrom oder als Sciatica). Diese Stretching-Übung hat viele Variationen; hier wird die gängigste Variante vorgestellt.

Kurzbeschreibung

Legen Sie sich mit gestreckten Beinen auf den Rücken und breiten Sie die Arme aus. Beugen Sie das rechte Knie und die rechte Hüfte und ziehen Sie das rechte Bein nach links herüber, indem Sie die Hand auf die laterale (äußere) Seite des Knies legen; dehnen Sie das Bein mit einer Intensität von rund 4 bis 7 auf einer Skala von 1 bis 10. Das rechte Knie sollte so weit gestreckt werden, bis es senkrecht über der linken Hüfte ist (oder etwas weniger weit). Verharren Sie in dieser Stellung; wiederholen Sie die Übung mit dem anderen Bein.

Hinweise zur richtigen Technik

- Dies ist eine Stretching-Übung für Fortgeschrittene; vermeiden Sie es deshalb, die Dehnung zu erzwingen. Achten Sie auf entspannte Technik.
- Wenn die Kraft des Arms nicht ausreicht, um das Bein herüberzuziehen, lassen Sie das Gewicht des Beins entscheiden, wie weit es sich dehnen kann.
- Stellen Sie sicher, dass die Rotation hauptsächlich an der Hüfte stattfindet, bevor Sie beginnen, das untere Rückgrat zu rotieren.
- Vermeiden Sie es, die Schultern zu heben oder zu krümmen. Halten Sie die Brust geweitet, die Schultern entspannt und die Schulterblätter gesenkt.
- Atmen Sie in entspannter Weise.

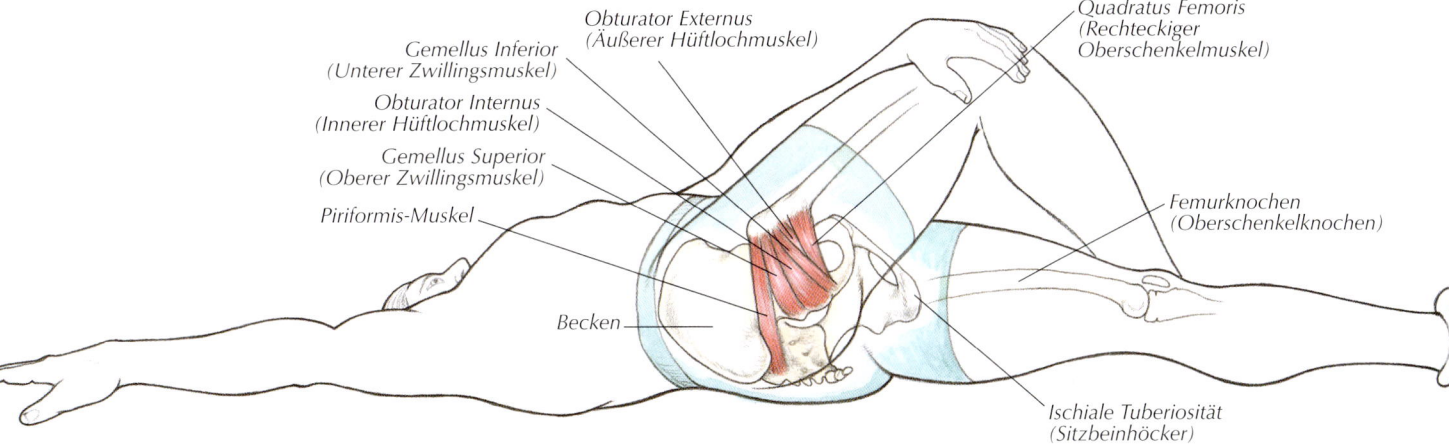

Aspekt der Analyse	Gelenk 1	Gelenk 2
Gelenk	Hüften	Becken und Rückgrat
Position des Gelenks	gebeugt und horizontal adduziert	rotiert
Hauptsächlich gedehnte Muskeln	tiefliegende externale Hüftrotatoren: Piriformis; Superioraler Gemellus und Inferioraler G.; Obturator Externus und Internus; Quadratus Femoris Tensor Fasciae Latae; Iliotibiales Band; Gluteus Maximus; G. Medius; G Minimus	Erector Spinae (unterer Aspekt); abdominale Oblique-Muskeln; Latissimus Dorsi; Quadratus Lumborum

stabilisierende Muskeln

Aktiver Arm: Trizeps-Gruppe; Posterioraler Deltoid.
Schultergelenk: Latissimus Dorsi; Teres Major; Muskulatur der Rotationsmanschette.
Schulterblätter: Serratus Anterior; Rhomboid-Muskeln; unterer Trapezius.
Abdominale Gruppe.

Dieser Stretch ist eine einfachere Möglichkeit für diejenigen, die mit den anspruchsvolleren supinalen Hüft-Stretchings (siehe S. 123) überfordert sind.

Statische Übung • Multi-Gelenk-Training •
Bodyweight • Einsteiger/Fortgeschrittene

Kurzbeschreibung

Setzen Sie sich aufrecht auf Ihre Sitzknochen; achten Sie auf stabile, aufrechte Haltung. Beugen Sie das linke Knie und lassen Sie dabei den Fuß neben dem rechten Knie auf den Boden gestellt. Strecken Sie das rechte Bein nach vorn, im rechten Winkel zu den Hüften. Legen Sie das linke Bein über das rechte Knie, sodass der Fuß (diesmal auf der lateralen Seite des rechten Knies) wieder flach auf dem Boden steht. Beugen Sie dann das rechte Knie, sodass der rechte Fuß an die linke Gesäßhälfte gezogen wird. Legen Sie den rechten Arm um das linke Knie und ziehen Sie es gegen die Brust. Legen Sie die linke Hand zur Unterstützung flach auf den Boden. Strecken und rotieren Sie die Wirbelsäule; die Dehnung sollte eine Intensität von rund 4 bis 7 auf einer Skala 1 bis 10 betragen. Verharren Sie kurz in dieser Position. Wiederholen Sie die Übung auf der gegenüberliegenden Seite.

Hinweise zur richtigen Technik

- Vermeiden Sie es, die Dehnung zu erzwingen. Achten Sie auf eine entspannte Technik.
- Atmen Sie in entspannter Weise.
- Heben oder krümmen Sie beim Stretchen nicht die Schultern. Halten Sie die Brust geweitet, die Schultern entspannt und die Schulterblätter gesenkt.
- Sitzen Sie während der gesamten Übung aufrecht auf Ihren Sitzknochen.
- Wenn Ihre Hüften zu versteift sind, modifizieren Sie die Übung, indem Sie sich auf ein kleines Kissen oder auf ein gefaltetes Handtuch setzen.

Rectus Femoris
(Gerader
Oberschenkelmuskel)

Rectus Abdominis
(Gerader
Bauchmuskel)

Biceps Femoris
(Zweiköpfiger
Oberschenkelmuskel/
Schenkelbeuger)

Femurknochen
(Oberschenkel-
knochen)

Tensor Fasciae Latae
(Schenkelbindenspanner)

Gluteus Medius
(Mittelgroßer Gesäßmuskel)

Gluteus Maximus
(Großer Gesäßmuskel)

Serratus Anterior
(Vorderer Sägezahnmuskel)
Externale Oblique-Muskeln
(Äußere Schräge Bauchmuskeln)

stabilisierende Muskeln
Abdominale Gruppe. Rumpf: Quadratus Lumborum; Erector Spinae. Aktives Schultergelenk: Posterioraler Deltoid; Latissimus Dorsi; Teres Major; Muskulatur der Rotationsmanschette. Schulterblätter: Serratus Anterior; Rhomboid-Muskeln; unterer Trapezius.

Aspekt der Analyse	Gelenk 1	Gelenk 2	Gelenk 3
Gelenk	Hüfte (des Beins, das an die Brust gedrückt wird)	Rückgrat	Scapula (auf der Seite des Arms, der das Bein drückt)
Position des Gelenks	gebeugt und internal rotiert	zur gebeugten Hüfte hin rotiert	Protraktiert
hauptsächlich gedehnte Muskeln	Kniekehlen-Gruppe; Gluteus Maximus; tiefliegende laterale Hüftrotatoren	Abdominale Oblique-Muskeln; Quadratus Lumborum; Erector Spinae; Latissimus Dorsi	Trapezius; Rhomboid-Muskeln

DEHNUNG DES HÜFTENLENDENMUSKELS IN KNIENDER HALTUNG

Statische Übung • Isolierte Dehnung einzelner Muskeln • Closed Chain • Bodyweight • Erfahrene/Fortgeschrittene

Eine Versteifung der Hüftflexoren, vor allem des Iliopsoas, kann den Lendenwirbelbereich bei Übungen in stehender Haltung zu einer größeren Dehnung zwingen, was durch schwache abdominale Stabilisatoren noch weiter verschlimmert wird. Diese Übung ist eine gezielte Stretch-Übung, bei der man besonders auf die richtige Technik achten muss.

Kurzbeschreibung

Knien Sie sich auf Ihr rechtes Knie; stellen Sie den linken Fuß nach vorn und beugen Sie das linke Knie um 90°. Der linke Fuß sollte flach unter (oder knapp vor) das linke Knie gestellt sein. Die Hüften sollten quer gestellt sein, und das Rückgrat sollte in stabiler, aufrechter Haltung stehen. Lehnen Sie die Hüften leicht nach vorn, und kippen Sie dabei das Becken nach hinten. Legen Sie die Hände auf die Hüften oder auf das linke Knie. Verharren Sie in dieser Haltung und achten Sie auf eine Dehnungsintensität von rund 4 bis 7 auf einer Skala von 1 bis 10. Wiederholen Sie die Übung mit dem anderen Bein.

Hinweise zur richtigen Technik

- Vermeiden Sie es, die Dehnung zur erzwingen. Achten Sie auf entspannte Technik. Sie sollten eine kleine, aber kräftige Dehnung auf der Vorderseite der Hüfte in der tiefliegenden Muskulatur auf der Seite des knienden Beins verspüren, nahe des Beinansatzes.
- Achten Sie auf entspannte Atmung und auf stabile, aufrechte Haltung.
- Vermeiden Sie es, die Schultern zu heben oder zu krümmen. Halten sie die Brust geweitet, die Schultern entspannt und die Schulterblätter gesenkt.
- Das vordere Knie sollte nicht auf der vertikalen Line über die Zehen hinausragen.

Beckenkamm

Psoas-Muskel (Lendenmuskel)

Iliacus-Muskel (Hüftmuskel)

Iliopsoas (Hüftenlendenmuskel)

Rectus Femoris (Gerader Oberschenkelmuskel)

Femur-Knopchen (Oberschenkelknochen)

Aspekt der Analyse	Gelenk 1
Gelenk	Hüfte des knienden Beins
Position des Gelenks	gestreckt
hauptsächlich gedehnte Muskeln	Iliopsoas; Rectus Femoris

stabilisierende Muskeln	Abdominale Gruppe. Rumpf und Hüften: Quaratus Lumborum; Erector Spinae; Adduktoren-Gruppe; Gluteus Medius und G. Minimus. Beine: Rectus Femoris; Kniekehlengruppe. Schulterblätter: Serratus Anterior; Rhomboid-Muskeln; unterer Trapezius.

ADDUKTION DER BEINE IM SITZEN

➡️ Dieser Adduktor-Stretch im Sitzen eignet sich ideal für Einsteiger; er kann später weiterentwickelt werden, auch um tiefer liegende Muskeln zu dehnen.

Statische Übung • Isoliertes Training einzelner Muskeln • Bodyweight • Einsteiger/Fortgeschrittene

Kurzbeschreibung

Setzen Sie sich aufrecht in stabiler Haltung auf Ihre Sitzknochen. Beugen Sie die Knie und legen Sie die Fußsohlen aneinander. Sie können die Adduktoren vorrangig belasten, indem Sie Ihre Hände auf die Füße legen und die Ellenbogen auf das mittlere Knie oder den oberen Oberschenkel legen; erhöhen Sie dann die Belastung, indem Sie die oberen Oberschenkel auf den Boden drücken. Halten Sie diese Stellung mit einer Dehnungsintensität von 4 bis 7 auf einer Skala von 1 bis 10.

Weiterentwicklung der Übung

Wenn eine adäquate Beweglichkeit der Waden und Kniekehlen besteht, kann die Übung zu einem Stride Sit weiterentwickelt werden, wobei man mit flachen Beinen sitzt und diese so weit öffnet, wie es in bequemer Haltung möglich ist. Eine weitere Herausforderung besteht darin, dass man sich von den Hüften an noch weiter nach vorn lehnt.

Hinweise zur richtigen Technik

- Vermeiden Sie es, die Dehnung zu erzwingen. Achten Sie auf eine entspannte Technik.
- Heben oder krümmen Sie beim Stretchen nicht die Schultern. Halten Sie die Brust geweitet, die Schultern entspannt und die Schulterblätter gesenkt.
- Sitzen Sie aufrecht. Wenn Sie den Oberkörper neigen, neigen Sie sich von den Hüften an nach vorn (wie in der Abbildung dargestellt).
- Wenn Ihre Hüften sehr steif sind, modifizieren Sie die Haltung, indem Sie sich auf ein kleines Kissen oder auf ein Handtuch setzen.
- Achten Sie auf ruhige, entspannte Atmung.

Adduktoren-Gruppe
Adductor Longus (Langer Adduktor)

Adduktor Magnus (Großer Adduktor)

Gracilis-Muskel (Schlanker Muskel)

Adduktor Brevis (Kurzer Adduktor)

Pectineus-Muskel (Kammuskel)

Aspekt der Analyse	Gelenk 1
Gelenk	Hüften
Position des Gelenks	gebeugt und external rotiert
Hautsächlich gedehnte Muskeln	Adduktoren-Gruppe; hauptsächlich: Pectineus; Adductor Brevis; Adductor Longus; Adductor Magnus; Gracilis

stabilisierende Muskeln	Rumpf: Abdominale Gruppe; Erector Spinae Schulterblätter: Serratus Anterior; Rhomboidmuskeln; unterer Trapezius

WADENMUSKELDEHNUNG IM STEHEN

Statische Übung • Isoliertes Training einzelner Muskeln • Closed Chain • Bodyweight • Einsteiger/Fortgeschrittene

 Die Wadenmuskeln haben eine dichte, kompakte Struktur, wodurch sie für hohe Belastungen geeignet sind. Im Verhältnis zu ihrer Größe zählen sie zu den stärksten Muskeln des Körpers. Regelmäßiges Stretching ist von unschätzbarem Wert, weil steife Waden die Beweglichkeit der Beine insgesamt beschränken.

Kurzbeschreibung

Stehen Sie mit dem Gesicht zu einer Wand; stellen Sie einen Fuß vor den anderen, in Schulterweite auseinander. Der vordere Fuß ist direkt unter dem leicht gebeugten Knie, das hintere Bein ist nach hinten gestreckt. Lehnen Sie sich nach vorn und legen Sie beide Arme in Höhe der oberen Brust an die Wand. Halten Sie die Füße flach und die Haltung stabil; lehnen Sie die Hüften zur Wand hin, bis im Wadenmuskel eine Dehnung mit einer Intensität von rund 4 bis 7 auf einer Skala von 1 bis 10 zu spüren ist. Verharren Sie kurz in dieser Haltung. Wiederholen Sie die Übung mit dem anderen Bein.

Hinweise zur richtigen Technik

- Vermeiden Sie es, die Dehnung zu erzwingen. Achten Sie auf eine entspannte Technik.
- Heben oder krümmen Sie beim Stretchen nicht die Schultern. Halten Sie die Brust geweitet, die Schultern entspannt und die Schulterblätter gesenkt.
- Vermeiden Sie es, die Ellenbogen zu überdehnen oder die Schultern anzuspannen. Halten Sie die Ellenbogen um rund 10° gebeugt.
- Achten Sie auf entspannte Atmung.

Semitendinosus
(Halbsehniger Muskel)

Semimembranosus
(Halbmembranöser Muskel)

Bizeps Femoris
(Zweiköpfiger
Oberschenkelmuskel/
Schenkelbeuger)

Gastrocnemius
(Wadenmuskel)

Soleus
(Schollenmuskel)

stabilisierende Muskeln

Rumpf: Abdominale Gruppe und Erector Spinae.
Rumpf und Hüften: Adduktoren-Gruppe; Gluteus Medius und G. Minimus.
Schultergelenk: Anteriorer Deltoid; Pectoralis Major; Muskulatur der Rotationsmanschette.
Schulterblätter: Serratus Anterior; Rhomboid-Muskeln; unterer Trapezius.
Arm: Trizeps-Muskeln.
Beine: Rectus Femoris; Kniekehleengruppe; gesamte Beinmuskulatur.

Aspekt der Bewegung	Gelenk 1	Gelenk 2
Gelenk	Fußgelenk (hinteres Bein)	Knie (hinteres Bein)
Position des Gelenks	Dorsal (nach oben) gebeugt	gestreckt
mobilisierende Muskeln	Gastrocnemius; Soleus	Gastrocnemius

TRIANGEL-POSITION

Statische Übung • Multi-Gelenk-
Training • Closed Chain • Bodyweight •
Einsteiger/Fortgeschrittene

 Im Yoga wird die Triangel Position oft im Rahmen einer Reihe von stehenden Positionen geübt, die darauf zielen, Beine, Rücken und Verdauungsorgane zu spannen und Stabilität der Körperhaltung und Geistesgegenwart zu schulen. Sie kann aber auch unabhängig praktiziert werden, wie in dieser Beschreibung.

Kurzbeschreibung

Stehen Sie mit etwas über Schulterbreite gespreizten geraden Beinen; die Füße sind nach vorn gerichtet. Drehen Sie den linken Fuß um 90°, sodass die Ferse mit dem Fersenrücken des rechten Fußes auf einer Linie liegt. Strecken Sie die Arme weit zur Seite aus: Sie sollten eine Linie mit den Schultern bilden und parallel zum Boden gestellt sein; die Handflächen sind geöffnet. Beugen Sie sich zur linken Seite und leicht nach oben, indem Sie das Becken und den Rumpf drehen. Senken Sie die linken Finger, bis die Handfläche den Fuß, das Fußgelenk oder das Schienbein berührt. Strecken Sie den rechten Arm nach oben, sodass er mit dem linken Arm auf einer Linie liegt, und dehnen Sie das Rückgrat. Halten Sie Arme, Schultern, Hüften und die Rückseite der Beine gemeinsam auf einer vertikalen Ebene. Halten Sie die Position; kehren Sie dann zur Mitte zurück und wiederholen Sie die Übung auf der anderen Seite.

Hinweise zur richtigen Technik

- Vermeiden Sie es, die Dehnung zu erzwingen. Achten Sie auf eine entspannte Technik.
- Achten Sie auf entspannte Atmung.
- Halten Sie die Brust geweitet, die Schultern entspannt und die Schulterblätter gesenkt.

stabilisierende Muskeln	Rumpf und Hüften: Quadratus Lumborum; Erector Spinae; Adduktoren-Gruppe, Gluteus Medius und G. Minimus. Beine: Kniekehlen-Gruppe; Rectus Femoris; Fußgelenkstabilisatoren. Schulterblätter: Serratus Anterior; Rhomboid-Muskeln; untterer Trapezius. Abdominale Gruppe.

Aspekt der Analyse	Gelenk 1	Gelenk 2	Gelenk 3	Gelenk 4
Gelenk	Knie (beide Beine)	Hüfte (linke Seite)	Rückgrat	Schulter (rechte Seite)
Position des Gelenks	gestreckt	Abduktion; gebeugt und external rotiert	laterale Flexion	horizontale Abduktion; external rotiert
hauptsäch-lich gedehnte Muskeln	Kniekehlengruppe; Gastrocnemius	Kniekehlengruppe; Gluteus Maximus	Erector Spinae; Latissimus Dorsi; Quadratus Lumborum; Abdominale Gruppe (alle auf der rechten Seite	Pectoralis Major; Latissimus Dorsi; Anterioraler Deltoid

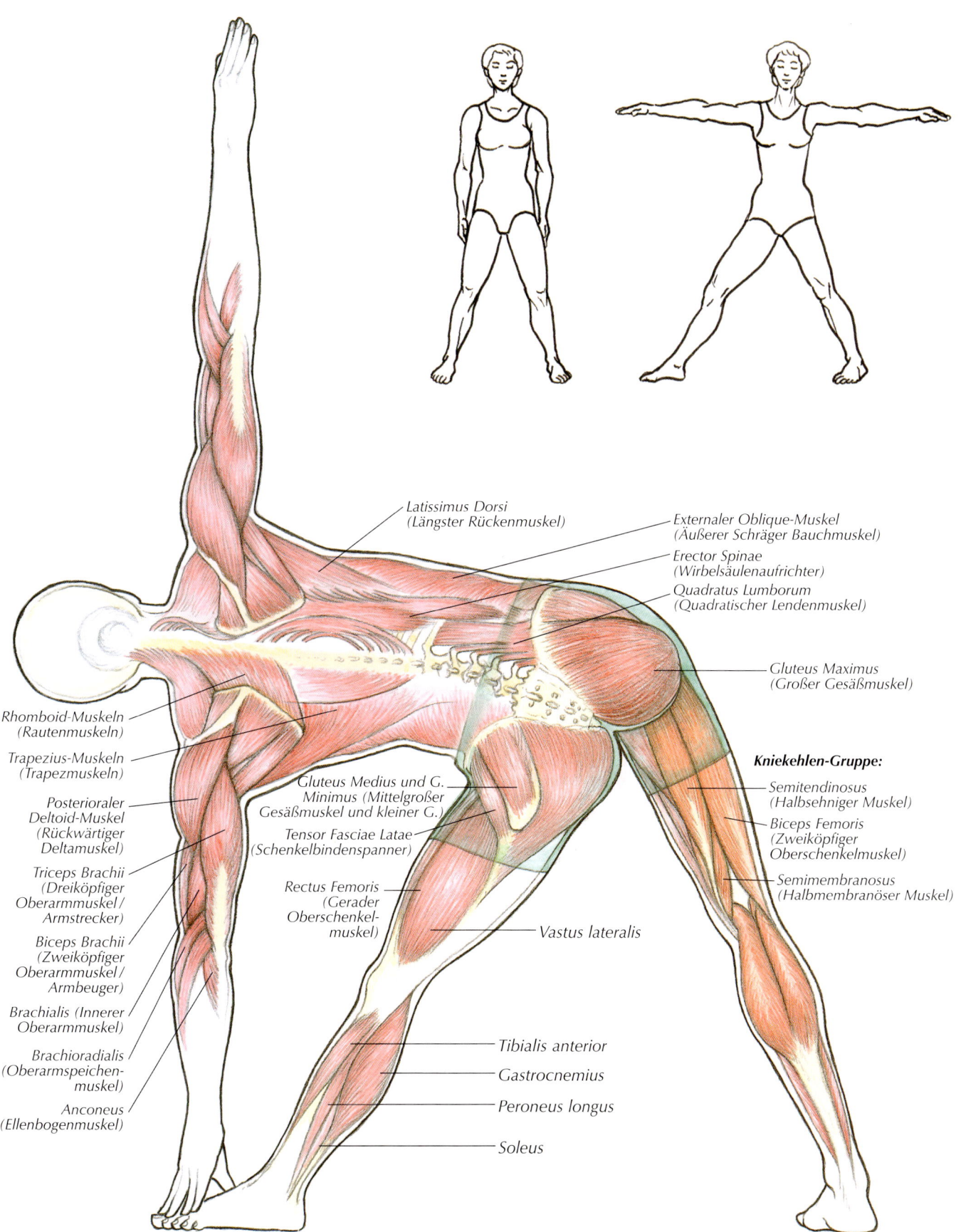

Latissimus Dorsi
(Längster Rückenmuskel)

Externaler Oblique-Muskel
(Äußerer Schräger Bauchmuskel)

Erector Spinae
(Wirbelsäulenaufrichter)

Quadratus Lumborum
(Quadratischer Lendenmuskel)

Gluteus Maximus
(Großer Gesäßmuskel)

Kniekehlen-Gruppe:

Semitendinosus
(Halbsehniger Muskel)

Biceps Femoris
(Zweiköpfiger
Oberschenkelmuskel)

Semimembranosus
(Halbmembranöser Muskel)

Rhomboid-Muskeln
(Rautenmuskeln)

Trapezius-Muskeln
(Trapezmuskeln)

Posterioraler
Deltoid-Muskel
(Rückwärtiger
Deltamuskel)

Triceps Brachii
(Dreiköpfiger
Oberarmmuskel /
Armstrecker)

Biceps Brachii
(Zweiköpfiger
Oberarmmuskel /
Armbeuger)

Brachialis (Innerer
Oberarmmuskel)

Brachioradialis
(Oberarmspeichen-
muskel)

Anconeus
(Ellenbogenmuskel)

Gluteus Medius und G.
Minimus (Mittelgroßer
Gesäßmuskel und kleiner G.)

Tensor Fasciae Latae
(Schenkelbindenspanner)

Rectus Femoris
(Gerader
Oberschenkel-
muskel)

Vastus lateralis

Tibialis anterior

Gastrocnemius

Peroneus longus

Soleus

Programmbeispiel zur Entwicklung der Muskelspannkraft

Übung	Sets (Sätze)	Reps (Wiederholungen)	Ruhepause	Intensität (auf einer Skala von 1–10)
Barbell Bench Press (S. 26-27)	2–3	12–15	30 Sek–2 Min	6–7,5
Cable Crossover Butterfly (S. 36)	2–3	12–15	30 Sek–2 Min	6–7,5
Barbell Bent-Over Rows (S. 66)	2–3	12–15	30 Sek–2 Min	6–7,5
Free-Standig Modified Lunge (S. 48-49)	2–3	12–15	30 Sek–2 Min	6–7,5
Barbell Plié Squat (S. 45)	2–3	12–15	30 Sek–2 Min	6–7,5
Seated Leg Extensions am Gerät (S. 56)	2–3	12–15	30 Sek–2 Min	6–7,5
Lying Leg Curl am Gerät (S. 57)	2–3	12–15	30 Sek–2 Min	6–7,5
Barbell Presse hinter dem Kopf (S. 76)	2–3	12–15	30 Sek–2 Min	6–7,5
Seated Bent-Over Dumbbell Raises (S. 80)	2–4	12–15	30 Sek–2 Min	6–7,5
Wadentraining	2–4	12–15	30 Sek–2 Min	6–7,5
Trizepstraining	2–4	12–15	30 Sek–2 Min	6–7,5
Bizeps-Curl-Übungen	2–4	12–15	30 Sek–2 Min	6–7,5
Übungen für den Abdominalbereich	2–4	12–15	30 Sek–2 Min	6–7,5

Programmbeispiel für funktionales Krafttraining

Übung	Sets (Sätze)	Reps (Wiederholungen)	Ruhepause	Intensität (auf einer Skala von 1–10)
Rotator Cuff Stabilisation (S. 83)	2–3	12–30	30 Sek–2 Min	3–8
Push Ups (S. 28-29)	2–3	12–30	30 Sek–2 Min	3–8
Bodyweight Dips (S. 35)	2–3	12–30	30 Sek–2 Min	3–8
Double Leg Bridge (S. 50)	2–3	12–30	30 Sek–2 Min	3–8
Barbell Bent Over Rows (S. 66)	2–3	12–30	30 Sek–2 Min	3–8
Standig Cable Pullover (S. 65)	2–3	12–30	30 Sek–2 Min	3–8
Alternate Arm Leg Raises (S. 72-73)	2	12–30	30 Sek–2 Min	3–8
Dumbbell Seated Tricep Extension (S. 86-87)	2–3	12–30	30 Sek–2 Min	3–8
Transversale Aktivierung (S. 103)	2	12–30	30 Sek–2 Min	3–8

GANZKÖRPER- UND KRAFTTRAINING

Dieses Kapitel konzentriert sich auf Übungen für das Schnellkrafttraining, die für das Schwergewichtheben typisch sind: der Clean und der Jerk, der Snatch und der Dead Lift. Die Kraftwirkung folgt aus einer Kombination von Kraft und Schnelligkeit; eine kraftvolle oder eine explosive Aktion setzt sich deshalb aus relativ schnellen, kraftvollen Bewegungen zusammen.

Das Maß der Gewichte, die gehoben werden, kann als Anteil dessen angegeben werden, was man bei einer Repetition maximal heben oder stemmen kann; das Maximalgewicht, das man bei einer gegebenen Übung nur ein einziges Mal sauber heben oder stemmen kann, wird dann mit 100% angegeben.

Beim Krafttraining geht man in der Regel davon aus, dass geringere Gewichte (rund 30%) und größeres Tempo die Schnelligkeitskomponente verbessern; größere Gewichte (über 60%) verbessern hingegen die Kraftkomponente. Beim Einsatz von Gewichten zwischen 30% und 60% des Maximums werden die Übungseffekte zwischen beiden Komponenten gleichmäßig verteilt.

Krafttraining wirkt sich auf die Reaktionsfähigkeit des Nervensystems und auf die Koordination der motorischen Einheiten aus. Neue Stressoren werden auf die Sehnen angewendet; Bänder und Gelenkstrukturen werden als Folge des verstärkten Schwungs stärker unter Bewegungsdruck gesetzt.

Man braucht eine gewisse Zeit, um sich an das Krafttraining zu gewöhnen; deshalb sollten Anfänger mit kleineren Gewichten üben (rund 30% des Körpergewichts) und sich darauf konzentrieren, sich allmählich gut in Form zu bringen. Extreme Schnelligkeit und zu hohe Gewichte sind zu vermeiden, weil diese Faktoren das Verletzungsrisiko stark erhöhen. Kraftübungen sollten auf Sätze (Sets) aus jeweils fünf Wiederholungen (Reps) pro Trainingssitzung beschränkt werden.

Relativer Power-Zuwachs beim Krafttraining im Verhältnis zu anderen Übungen

Krafttrainingsübungen sind naturgemäß explosiv und flüssig und werden an einem Stück ausgeführt; sie umfassen außerdem starken Schwung. Diese Übungen sind nur für Fortgeschrittene geeignet und können zu ernsten Verletzungen führen, wenn sie nicht korrekt angewendet werden – oder wenn man nicht in der entsprechenden Verfassung dafür ist.

Die Tabelle unten gibt einen Hinweis auf das Verhältnis zwischen dem Power-Zuwachs bei Krafttrainingsübungen relativ zu einigen Non-Power-Übungen:

Power-Übung	Watt	Non-Power-Übungen	Watt
Jerk	5400	Squat	1100
Snatch	3000	Deadlift	1100
Clean	2950	Bench Press	300

VORSICHT: Führen Sie die Übungen, die in diesem Kapitel beschrieben sind, nicht ohne fachkundige Anleitung und Supervision durch. Sie sind für Einsteiger nicht geeignet und sollten vor allem dann grundsätzlich nicht ausgeführt werden, wenn man bereits eine Hals-, Rücken- oder Knieverletzung hatte.

DEAD LIFT AUS DEN BEINEN HERAUS

Standard-Übung • Multi-Gelenk-Training • Ziehen • Closed Chain • Langhantel • Erfahrene/Fortgeschrittene

 Der Dead Lift, eine der umfassendsten Übungen im Krafttraining, ist eine der drei Disziplinen im Kraftsport-Wettkampf (neben dem Bench Press und dem Squat). Ziel ist es, das schwerste mögliche Gewicht zu stemmen. Der Dead Lift spielt auch eine Rolle im funktionalen Training und in Programmen zur Rückenrehabilitation und eignet sich bestens als Vorbereitung für den Power Clean und den Jerk.

Kurzbeschreibung
Heben Sie die Hantel, indem Sie die Knie und die Hüften strecken, wobei Sie die kombinierte Kraft von Rücken, Hüften und Oberschenkeln nutzen. Kehren Sie in die Ausgangsposition zurück und wiederholen Sie die Übung.

Hinweise zur richtigen Technik
• Lassen Sie sich vor der Ausführung dieser Übung fachkundig einführen und anleiten.
• Arbeiten Sie an Ihrer Technik, bevor Sie größere Gewichte heben.
• Heben Sie mit Kopf und Schultern voran; halten Sie die Hüften niedrig.
• Wenn die Hantel das Knie passiert, drücken Sie die Hüften nach vorn.
• Halten Sie die Hantel während der gesamten Übung nahe am Körper.
• Halten Sie Brust und Schultern geweitet.
• Achten Sie während der gesamten Übung auf stabile, aufrechte Haltung.
• Atmen Sie bei der Aufwärtsbewegung ein: Das erhöht den Druck im Abdomen; es hilft, die Schultern geweitet zu halten, und verhindert eine Beugung des Rückgrats. Atmen Sie bei der Abwärtsbewegung aus.

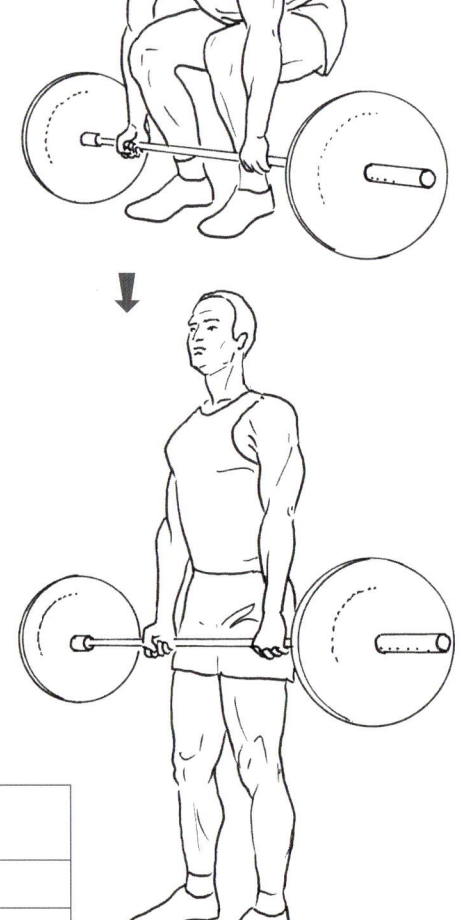

STARTPOSITION
• Die Füße sind in Schulterweite auseinandergestellt und stehen unter der Hantel.
• Gehen Sie in die Knie und ergreifen Sie die Hantel mit alterniertem Griff (eine Hand proniert, die andere supiniert).
• Die Hände sind schulterweit auseinander (oder etwas weiter).
• Achten Sie auf aufrechte Haltung.

Aspekt der Analyse	Gelenk 1	Gelenk 2	Gelenk 3
Gelenk	Knie	Hüfte	Rückgrat
Art der Bewegung	aufwärts: Extension abwärts: Flexion	aufwärts: Extension abwärts: Flexion	aufwärts: Extension abwärts: Flexion/Neutral
mobilisierende Muskeln	Quadrizeps-Gruppe	Gluteus Maximus; Kniekehlengruppe	Erector Spinae

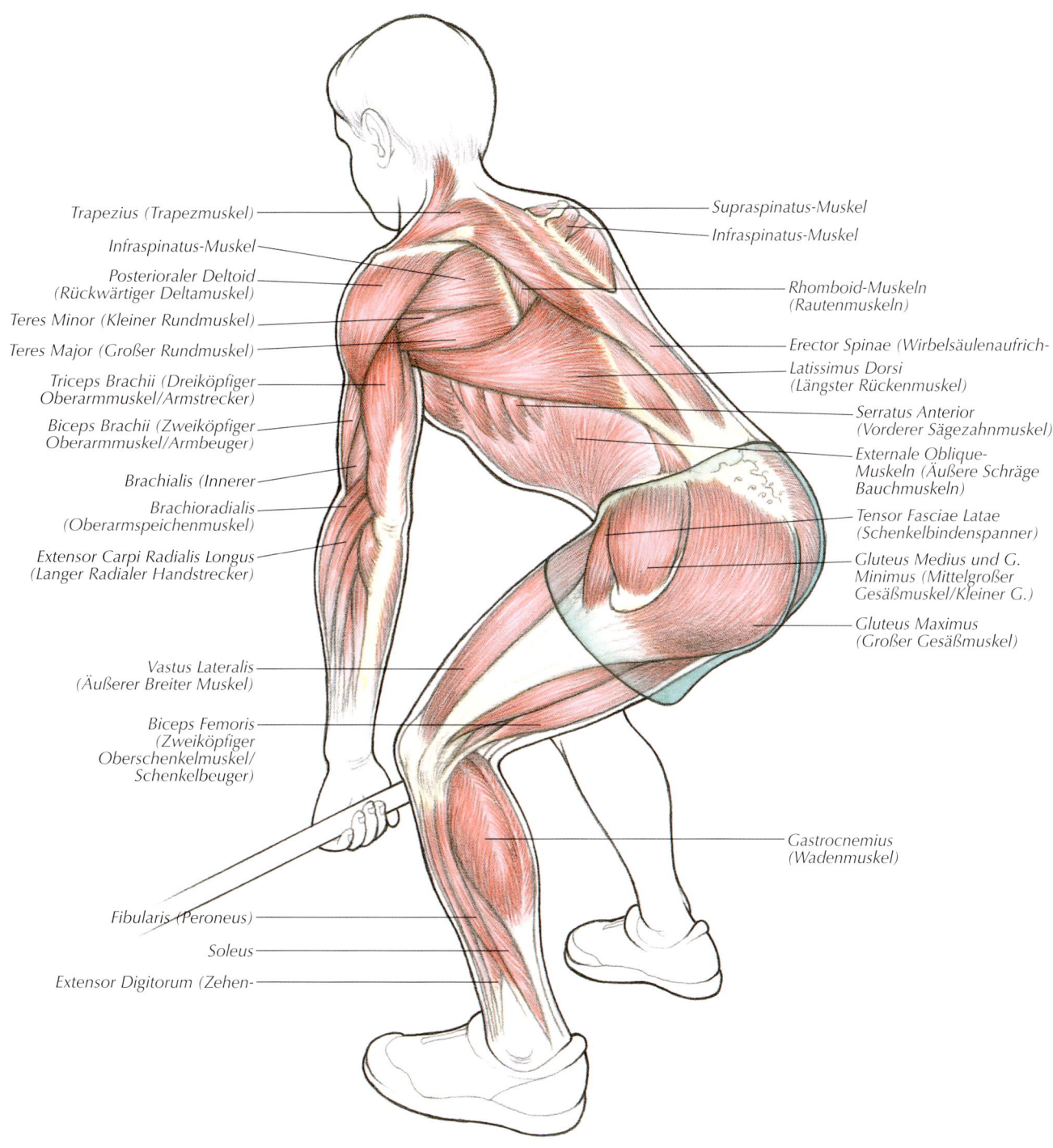

Trapezius (Trapezmuskel)

Infraspinatus-Muskel

Posterioraler Deltoid
(Rückwärtiger Deltamuskel)

Teres Minor (Kleiner Rundmuskel)

Teres Major (Großer Rundmuskel)

Triceps Brachii (Dreiköpfiger
Oberarmmuskel/Armstrecker)

Biceps Brachii (Zweiköpfiger
Oberarmmuskel/Armbeuger)

Brachialis (Innerer

Brachioradialis
(Oberarmspeichenmuskel)

Extensor Carpi Radialis Longus
(Langer Radialer Handstrecker)

Vastus Lateralis
(Äußerer Breiter Muskel)

Biceps Femoris
(Zweiköpfiger
Oberschenkelmuskel/
Schenkelbeuger)

Fibularis (Peroneus)

Soleus

Extensor Digitorum (Zehen-

Supraspinatus-Muskel

Infraspinatus-Muskel

Rhomboid-Muskeln
(Rautenmuskeln)

Erector Spinae (Wirbelsäulenaufrich-

Latissimus Dorsi
(Längster Rückenmuskel)

Serratus Anterior
(Vorderer Sägezahnmuskel)

Externale Oblique-
Muskeln (Äußere Schräge
Bauchmuskeln)

Tensor Fasciae Latae
(Schenkelbindenspanner)

Gluteus Medius und G.
Minimus (Mittelgroßer
Gesäßmuskel/Kleiner G.)

Gluteus Maximus
(Großer Gesäßmuskel)

Gastrocnemius
(Wadenmuskel)

stabilisierende Muskeln

Der Erector Spinae und der Quadratus Lumborum sind entscheidende dynamische Stabilisatoren, die für eine
Extension der Wirbelsäule sorgen. Zu den weiteren Stabilisatoren zählen:
Schulterblätter: Unterer und mittlerer Trapezius; Levator Scapulae, Rhomboid-Muskeln; Serratus Anterior.
Armmuskeln: Muskulatur der Rotationsmanschette; Deltoid-Muskeln; Bizeps; Trizeps; Unterarmmuskeln.
Rumpf: Abdominale Gruppe.
Hüften: Gluteus Medius und G. Minimus; tiefliegende externale Hüftrotatoren; Adduktorgruppe.
Unteres Bein: Fußgelenkstabilisatoren; Tibialis Anterior; Gastrocnemius.

HEBEN DER LANGHANTEL UND AUFSTÜTZEN AUF BRUSTHÖHE

Kraft-Trainings-Übung • Multi-Gelenk-Training • Ziehen • Closed Chain • Langhantel • Fortgeschrittene

 Der Power Clean bildet die erste Phase des Clean and Jerk (siehe S. 136). Man sollte die individuellen Phasen meistern, bevor man sie zu einer Übung kombiniert.

Kurzbeschreibung

Ziehen Sie die Hantel vom Boden nach oben, indem Sie die Hüften und Knie strecken. Wenn die Hantel die Knie erreicht, heben Sie in explosiver Bewegung die Schultern, wobei Sie den Schwung der Aufwärtsbewegung nutzen; dabei halten Sie die Langhantel nahe an den Oberschenkeln.

Wenn die Hantel die Mitte des Oberschenkels erreicht, springen Sie nach oben und werfen Sie die Hüften nach vorn, wobei Sie den Körper aufrichten. Das wird die Aufwärtsbewegung der Hantel beschleunigen. An diesem Punkt verlagert sich der größte Teil der Belastung von den Beinen und dem unteren Rücken auf den oberen Rücken, die Schultern und die Arme.

Wenn die Hantel über Taillenhöhe hinausgeht, ziehen Sie den Körper unter die Hantel, beugen Sie die Ellenbogen und lassen sich auf den flachen Fuß fallen, sodass Sie am Ende in einer halben Kniebeuge stehen und die Hantel auf der oberen Brust aufstützen; die Ellenbogen weisen nach vorn. Drücken Sie die Beine durch und stabilisieren Sie Ihre Haltung.

Kehren Sie in die Startposition zurück, indem Sie die Ellenbogen senken und die Hantel in kontrollierter Bewegung bis auf die Höhe der mittleren Oberschenkel ablassen. Gehen Sie aus dieser Position in die Knie in die Startposition.

Hinweise zur richtigen Technik

- Lassen Sie sich vor der Ausführung dieser Übung fachkundig einführen und anleiten.
- Arbeiten Sie an Ihrer Technik, bevor Sie größere Gewichte heben.
- Heben Sie mit Kopf und Schultern voran; halten Sie die Hüften niedrig.
- Reißen Sie die Last nicht ruckartig nach oben; achten Sie auf eine stetige Bewegung und beschleunigen Sie dann. Verlagern Sie die Kraft in die Beine und dann wieder flüssig zurück in den oberen Rücken, die Schultern und die Arme.
- Halten Sie die Hantel während der gesamten Übung nahe am Körper.
- Achten Sie während der gesamten Übung auf eine stabile, aufrechte Haltung.
- Atmen Sie bei der Aufwärtsbewegung ein: Das erhöht den Druck im Abdomen; es hilft auch, die Schultern geweitet zu halten, und verhindert eine Beugung des Rückgrats.

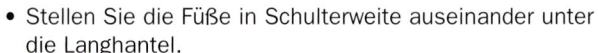
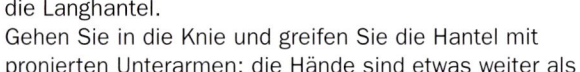

STARTPOSITION
- Stellen Sie die Füße in Schulterweite auseinander unter die Langhantel.
- Gehen Sie in die Knie und greifen Sie die Hantel mit pronierten Unterarmen; die Hände sind etwas weiter als schulterbreit auseinander.
- Ziehen Sie die Schultern zurück, sodass sie über der Hantel positioniert sind.
- Bilden Sie ein leichtes Hohlkreuz, indem Sie das Gesäß zurückschieben.
- Strecken Sie die Arme.
- Achten Sie auf eine stabile, aufrechte Haltung.

Aspekt der Analyse	Gelenk 1	Gelenk 2	Gelenk 3	Gelenk 4
Gelenk	Fußgelenk	Knie	Hüfte	Wirbelsäule
Art der Bewegung	aufwärts: Plantarflexion	aufwärts: Extension	aufwärts: Extension	aufwärts: Extension
mobilisierende Muskeln	Gastrocnemius; Soleus	Quadrizeps-Gruppe	Gluteus Maximus; Kniekehlen-Gruppe	Erector Spinae

Aspekt der Analyse	Gelenk 5	Gelenk 6	Gelenk 7	Gelenk 8
Gelenk	Schultern	Scapula	Ellenbogen	Handgelenk
Art der Bewegung	aufwärts: Flexion; Abduktion; externale Rotation	aufwärts: Elevation; Rotation aufwärts	aufwärts: Flexion	aufwärts: Extension
mobilisierende Muskeln	Deltoid; Supraspinatus; Infraspinatus; Teres Minor; Pectoralis Major (clavicularer Aspekt)	Oberer Trapezius; Levator Scapulae; Serratus Anterior	Biceps-Gruppe	Extensor Carpi Radialis Longus; Extensor Carpi Radialis Brevis; Extensor Carpi Ulnaris

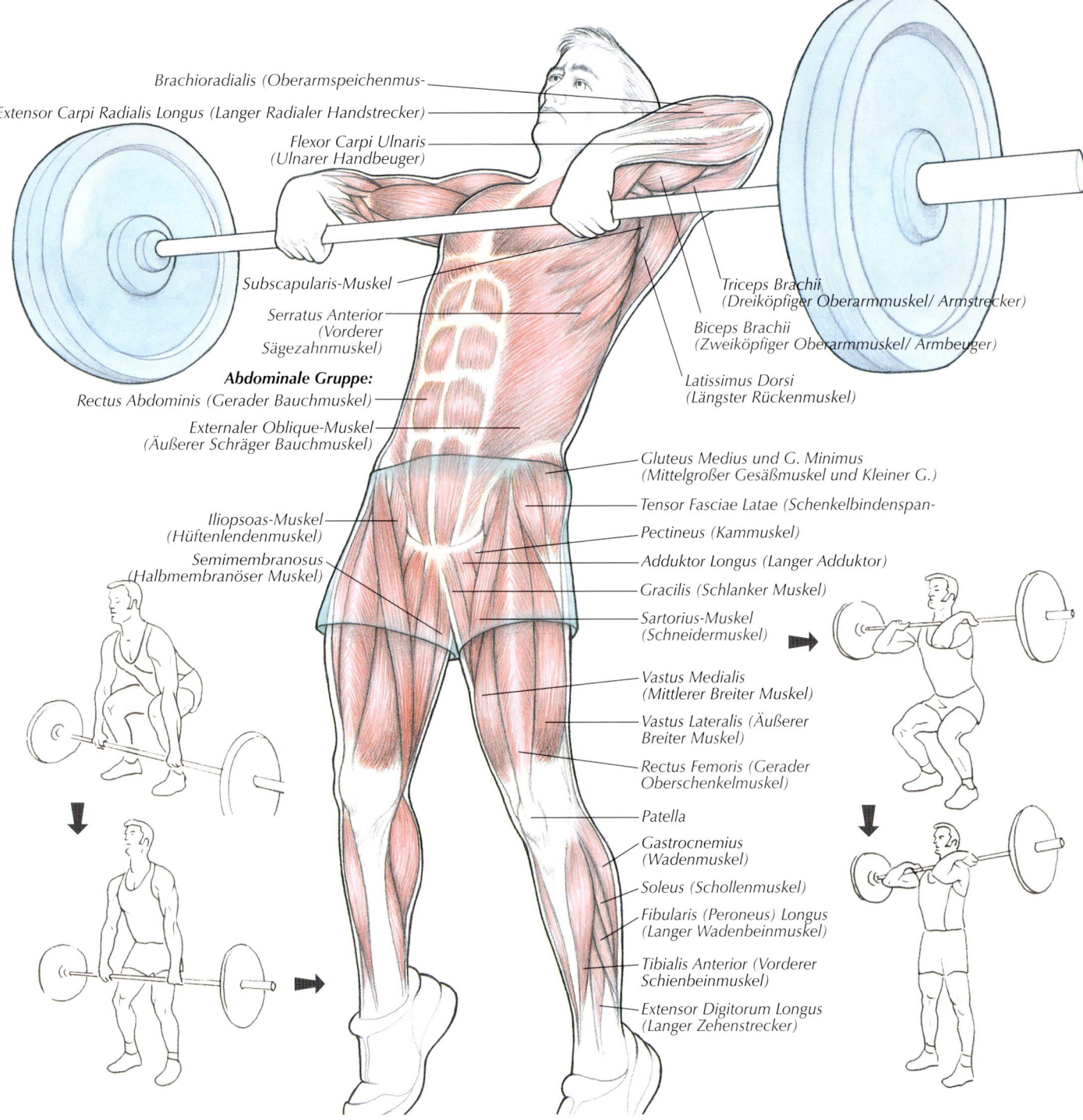

Brachioradialis (Oberarmspeichenmus-

Extensor Carpi Radialis Longus (Langer Radialer Handstrecker)

Flexor Carpi Ulnaris
(Ulnarer Handbeuger)

Subscapularis-Muskel

Serratus Anterior
(Vorderer
Sägezahnmuskel)

Abdominale Gruppe:
Rectus Abdominis (Gerader Bauchmuskel)

Externaler Oblique-Muskel
(Äußerer Schräger Bauchmuskel)

Iliopsoas-Muskel
(Hüftenlendenmuskel)

Semimembranosus
(Halbmembranöser Muskel)

Triceps Brachii
(Dreiköpfiger Oberarmmuskel/ Armstrecker)

Biceps Brachii
(Zweiköpfiger Oberarmmuskel/ Armbeuger)

Latissimus Dorsi
(Längster Rückenmuskel)

Gluteus Medius und G. Minimus
(Mittelgroßer Gesäßmuskel und Kleiner G.)

Tensor Fasciae Latae (Schenkelbindenspan-

Pectineus (Kammuskel)

Adduktor Longus (Langer Adduktor)

Gracilis (Schlanker Muskel)

Sartorius-Muskel
(Schneidermuskel)

Vastus Medialis
(Mittlerer Breiter Muskel)

Vastus Lateralis (Äußerer
Breiter Muskel)

Rectus Femoris (Gerader
Oberschenkelmuskel)

Patella

Gastrocnemius
(Wadenmuskel)

Soleus (Schollenmuskel)

Fibularis (Peroneus) Longus
(Langer Wadenbeinmuskel)

Tibialis Anterior (Vorderer
Schienbeinmuskel)

Extensor Digitorum Longus
(Langer Zehenstrecker)

---

stabilisierende Muskeln

Der Erector Spinae und der Quadratus Lumborum sind entscheidende dynamische Stabilisatoren, die für eine Extension der
  Wirbelsäule sorgen. Zu den weiteren Stabilisatoren zählen:
Schulterblätter: Unterer und mittlerer Trapezius; Levator Scapulae, Rhomboid-Muskeln; Serratus Anterior.
Armmuskeln: Muskulatur der Rotationsmanschette; Deltoid-Muskeln; Armmuskulatur.
Rumpf: Abdominale Gruppe.
Hüften: Gluteus-Gruppe; tiefliegende externe Hüftrotatoren; Adduktorgruppe.
Beine: Rectus Femoris; Kniekehlen-Gruppe.
Unteres Bein: Fußgelenkstabilisatoren; Tibialis Anterior; Gastrocnemius.

STEMMEN DER AUFGE-STÜTZTEN LANGHANTEL ÜBER DEN KOPF

Kraft-Trainings-Übung • Multi-Gelenk-Training • Stemmen • Closed Chain • Langhantel • Fortgeschrittene

 Das olympische Gewichtheben ist ein sportlicher Wett-kampf, der zwei explosive Hebeübungen vereinigt: den Clean and Jerk und den Snatch (siehe S. 138). Der Push Jerk ist die zweite Phase des Clean and Jerk (siehe S. 134).

Kurzbeschreibung

Senken Sie den Körper in eine halbe Kniebeuge. Nutzen Sie den Schwung der Federwirkung, beschleunigen Sie explosiv mit den Beinen nach oben und strecken Sie Knie und Hüften. Verlagern Sie diesen Schwung in die Arme und Schultern und stemmen Sie die Langhantel aufwärts in eine gestreckte Überkopf-Position. Senken Sie die Hantel auf Schulterhöhe und wiederholen Sie die Übung.

Hinweise zur richtigen Technik

- Lassen Sie sich vor der Ausführung dieser Übung fachkundig einführen und anleiten.
- Arbeiten Sie an Ihrer Technik, bevor Sie größere Gewichte heben.
- Halten Sie Brust und Schultern geweitet.
- Achten Sie während der gesamten Übung auf stabile, aufrechte Haltung.

Aspekt der Analyse	Gelenk 1	Gelenk 2	Gelenk 3
Gelenk	Fußgelenk	Knie	Hüfte
Art der Bewegung	aufwärts: Plantarflexion	aufwärts: Extension	aufwärts: Extension
mobilisierende Muskeln	Gastrocnemius; Soleus	Quadrizeps-Gruppe	Gluteus Maximus; Kniekehlen-Gruppe

Aspekt der Analyse	Gelenk 4	Gelenk 5	Gelenk 6
Gelenk	Ellenbogen	Schulter	Scapula
Art der Bewegung	aufwärts: Extension	aufwärts: Flexion; Abduktion	aufwärts: Rotation auf-wärts
Mobilisierende Muskeln	Trizeps Brachii; Anconeus	Anteriorer und mittlerer Deltoid; Pectoralis Major (cla-vicularer Aspekt)	Serratus Anterior

stabilisierende Muskeln	Der Erector Spinae und der Quadratus Lumborum sind entscheidende dynamische Stabilisatoren, die für eine Extension der Wirbelsäule sorgen. Zu den weiteren Stabilisatoren zählen: Schulterblätter: Unterer und mittlerer Trapezius; Levator Scapulae; Rhomboid-Muskeln; Serratus Anterior. Armmuskeln: Muskulatur der Rotationsmanschette; Deltoid-Muskeln; Armmuskulatur. Rumpf: Abdominale Gruppe. Hüften: Gluteus Medius; G. Minimus; tiefliegende externe Hüftrotatoren; Adduktorgruppe. Beine: Rectus Femoris; Kniekehlen-Gruppe. Unteres Bein: Fußgelenkstabilisatoren; Tibialis Anterior; Gastrocnemius.

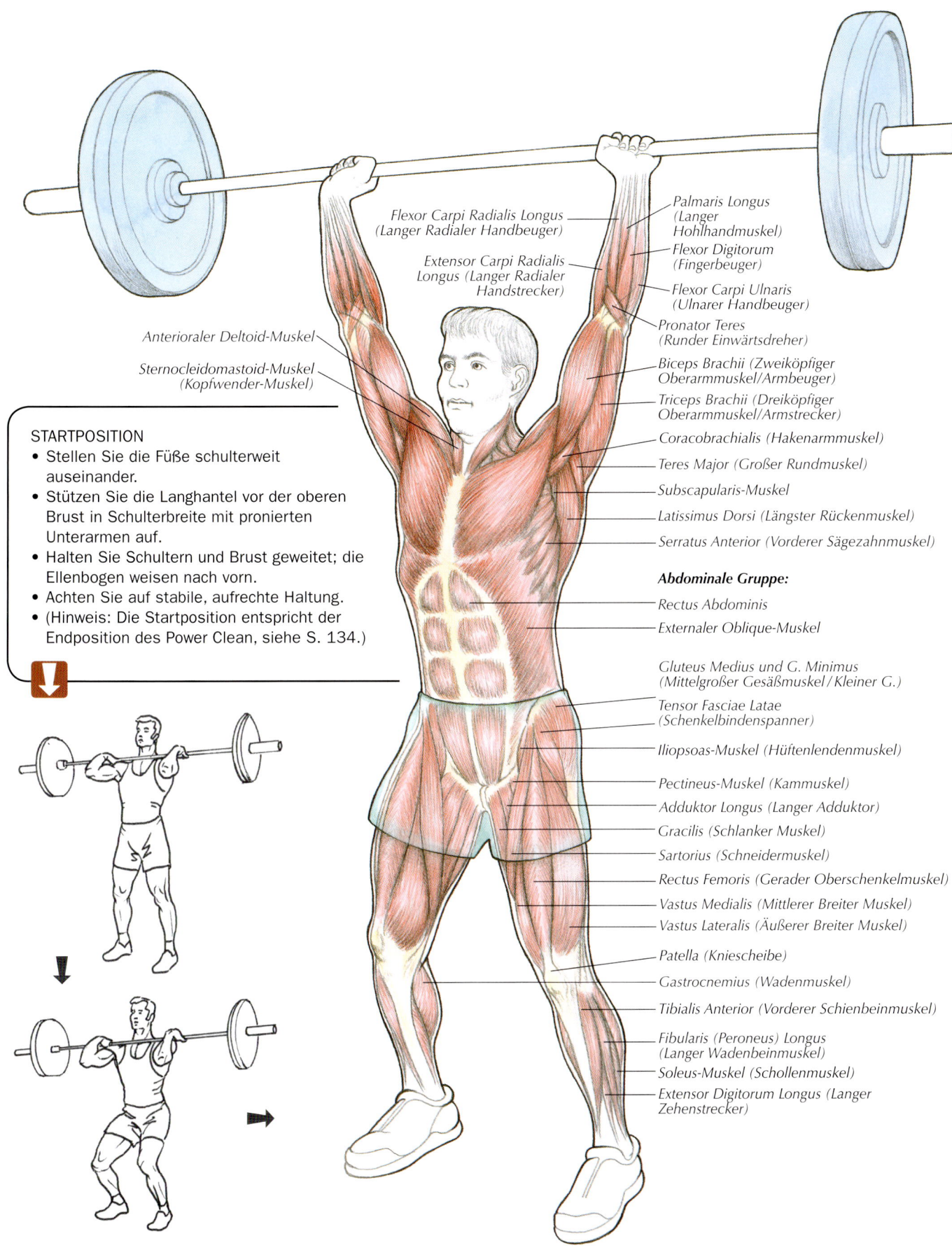

Flexor Carpi Radialis Longus
(Langer Radialer Handbeuger)

Palmaris Longus
(Langer Hohlhandmuskel)

Flexor Digitorum
(Fingerbeuger)

Extensor Carpi Radialis
Longus (Langer Radialer
Handstrecker)

Flexor Carpi Ulnaris
(Ulnarer Handbeuger)

Pronator Teres
(Runder Einwärtsdreher)

Anterioraler Deltoid-Muskel

Biceps Brachii (Zweiköpfiger
Oberarmmuskel/Armbeuger)

Sternocleidomastoid-Muskel
(Kopfwender-Muskel)

Triceps Brachii (Dreiköpfiger
Oberarmmuskel/Armstrecker)

Coracobrachialis (Hakenarmmuskel)

Teres Major (Großer Rundmuskel)

Subscapularis-Muskel

Latissimus Dorsi (Längster Rückenmuskel)

Serratus Anterior (Vorderer Sägezahnmuskel)

STARTPOSITION
- Stellen Sie die Füße schulterweit auseinander.
- Stützen Sie die Langhantel vor der oberen Brust in Schulterbreite mit pronierten Unterarmen auf.
- Halten Sie Schultern und Brust geweitet; die Ellenbogen weisen nach vorn.
- Achten Sie auf stabile, aufrechte Haltung.
- (Hinweis: Die Startposition entspricht der Endposition des Power Clean, siehe S. 134.)

Abdominale Gruppe:

Rectus Abdominis

Externaler Oblique-Muskel

Gluteus Medius und G. Minimus
(Mittelgroßer Gesäßmuskel / Kleiner G.)

Tensor Fasciae Latae
(Schenkelbindenspanner)

Iliopsoas-Muskel (Hüftenlendenmuskel)

Pectineus-Muskel (Kammuskel)

Adduktor Longus (Langer Adduktor)

Gracilis (Schlanker Muskel)

Sartorius (Schneidermuskel)

Rectus Femoris (Gerader Oberschenkelmuskel)

Vastus Medialis (Mittlerer Breiter Muskel)

Vastus Lateralis (Äußerer Breiter Muskel)

Patella (Kniescheibe)

Gastrocnemius (Wadenmuskel)

Tibialis Anterior (Vorderer Schienbeinmuskel)

Fibularis (Peroneus) Longus
(Langer Wadenbeinmuskel)

Soleus-Muskel (Schollenmuskel)

Extensor Digitorum Longus (Langer
Zehenstrecker)

HEBEN DER LANGHANTEL OHNE AUFSTÜTZEN VOR DER BRUST

Kraft-Trainings-Übung • Multi-Gelenk-Training • Ziehen • Closed Chain • Langhantel • Fortgeschrittene

 Die korrekte Bezeichnung dieser Übung ist „Snatch"; es handelt sich um einen schnellen, synchronisierten Lift, der Timing, Muskelkoordination, gute Kondition und exzellente Stabilität erfordert. Es handelt sich um eine Übung mit hohem Verletzungsrisiko, die nicht ohne fachkundige Anleitung und Supervision ausgeführt werden sollte.

Kurzbeschreibung

Stellen Sie die Füße in Schulterweite auseinander unter die Langhantel. Gehen Sie in die Knie und greifen Sie die Hantel mit pronierten Armen; der Abstand sollte rund das Doppelte der Schulterbreite betragen. Ziehen Sie die Schultern zurück, bis sie über der Hantel positioniert sind. Bilden Sie ein leichtes Hohlkreuz, indem Sie das Gesäß zurückdrücken, und halten Sie die Arme gestreckt.

Hinweise zur richtigen Technik

- Arbeiten Sie an Ihrer Technik, bevor Sie größere Gewichte heben.
- Heben Sie mit Kopf und Schultern voran; halten Sie die Hüften niedrig.
- Der Snatch besteht in einer einzigen kontinuierlichen, koordinierten Bewegung, die mit hoher Geschwindigkeit ausgeführt werden muss. Reißen Sie die Last nicht ruckartig nach oben; achten Sie auf eine stetige Bewegung und beschleunigen Sie dann. Verlagern Sie die Kraft in die Beine und dann wieder flüssig zurück in den oberen Rücken, die Schultern und die Arme.
- Achten Sie während der gesamten Übung auf eine stabile, aufrechte Haltung.
- Atmen Sie bei der Aufwärtsbewegung ein: Das erhöht den Druck im Abdomen; es hilft, die Schultern geweitet zu halten, und verhindert eine Beugung des Rückgrats.

Aspekt der Analyse	Gelenk 1	Gelenk 2	Gelenk 3	Gelenk 4
Gelenk	Fußgelenk	Knie	Hüfte	Rückgrat
Art der Bewegung	aufwärts: Plantarflexion	aufwärts: Extension	aufwärts: Extension	aufwärts: Extension
mobilisierende Muskeln	Gastrocnemius; Soleus	Quadrizeps-Gruppe	Gluteus Maximus; Kniekehlengruppe	Erector Spinae

Aspekt der Analyse	Gelenk 5	Gelenk 6	Gelenk 7	Gelenk 8
Gelenk	Schultern	Scapula	Ellenbogen	Handgelenk
Art der Bewegung	aufwärts: Flexion; Abduktion; externe Rotation	aufwärts: Elevation; Rotation aufwärts	aufwärts: Extension	aufwärts: Extension
mobilisierende Muskeln	Deltoid; Supraspinatus; Infraspinatus; Teres Minor; Pectoralis Major (clavicularer Aspekt)	Oberer Trapezius; Levator Scapulae; Serratus Anterior	Aufwärts: Extension	Extensor Carpi Radialis Longus; Extensor Carpi Radialis Brevis; Extensor Carpi Ulnaris

stabilisierende Muskeln	Der Erector Spinae und der Quadratus Lumborum sorgen für die Extension der Wirbelsäule. Schulterblätter: Unterer und mittlerer Trapezius; Levator Scapulae, Rhomboid-Muskeln; Serratus Anterior. Armmuskeln: Muskulatur der Rotationsmanschette (sehr wichtig); Deltoid-Muskeln; Armmuskulatur. Rumpf: Abdominale Gruppe. Hüften: Gluteus Medius; G. Minimus; tiefliegende externe Hüftrotatoren; Adduktorgruppe. Beine: Rectus Femoris; Kniekehlen-Gruppe. Unteres Bein: Fußgelenkstabilisatoren; Tibialis Anterior; Gastrocnemius.

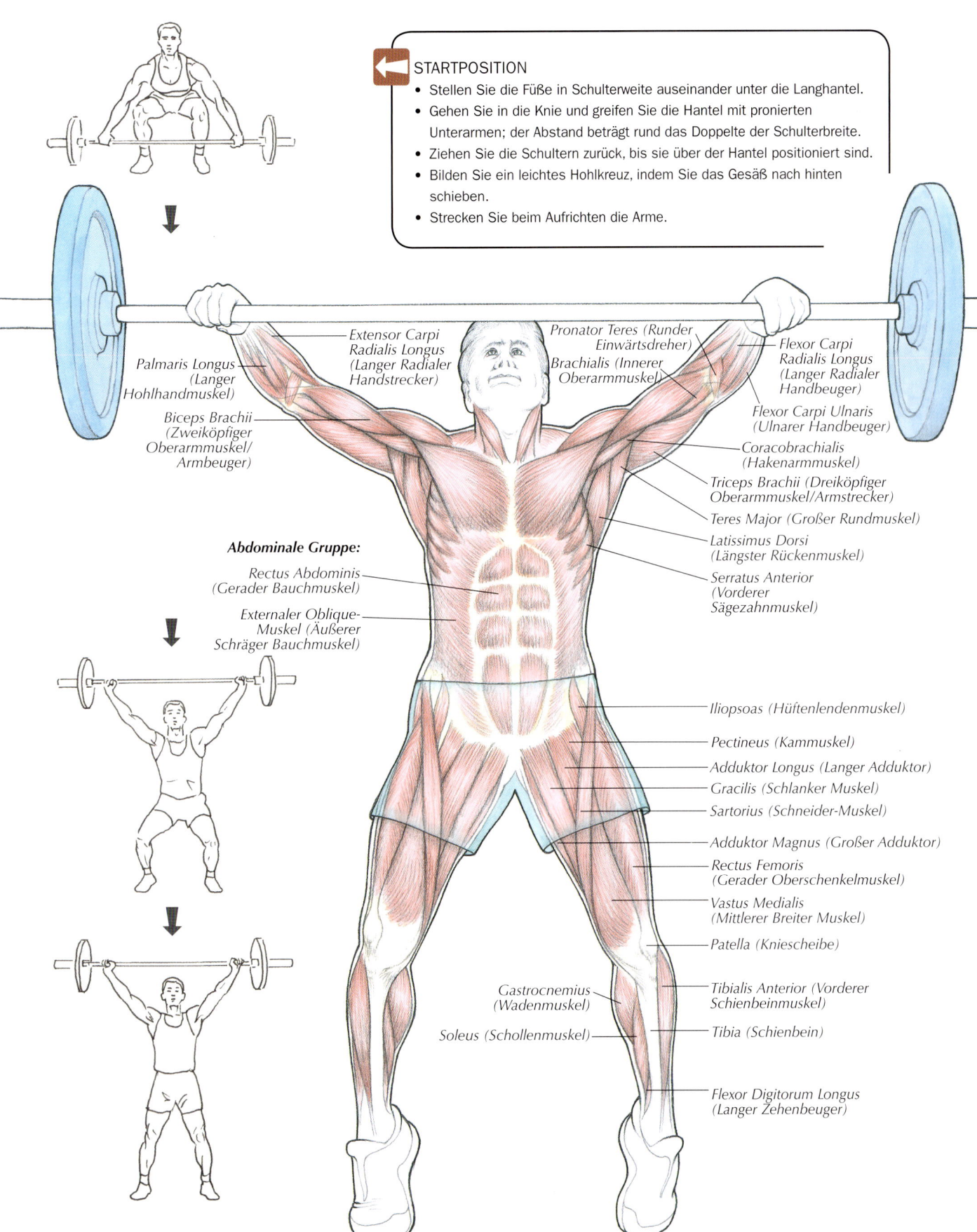

- Stellen Sie die Füße in Schulterweite auseinander unter die Langhantel.
- Gehen Sie in die Knie und greifen Sie die Hantel mit pronierten Unterarmen; der Abstand beträgt rund das Doppelte der Schulterbreite.
- Ziehen Sie die Schultern zurück, bis sie über der Hantel positioniert sind.
- Bilden Sie ein leichtes Hohlkreuz, indem Sie das Gesäß nach hinten schieben.
- Strecken Sie beim Aufrichten die Arme.

Extensor Carpi Radialis Longus (Langer Radialer Handstrecker)

Pronator Teres (Runder Einwärtsdreher)

Brachialis (Innerer Oberarmmuskel)

Palmaris Longus (Langer Hohlhandmuskel)

Flexor Carpi Radialis Longus (Langer Radialer Handbeuger)

Biceps Brachii (Zweiköpfiger Oberarmmuskel/ Armbeuger)

Flexor Carpi Ulnaris (Ulnarer Handbeuger)

Coracobrachialis (Hakenarmmuskel)

Triceps Brachii (Dreiköpfiger Oberarmmuskel/Armstrecker)

Teres Major (Großer Rundmuskel)

Latissimus Dorsi (Längster Rückenmuskel)

Serratus Anterior (Vorderer Sägezahnmuskel)

Abdominale Gruppe:

Rectus Abdominis (Gerader Bauchmuskel)

Externaler Oblique-Muskel (Äußerer Schräger Bauchmuskel)

Iliopsoas (Hüftenlendenmuskel)

Pectineus (Kammuskel)

Adduktor Longus (Langer Adduktor)

Gracilis (Schlanker Muskel)

Sartorius (Schneider-Muskel)

Adduktor Magnus (Großer Adduktor)

Rectus Femoris (Gerader Oberschenkelmuskel)

Vastus Medialis (Mittlerer Breiter Muskel)

Patella (Kniescheibe)

Gastrocnemius (Wadenmuskel)

Tibialis Anterior (Vorderer Schienbeinmuskel)

Soleus (Schollenmuskel)

Tibia (Schienbein)

Flexor Digitorum Longus (Langer Zehenbeuger)

Abduktion Bewegung eines Glieds weg von der Mittellinie; z.B. eine laterale Bewegung eines gestreckten Arms seitlich nach oben.

Adduktion Bewegung eines Glieds zur Mittellinie des Körpers; z.B. die Bewegung eines gestreckten Arms zum Körper hin.

Agonist Muskel, der eine Bewegung auslöst.

Anatomische Position Der Körper steht aufrecht; die Füße sind zusammengestellt; die Arme hängen an den Seiten herab; die Handflächen weisen nach vorn; die Daumen weisen vom Körper weg; die Finger sind gestreckt.

Antagonist Muskel, der das Gelenk in die entgegengesetzte Richtung bewegt als ein anderer Muskel, dessen Antagonist er ist.

Anterioral (ventral) Auf der Vorderseite des Körpers befindlich.

Auxillary Exercise Optionale Zusatz-Übung; Übung, die eine Standard-Übung ergänzt (Auxillary-Exercise). Eine solche Übung zielt schwerpunktmäßig auf spezifische Muskeln oder auf den Kopf eines Muskels.

Circumduction Kreisförmige Bewegung (kombinierte Flexion, Extension, Adduktion und Abduktion) ohne Rotation des Schaftes.

Closed Chain Übung, bei der das Endsegment eines Glieds unbeweglich bleibt oder das Gewicht trägt. Die meisten Multi-Gelenk-Übungen sind Closed-Chain-Übungen.

Compound Exercise Multi-Gelenk-Training.

Core Exercise Standard-Übung.

Dauer (Duration) Die Anzahl der Sets oder Übungen für jede bestimmte Muskel-Gruppe Die Dauer kann auch eine Anzahl Repetitionen (Wiederholungen) umfassen.

Distal Weiter von der Körpermitte entfernt.

Drücken (Push) Bewegung weg vom Mittelpunkt des Körpers bei einer konzentrischen Kontraktion des Zielmuskels. Isolierte Bewegungen werden durch die ihnen entsprechenden Multi-Gelenk-Übungen klassifiziert.

Dynamischer Stabilisator Biartikularer Muskel, der sich gleichzeitig am Zielgelenk verkürzt und am gegenüberliegenden Gelenk verlängert, ohne dass sich die Gesamtlänge wesentlich verändert. Bei vielen Multi-Gelenk-Übungen findet dynamische Stabilisierung statt.

Eversion Bewegung eines Fußes weg von der medialen Ebene.

Extension Begradigung, Streckung oder Öffnung eines Gelenks, wodurch sich der Winkel zwischen zwei Knochen vergrößert.

Externale Rotation Rotation eines Gelenks nach außen (lateral) auf der transversalen Richtungsebene des Körpers. Die resultierende Bewegung wird sich zur posterioralen (rückwärtigen) Seite des Körpers hin bewegen.

Exzentrisch Kontraktion eines Muskels bei seiner Verlängerung.

Flexion Beugung eines Gelenks; reduziert den Winkel.

Frequenz Anzahl der Workouts (Trainingseinheiten) pro Woche (oder pro Zeitabschnitt); oder Anzahl der Gelegenheiten, an denen eine Muskelgruppe pro Zeiteinheit trainiert wird.

Funktional Übung, die es gestattet, motorische Fertigkeiten oder Körperkraft in einer Weise zu entwickeln, in der man eine besondere Aufgabe ausführt (z.B. eine besondere sportliche Fähigkeit, eine berufliche Tätigkeit oder eine Alltagsaktivität).

Gewichtheben Jegliche Übung, die den Körper zwingt, gegen die Schwerkraft zu reagieren.

Hyperextension Streckung eines Gelenks über seine normale anatomische Position hinaus.

Inferioral Bewegung vom Kopf weg nach unten.

Intensität Die Menge des eingesetzten Gewichts; Prozentsatz des Maximums, das man bei einer Repetition heben kann; oder das Maß des Einsatzes, den man insgesamt investiert.

Internale Rotation Mediale Rotation eines Gelenks nach innen auf der transversalen Ebene des Körpers. Die Bewegung wird zur anterioralen (vorderseitigen) Oberfläche des Körpers hin vollzogen.

Inversion Bewegung der Fußsohle zur medialen Ebene hin.

Isoliert Übung, die nur eine erkennbare Gelenkbewegung einschließt.

Isometrisch Kontraktion eines Muskels ohne bedeutsame Bewegung; auch als „statische Spannung" bekannt.

Isotonisch Kontraktion eines Muskels mit Bewegung gegen einen natürlichen Widerstand.

Konzentrisch Muskelkontraktion, die zur Verkürzung des Muskels führt.

Lateral Von der sagittalen Mittellinie des Körpers entfernt; Bewegung von der Mitte weg.

Medial Näher an der sagittalen Mittellinie des Körpers; Bewegung zur Mitte hin.

Multi-Gelenk-Training (Compound Exercise) Bezieht zwei oder mehr Gelenke ein.

Open Chain Übung, bei der das Endsegment des trainierten Glieds nicht fixiert ist und nicht das Gewicht trägt. Die meisten Übungen zum gezielten (isolierten) Training einzelner Muskeln sind Open-Chain-Übungen.

Posterioral (dorsal) Hinter dem Körper oder auf der Rückseite des Körpers befindlich.

Pronation Internale Rotation des Fußes oder des Unterarms.

Protrusion Anterioriale Bewegung (zur Vorderseite hin).

Proximal Näher am Mittelpunkt oder am Rumpf des Körpers.

ROM Range of Motion: Der Bewegungsradius um jedes Gelenk. Jedes Gelenk des Körpers hat eine „normale" Range of Motion.

Rotation Zirkulare (rotierende) Bewegung um die Längsachse eines Knochens.

Sagittale Ebene Ebene, die den Körper in eine linke und eine rechte Hälfte teilt. Bewegungen in der Richtung der sagittalen Ebene sind Bewegungen, die nach vorwärts und rückwärts gerichtet sind.

Stabilisator Muskel, der bei der Kontraktion keine sichtbare Bewegung auslöst.

Superioral Über oder auf dem Kopf oder in dessen Richtung.

Supination Externale Rotation eines Fußes oder eines Unterarms; die Finger weisen dann nach oben.

Synergist Muskel, der einen anderen Muskel unterstützt, um eine Bewegung zu vollenden.

Target (Ziel) Muskel, der hauptsächlich trainiert werden soll.

Transversale Ebene Ebene, die den Körper in eine obere und eine untere Hälfte unterteilt. Bewegungen in der Richtung dieser Ebene sind horizontal.

Workout Trainingseinheit.

Ziehen (Pull) Bewegung zum Zentrum des Körpers hin; das Gegenteil des Drückens (Push).

Ziel (Target) Muskel, der hauptsächlich trainiert werden soll.

Zusatzübung (Auxillary Exercise) Übung, die eine Standard-Übung (Core Exercise) ergänzt. Eine solche Übung zielt schwerpunktmäßig auf spezifische Muskeln oder auf den Kopf eines Muskels.

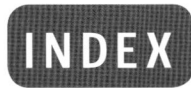

INDEX

Fettgedruckte Seitenzahlen beziehen sich auf Abbildungen.

INDEX

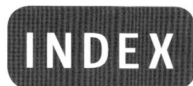

INDEX